高职高专制药技术类专业系列规划教材

实用中药学

（第2版）

主　编　龙凤来　赵珍东

副主编　朱　艳　姚东云

主　审　唐　柳　（西安利君制药有限责任公司）

　　　　张燕明　（北京同仁堂（集团）潍坊药店有限责任公司）

参　编　（按姓氏拼音排序）

　　　　邓晓迎　（广东食品药品职业学院）

　　　　房泽海　（淄博职业学院）

　　　　顾明华　（江苏省连云港中医药高等职业技术学校）

　　　　李　娟　（信阳农林学院）

　　　　龙凤来　（杨凌职业技术学院）

　　　　姚东云　（河北化工医药职业技术学院）

　　　　朱　艳　（辽宁经济职业技术学院）

　　　　赵珍东　（广东食品药品职业学院）

重庆大学出版社

内容提要

本书是高职高专制药技术类专业系列规划教材之一,分为总论、各论和附录三部分。在总论中介绍了中药的起源、发展、产地、采集与炮制,中药的作用、性能(包括四气、五味、归经、升降浮沉及毒性)及中药的应用等内容;各论按功效分类,系统介绍了中药的来源、性味、归经、功效主治、用法用量等知识。本书的编写坚持"以学生为中心,以实用为导向,以够用为度"的原则。编写内容根据学生工作岗位的需求和全国中药传统技能大赛的要求,基于应用实际需求,更适合高职学生能力的培养。突出了科学性、先进性和适用性,充分体现高等职业教育的特色。

本书适合高职高专中药学类专业学生使用,也可作为其他医药学相关专业学生的教材以及医药卫生类员工的在职学习使用。

图书在版编目(CIP)数据

实用中药学/龙凤来,赵珍东主编.--2版.--重
庆:重庆大学出版社,2019.2(2023.12 重印)
高职高专制药技术类专业系列规划教材
ISBN 978-7-5624-9822-3

Ⅰ.①实… Ⅱ.①龙… ②赵… Ⅲ.①中药学—高等
职业教育—教材 Ⅳ.①R28

中国版本图书馆 CIP 数据核字(2019)第 026991 号

高职高专制药技术类专业系列规划教材
实用中药学
(第 2 版)

主　编　龙凤来　赵珍东
副主编　朱　艳　姚东云
策划编辑:梁　涛

责任编辑:陈　力　　版式设计:梁　涛
责任校对:刘志刚　　责任印制:赵　晟

*

重庆大学出版社出版发行
出版人:陈晓阳
社址:重庆市沙坪坝区大学城西路 21 号
邮编:401331
电话:(023) 88617190　88617185(中小学)
传真:(023) 88617186　88617166
网址:http://www.cqup.com.cn
邮箱:fxk@ cqup.com.cn(营销中心)
全国新华书店经销
重庆高迪彩色印刷有限公司印刷

*

开本:787mm×1092mm　1/16　印张:21.25　字数:530 千
2019 年 2 月第 2 版　　2023 年 12 月第 4 次印刷
印数:7 001—8 000
ISBN 978-7-5624-9822-3　定价:56.00 元

高职高专制药技术类专业系列规划教材

编委会

（排名不分先后，以姓氏拼音为序）

高职高专制药技术类专业系列规划教材

参加编写单位

（排名不分先后，以单位拼音为序）

安徽中医药大学

安徽中医药高等专科学校

毕节职业技术学院

重庆广播电视大学

广东岭南职业技术学院

广东食品药品职业学院

海南医学院

海南职业技术学院

河北化工医药职业技术学院

河南牧业经济学院

河南医学高等专科学校

河南医药技师学院

黑龙江民族职业学院

黑龙江生物科技职业学院

呼和浩特职业学院

湖北生物科技职业学院

湖南环境生物职业技术学院

淮南联合大学

江苏农牧科技职业学院

江西生物科技职业技术学院

江西中医药高等专科学校

乐山职业技术学院

辽宁经济职业技术学院

陕西能源职业技术学院

深圳职业技术学院

苏州农业职业技术学院

天津渤海职业技术学院

天津生物工程职业技术学院

天津现代职业技术学院

潍坊职业学院

武汉生物工程学院

信阳农林学院

杨凌职业技术学院

淄博职业学院

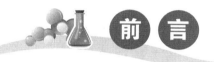

前　言

　　我国职业教育体系日臻完善,高等职业教育的发展进入黄金时期。"十三五"开局之年,医药产业更是迎来前所未有的发展机遇,为使中药学专业高等职业教育更好地培养适应现代制药及相关专业人才的需要,使学生掌握更多、更实际的中药学知识,更好地促进对中药学的学习,十分必要编写一本适合新形势下的中药学及相关专业学习的统编教材。按照中药学专业的人才培养目标,在高职高专制药技术类专业教育教材建设指导委员会的指导规划下,确立本教材的教学内容,编写教学大纲及本教材。本教材为高职高专制药技术类专业系列规划教材之一。

　　本书以2015版《中国药典》为准,参考资料主要依据的是权威的教材和教学参考书,保证了药物功效表达的规范性和中药(特别是毒性中药)使用剂量的准确性。本书的编写力求注重理论与实践相结合,重视结构合理性,坚持"以学生为中心,以实用为导向,够用为度"的原则。教材分总论、各论、附录三部分。总论部分系统介绍中药的起源及中药学的发展概况,中药的作用,中药的产地、采集与炮制,中药的性能(包括四气、五味、归经、毒性、升降浮沉),中药的配伍、用药禁忌,中药的剂量与用法等中药学基本理论知识。各论共收载常用中药350味,按主要功效分为19章。每章先列概述,介绍该章药物的含义、药性特点、功效主治、配伍原则、使用注意等内容。每味药以来源、药性、功效、应用、用法用量、使用注意等项详细论述。

　　本书在编写上突出的特点如下所述。

　　1.功效应用编成歌诀,便于记忆

　　将每一种药物的功效、应用及特点编写成歌诀的形式,使内容简明、朗朗上口,便于记忆。通过诵读,力求全面、准确地记住每一位中药的功效应用特点(因为中药功效是学习中药学的关键)。

　　2.增加中药饮片彩图

　　在本书总论前增加部分中药饮片彩色图片,更能增强学生的视觉信息,激发学生学习兴趣,提高学习效果。

　　3.部分中药增加不良反应与处理案例

　　为了提高学生指导安全用药的能力,本书特别针对毒性中药等易导致不良反应的中药增加不良反应及处理案例,强化学生指导安全用药技能,为实际工作奠定坚实基础。

　　4.用知识链接使内容活泼新颖

　　①在各章中适当穿插知识链接,介绍一些与中药有关的神话、传说及历代名医的行医典故

以及中药学的发展动态、现代研究成果等内容,既提高了学生学习中药的兴趣,也拓展了学生的知识视野,提高了学习效率。

②在知识链接部分增加本课程知识点中的重点和难点解析,帮助学生答疑解惑。

5.归纳相似药物,方便教和学

相似药物的功用比较,既是教学的重点,又是教学的难点。因此,我们将介绍相似药物之间的区别,作为提高中药学教学质量的关键环节,在教材中开辟了功用比较项目,主要对功用相似的重点药物进行了比较,这样既方便了教师教,又方便了学生学。

本书适合高职高专中药学类专业学生使用,也可作为其他医药学相关专业学生的教材以及医药卫生类员工的在职学习使用。

本书编写分工如下:第1,2,11,12,14,15,16,19,21章由龙凤来编写;第3章由房泽海编写;第4,8,9章,中药综合一由赵珍东编写;第5,22章由朱艳编写;第6,23章,中药综合二由姚冬云编写;第7章由邓晓迎编写;第10,13,24章由李娟编写;第17,18,20章由顾明华编写。

全书由主编单位杨凌职业技术学院负责统稿。本书在编写过程中得到了西安利君制药有限责任公司、北京同仁堂(集团)潍坊药店有限责任公司在审稿方面的大力支持和帮助,知识链接部分采用了其他作者的报道,在此一并表示感谢!

由于编者水平有限,加之时间仓促,疏漏之处在所难免,敬请各院校师生批评指正。

编者

2016 年 3 月

目 录 CONTENTS

各论部分

总论部分

在长期与疾病斗争的实践中,我国人民凭借其聪明和智慧,掌握了多种多样防病治病的手段。中医治疗疾病的主要武器则是中药。这些中药,不仅保障了我国人民身体健康和中华民族的繁衍昌盛作出了巨大贡献,而且对世界人民的历史功绩也为世人所公认。

中药是指在中医药理论指导下认识和使用的药物,也是人们对我国传统药物的总称。"中药"一词在《辞海》《辞源》中无收载,历代医药书籍也均未提及。中药在我国历代医药学家的著作中被称为药,或称为药物;记载中药知识的书籍,由于中药的来源是以植物药为主,故称为"本草"。直至1840年鸦片战争以后,西洋医药学不断传入我国,国人便将西洋医药称为西医、西药,而将祖国传统的医药冠以一个"中"字,称为中医、中药,也有称为国医、国药,以示区分两类不同的医药学体系。

中药大多来源于自然界,包括植物、动物和矿物,少量为加工品。其中以植物类药材居多。在我国辽阔的大地和广袤的海洋中,分布着种类繁多、数量巨大的天然资源。仅古代文献记载的药物就有3 000种以上,发展至今已达12 800余种。其中有药用植物11 146种,药用动物1 581种,药用矿物80种。但古今临床常用和研究比较深入的品种,约有500种。这些功用明确,疗效可靠的药物,是医药人员必须掌握的,也是本书介绍的重点。

实用中药学是以研究中药基本理论为基础,主要介绍各种中药的来源、采制、性能、功效、应用等实用知识的一门学科,是祖国中医药学的重要组成部分,也是中医药各从业人员必修的一门课程。

中药和中药学,是中华民族重要的传统瑰宝,有着极其丰富的资源,悠久的历史,独特的理论,宝贵的经验,广泛信赖的民众,巨大的市场潜力。在迈进21世纪后,随着"回归自然"的世界潮流,中药更加焕发出强大的生命力和展现出广阔的发展前景。特别是在预防世界范围内的重大传染性疾病中,中药更是展现出了许多佳绩。例如我国中药研究领域的杰出科学家屠呦呦先生主导发现的青蒿素和双氢青蒿素,为阻截肆虐在非洲大地的疟疾传染性疾病发挥了不可替代的作用,并因此获得了2015年世界诺贝尔医学或生理学奖。

第1章 中药的发展概况

中药的起源和发展，与我国的经济、文化和社会发展同步，是一个漫长而悠远的历史过程。这个过程大致可分为起源、奠基、充实、成熟、现代发展几个阶段。历代记载中药的著作——本草类的典籍和文献资料很多都较完整地保存了下来，为中华民族伟大宝库的传承和发扬发挥了重要的作用。

1.1 中药的起源

从远古时期到先秦时期是中药的起源阶段。人类对药物的认识，最初是与觅食活动紧密相连的。在原始社会，社会生产力低下，我们的祖先为了生存，以采食植物和渔猎为生。在寻找食物的过程中，发现有的食物可口，可以充饥果腹；有的苦涩，甚至会引起呕吐、麻木等现象；而有的食物可使原来的腹痛、昏迷等病痛得以缓解。经过长期的生活实践，人们逐渐掌握了一些食物的性能，并懂得在觅食时要有所辨别和选择，开始有意识地避免中毒或用来解除某些病症，逐步形成了简单的药物知识，药物因此而产生。汉代古书《淮南子》记载："神农……尝百草之滋味，水泉之甘苦，令民知所避就，当此之时，一日而遇七十毒。"生动形象地概括了药物知识的起源，是与人类寻求食物的生活实践密切相关的。这一过程充满着艰辛与危险，并为此付出过巨大的代价。而使用药物就是一种医疗活动，即所谓的"药食同源"。

据医史学家研究，原始社会时期人类用于充饥的食物大多是植物类，因此最先发现的药物也是植物药。随着社会和文化的演进，生产力的发展，人们对食物和药物的认识不断提高，原始社会晚期，开始了渔猎生产和采矿、冶炼，药物的来源由植物药、动物药扩展到矿物药，野生药材发展到部分由人工种植和驯养。在这一时期，我们的祖先还从野果与谷物的自然发酵的启示中逐步掌握了酒的酿造技术。至殷商时期，酿酒业十分兴盛。而酒具有温通血脉，行药势和作溶媒等方面的作用，故酒有"百药之长"的美誉。而火的应用，又丰富和促进了早期药物的加工炮制技术以及汤剂、酒剂等药物剂型的产生。

随着文字的创造和使用，药物知识也由最初的口耳相传发展为书面记载。商代金文中已有"药"字。《说文解字》将其训释为："治病草，从草，乐声"。明确指出了"药"即治病之物，并以草类居多的客观事实。《诗经》中记载的植物、动物共 330 多种，其中不少为后来本草著作中收载；《山海经》收录了植物、动物及矿物约 120 种，并明确提出了它们的医疗用途。20 世纪 70 年代初，在长沙出土的《五十二病方》载方剂达 300 多个，涉及药物 240 余种，对炮制、制剂、用法、禁忌等均有记述,说明中药的复方应用具有十分悠久的历史。这些药物知识的形成与积累,为以后本草时期的出现和中药的发展打下了重要基础。

1.2 中药学的发展

春秋战国至明清时期,涌现出很多的医药学家,出现了大量的专门记载药物的著作——"本草"。药学专著的出现,是中药学形成的重要标志。各个历史时期的主要药学专著,又是中药学发展水平的集中体现。

1.2.1 秦汉时期

秦汉之际,本草学的发展已粗具规模。据现有史料记载,西汉时期已有药学专著出现。如从《汉书》中的有关记载可知,西汉晚期不仅已用"本草"一词来指称药物学及药学专著,而且拥有一批通晓本草的学者。这一时期的本草已独立成为医生的必修学科,并与医经、方术成为鼎足之势。通过境内外的交流,西域的胡麻、大蒜、红花,越南的薏苡仁等相继传入我国。边远地区的羚羊角、麝香、龙眼等药源源不断地进入内地,都在不同程度上促进了本草的发展。

汉代本草的代表作为《神农本草经》(简称《本经》)。其作者已无法考证。该书虽托神农之名,但并非一人一时之手,而是在长期的流传过程中经过多人充实和修饰。其成书的具体年代尚有争议,大约在东汉末年(约公元200年),原书已佚,现存的各种版本均系后人考订、整理、辑复而成。其主要贡献包括:①《本经》序例部分简述了药物的四气五味、有毒无毒、配伍法度、剂型选择等基本原则,初步奠定了中药的理论基础。②各论载药365种,以上、中、下三品分类,即后世所称的"三品分类法"。每药之下,记述了气味、有毒无毒、主要功用、别名、生境等内容。所记功用大多朴实有验,历用不衰,如常山截疟,阿胶止血,黄连治痢,大黄泻下,半夏止呕,人参补虚、当归调经等。③该书系统总结了汉代以前我国药学发展的成就,是现存最早的药学专著。

1.2.2 魏晋南北朝时期

三国、两晋、南北朝,是我国古代密集出现科学成果和科学人才的时期。该时期医家应用的药物种类日渐增多,本草著作的数量和种类也大大增加。魏晋南北朝时期本草代表作为《本草经集注》(简称《集注》),作者陶弘景,书成于南北朝梁代(约公元500年)。原书已佚,仅存残卷。其主要贡献有:①书中"序例"部分首先回顾本草学的发展概况,然后不仅对《本经》条文逐一注释、发挥外,而且补充了许多医药发展史料的内容和药物采收、鉴别、炮制、制剂、合药取量、诸病通用药及服药食忌等内容,大大丰富了药学理论。②在各论首创按药物自然属性分类法,将730种药物分为玉石、草木、虫兽、果、菜、米食及有名未用七类。③该书第一次全面系统地整理、补充了《本经》,反映了魏晋南北朝时期的本草学成就,初步确立了综合性本草著作的编写模式,对本草学的发展影响很大。

南朝刘宋时期雷敩著《雷公炮炙论》，该著作叙述药物经过适宜的炮制，可以提高药效，减轻毒性或烈性。收录了300种药物的炮制方法，总结了水飞、煨等多种炮制方法，其对辅料选用十分考究，主张淫羊藿用羊脂炙、厚朴用姜汁炙、茜草忌铁等，甚为合理。该书是我国第一部炮制专著，也标志着本草学新分支学科的产生。

1.2.3　隋唐五代时期

隋唐时期，由于政权统一，经济文化日渐繁荣，交通、外贸更加发达，医药学教育开始兴盛，太医署内设有主药、药园师等药学类专职。唐代本草代表作为《新修本草》（又称《唐本草》）。该书由李勣、苏敬等主持编纂，成书于唐显庆四年（公元659年）。全书有本草、药图、图经三部分，共54卷，载药844种。该书的主要贡献有：①增加了药物图谱，还加以文字说明，这种图文对照的方法开创了世界编纂药学专著的先例。②该书的完成依靠了国家的行政力量和充分的人力物力，是我国历史上第一部官修本草，比1546年欧洲纽伦堡药典早887年，被今人誉为世界上第一部药典。③该书在内容和形式上都有新的突破，全面总结了唐以前的药学成就，很快流传到国外，对后世医药学的发展影响极大。

唐至五代时期对某些食物和外来药都有专门的研究。孙思邈在《千金方》中已专设食治篇。由孟诜原著，经张鼎改编增补而成的《食疗本草》，全面总结了唐以前的营养学和食治经验。李珣的《海药本草》，则主要介绍了海外输入药物及南药，扩充了本草学的内容。

1.2.4　宋金元时期

由于经济、文化、科学技术和商业、交通的进步，尤其是雕版印刷的应用，为宋代本草学的发展提供了有利条件。本草书籍的修订，仍以国家规模进行，大型官修本草如《开宝本草》《嘉祐补注本草》《本草图经》等。宋金元时期本草的代表作《经史证类备急本草》（简称《证类本草》），为私人撰述的书籍。作者为北宋名医唐慎微，书稿初成于宋元丰五年（1082年），定稿不晚于宋大观二年（1108年）。《经史证类备急本草》的主要贡献有：①该书收集了大量宋以前经、史、子、集中有关药学的资料，将《嘉祐本草》和《图经本草》合二为一，并参以民间及自己的经验而撰成。②全书共33卷，载药1746种，附方3000余首。该书图文并茂，方药并收，医药结合，体例上严谨有序，保留文献的原来面目，集宋以前本草之大全，具有极高的学术价值和文献价值。

国家局的设立，是北宋王朝的一大创举，也是我国乃至世界药学史上的重大事件。1076年，宋政府在京城开封开设由国家专卖成药和饮片的"熟药所"，其后发展为出售药物的"惠民局"和修合药物的"和剂局"。这些机构的出现，促进了药材检验、处方优选、成药生产及药政管理，因此成为我国药学史上的一件大事。"秋石"是以皂苷从人尿中提取的性激素制剂，其制备方法最早见于《苏沈良方》，堪称制药化学的创举。《宝庆本草折衷》中则有关于"猪胆合为牛黄"的记载。此外，宋代用升华法制取龙脑、樟脑，蒸馏法制酒等，均反映出这一时期中药制剂所取得的成就。

元代忽思慧编著的《饮膳正要》是我国第一部有关食物营养、疗效食品、食物效法的专著。其中记录了不少回、蒙民族的食疗方药，至今仍有较高的参考价值。

金元时期,医药学界的学术争鸣推动了药学理论的发展。这一时期的本草,内容简要,具有明显的临床药学特征。这些本草的主要价值在于:①发展了药学经典中有关升降浮沉、归经等药物性能的理论,并使之系统化,进一步完善了中药性能的内容。②根据中医理论,结合药物主治经验,总结药物功效,提高了本草的学术性、临床实用性和可读性。

1.2.5　明清时期

明代,随着医药学的发展,药学知识和技术的进一步积累,沿用已久的《证类本草》已不能满足时代的要求。弘治十六年(1503 年),太医院院判刘文泰等人被准奏修订本草,费时两年编成《御制本草品汇精要》。全书 42 卷,载药 1 815 种,其内容立足于文献改编,缺乏创新,且分 24 项介绍药物过于繁杂,但所绘 1 385 幅彩色药图,是古代彩绘本草之珍品。该书是我国封建社会最后一部大型官修本草,成稿后因刘文泰获罪而放置内库未刊行流传,故在药学史上未产生影响,直到 1937 年才由商务印书馆出版。

1552—1578 年,伟大的医药学家李时珍,在通考 800 多种参考文献的基础上进行了广泛的实地考察及亲身实践,采取多学科综合研究的方法,倾毕生精力对本草学进行了全面深入地研究整理,前后历经 27 年,于明万历六年(1578 年)著成《本草纲目》(简称《纲目》)。全书共 52 卷,约 200 万字,载药 1 892 种(新增 374 种),附图 1 109 幅,收方 11 096 首。其主要贡献包括:①其序例部分对本草学史及药性理论等进行了全面的总结和论述,各论按自然属性分列为水、火、土、金石、草、谷、菜、果、木、服器、虫、鳞、介、禽、兽、人 16 部,细分为 60 类,每味药按正名、释名、集解、正误、修治、气味、主治、发明、附方诸项逐一介绍,纲举目张,为当时世界上最先进完备的分类法。②该书是我国 16 世纪以前本草学成就之大全。③在语言文字、训诂、历史、植物、动物、冶金、生物、化学、天文、地理等科学方面有重要的贡献,被誉为“古代中国百科全书”,并先后被译成拉丁、法、英、日、俄等种外文版本传播海外,丰富了世界科学宝库。

明朝时期人工栽培的药物已达 200 余种,种植技术也有很高的水平。如川芎茎节的无性繁殖,牡丹、芍药的分根繁殖。《本草蒙筌》所载的百药煎,即主要为五倍子制取的没食子酸,先于欧洲人 200 余年。《白猿经》所记的用新鲜乌头制取冰晶状的“射罔”,实为乌头碱的结晶,比起欧洲人在 19 世纪初从鸦片中提炼出号称世界第一种生物碱——吗啡还要早 100 多年。

清代的本草著作数量众多,代表作为赵学敏的《本草纲目拾遗》(简称《纲目拾遗》)。该书在广泛收集民间草药和外来药的基础上撰成,初稿成于乾隆三十年(1765 年),定稿于嘉庆八年(1803 年)。全书共 10 卷,载药 921 种,新增 716 种药中大多疗效确切,创古本草增药之冠,大大丰富了本草学。同时又对《纲目》不详之处加以补充,误处给以订正,不但总结了 16—18 世纪本草学发展的新成就,而且保存了大量今已散佚的方药书籍的部分内容,具有很高的实用价值和文献价值。

清代对本草的研究进一步深入。一是专题类本草门类齐全,如明代兰茂的《滇南本草》,是云南地方性草药专著。缪希雍的《炮炙大法》是明代影响最大的炮制专著;清代张仲岩的《修事指南》为清代炮制类专著;郑肖岩的《伪药条辨》为辨药专书;王孟英的《随息居饮食谱》是一部较好的食疗专著。二是清代实用本草的出现,如汪昂的《本草备要》,撷取《本草纲目》

中的精粹编撰成节要性本草;吴仪洛的《本草从新》是在《本草备要》的基础上加以重订而成的药物学著作。该书在近代本草学著作中流传较广有一定学习和临床参考价值。

1.2.6　现代中药的发展

19 世纪中叶以后,西方医药大量涌入我国,出现了中西药并存的局面。近一个世纪研究与发展中药的过程中,在遵循传统中医药基本理论的前提下,引入了现代的科学与技术,如生物学、化学、药理学等方法,中药进入了一个新的发展阶段。

辛亥革命后,曾出现过片面否定传统文化的思潮,中医药受到严重冲击。但在一批医药界有志之士的抗争与努力下,中药学以其深厚的群众基础和顽强的生命力,仍然取得了一些发展。

20 世纪 30 年代后,随着各地中医学校的兴起,为了新型中医药教育的需要,出现了一些实用性强、内容简要、体例新颖的中药学讲义,如张寿颐的《本草正义》、何廉臣的《实验药物学》、张锡纯的《药物讲义》等,这些讲义,大多按中药功效分类药物,"功效"一项已成为介绍药物的必备内容。这一时期的中药著作均注意标明各药用量,确保了用药的安全有效。

中药学大型辞典的编纂,是民国时期中药学的一大拓展。其间最主要者,当推 1935 年出版的由陈存仁主持编写的《中国药学大词典》,是中医发展史上的第一部大型中药辞典。

中华人民共和国成立以后,党和政府非常重视传统中医药的传承与发展,制定了一系列的方针与政策,中医药得到了前所未有的发展。国家和各省市中医药研究院所、高等中医药院校相继成立;1978 年以来又先后设立了中医药专业的硕士点、博士点,从而形成了中专、大专、本科、硕士、博士等不同层次的人才培养体系,中药的科研条件逐步完善,运用现代科学技术研究中药,取得了许多令人瞩目的成就。

1953 年起出版《中华人民共和国药典》,至 2015 年已有 10 版。自 1963 年起,《中华人民共和国药典》一部为中药部分。从 1985 每隔 5 年《中华人民共和国药典》定期修订,使中药的标准逐步完善和提高。

随着中药事业和学术的发展,新的中药学著作大量涌现,其中影响较大的有中国医学科学院药物研究所等编写的《中药志》,原分 4 册,修订后为 6 册;江苏新医学院的《中药大辞典》上册、下册及附编,载药 5 767 味;《全国中草药汇编》上册、下册及图谱,载药 3 786 种,彩图 1 152 幅;《原色中国本草图鉴》25 册,收载彩绘中药 5 000 种;卫生部药品生物制品检定所等编纂的《中国民族药志》,首次介绍多民族药物 1 200 种。

1999 年 9 月出版的《中华本草》,由国家中医药管理局主持编纂,南京中医药大学总审定,全国 63 所高等院校和科研院所 507 名专家参加,历时 10 年完成。以继承发扬、整理提高为宗旨,以中医药理论为指导,医药结合、多学科协作,系统总结了我国 2 000 多年来本草学成就并反映当代中药学研究的成果,是一部集中国传统药学之大成的巨著。全书共 34 卷。前 30 卷为中药,分为 19 册,收载药物 8 980 味,插图 8 534 幅,篇幅达 2 808 万字;中药部分总论 1 卷、药物 26 卷、附编 1 卷、索引 2 卷;涉及中药品种、栽培、药材、化学、药理、炮制、制剂、药性理论、临床应用等中药学科的各个方面;后 4 卷为民族药,即藏、蒙、维、傣药各一卷。《中华本草》对中华民族 2 000 余年以来的中药学术进行了全面系统的总结研究,既对古代本草文献认真查核、翔实考证、去粗取精、去伪存真,又集中反映了 20 世纪中药学科发展水平,不仅对中医药教学、科研、临床治疗、资源开发及新药研制具有一定的指导作用和实用价值,而且对中药走向世界具有十分重要的历史意义。

到 20 世纪末,中药产业已粗具规模,并被国家列为高新技术行业,并很快发展为我国国民经济支柱产业。除野生资源外,药材种植面积已超过 600 万亩,药材生产基地 600 余个,栽培药材 200 余种。在野生植物变家种,珍稀濒危野生动物品种人工养殖和人工替代品研究,进口药材和国内异地引种等方面取得了可喜的成绩。进入 21 世纪后,随着我国现代化建设的发展,中医药健康大产业的现代化进程已经成为我国人民实现小康社会的必要条件。同时也走向世界,更好地造福于人类。正如获得 2015 年世界诺贝尔医学或生理学奖的杰出科学家屠呦呦所说:"中医药是献给世界的一个礼物"!

【目标检测】

一、单选题

1.我国现存最早的药学专著是( )。
    A.《神农本草经》   B.《本草纲目》   C.《新修本草》   D.《证类本草》

2.首次整理补充《本经》的本草著作是( )。
    A.《本草经集注》   B.《唐本草》   C.《证类本草》   D.《本草纲目》

3.被今人誉为世界上第一部药典的是( )。
    A.《新修本草》   B.《黄帝内经》   C.《神农本草经》   D.《本草纲目》

4.首创按自然属性分类法的本草著作是( )。
    A.《唐本草》   B.《证类本草》   C.《神农本草经》   D.《本草经集注》

5.我国第一部炮制专著是( )。
    A.《雷公炮炙论》   B.《炮炙大法》   C.《修事指南》   D.以上都不是

6.对《神农本草经》的正确描述哪一项是错误的?( )。
    A.形成于东汉,是现存最早的药学专著   B.载药 365 种,分上、中、下三品
    C.总结四气五味、有毒无毒、七情配伍   D.载方 300 多首

7.中药学形成的重要标志是出现了( )。
    A.《唐本草》   B.《证类本草》   C.《神农本草经》   D.《本草经集注》

8.除哪项外均是《新修本草》的特点( )。
    A.历史上第一部官修本草   B.载药 844 种
    C.图文对照用以描述药物形态和特征   D.首先采用自然属性分类法

二、填空题

1.《雷公炮炙论》的作者是_____;《本草经集注》的作者是_____;《本草纲目拾遗》的作者是_____。

2.《本草纲目》载药_____;《神农本草经》载药_____;《新修本草》载药_____;《中药大辞典》载药_____。

三、简答题

列举出中药发展史上的六部代表性本草,指明其年代、作者、载药数及学术价值。

第2章 中药的产地、采集与炮制

2.1 中药的产地

中药材中除机制冰片、人工麝香、轻粉、升药等极少数的人工制品以外,绝大多数的中药材均以天然的植物、动物及矿物直接入药。这些天然药物的生长或形成,都离不开一定的自然条件。我国疆土辽阔,加之地形复杂,气候、日照、湿度、温差及土质等生态环境因地而异。因此为各种动植物的生长提供了不同的有利条件,同时也使得药材生产、品种、质量有一定的地域性。在某地区适宜于某些植(动)物的生长,而不宜于另一些品种的生长。即使是分布很广的物种,也由于自然条件不同,其药用质量并不一样。因此,天然药材大多具有一定的地域性。如黄花蒿所含的青蒿素,因日照等差异,而使南方生长者明显高于北方。对于这种现象,古人早有认识。如陶弘景认为"诸药所生,皆有境界"。《千金要方》指出"用药必依土地"。《本草蒙筌》强调"地产南北相殊,药力大小悬隔"。所以古人根据地域不同而导致的这种药材差异性,逐渐形成了"道地药材"的概念。

所谓"道地药材",是指具有明显地域性,因其品种优良,生长环境适宜,栽培(或养殖)及加工合理,生产相对集中而产量较大,其质量优于其他产地的药材。确定道地药材的依据是多方面的,但最关键的是临床疗效。道地药材的产区在实践中形成以后,并不是一成不变的。如三七原以广西为上,称为广三七或田七(以田州,即今之百色为集散地),云南后来居上,成为新的道地药材产区。长期以来,四川的黄连、附子、川芎、川贝母,东北的人参、细辛、五味子,河南的地黄、山药、牛膝、菊花(怀四药),浙江的浙贝母、白芍、杭白菊、延胡索、玄参、麦冬、白术、温郁金(浙八味),甘肃的当归,山东的阿胶,山西的党参,宁夏的枸杞,广东的砂仁,广西的肉桂,江苏的薄荷等,都是著名的道地药材。这些药材习惯上冠以产地名称,如宁枸杞、北细辛、川芎及秦归等。

实践证明,重视道地药材的开发和应用,对于确保品种来源正确,疗效安全可靠,开发新的药源等起着十分重要的作用。随着中医药事业的不断发展,药材消费量的日益增加,有的道地药材已无法满足临床的需要。因而在积极扩大道地药材生产的同时,进行植物药异地引种及药用动物的人工驯养,也是行之有效的途径,但必须确保原有药材的性能和疗效,注重科学性,避免盲目性。如原主产北美的西洋参在国内引种成功,原主产贵州的天麻在陕西大面积人工培育以及人工驯养鹿、麝,以锯茸取香等,都是较为成功的例子。对于一些产地较广、传统未形成道地产品的药材,如前述之青蒿,也应注意其产地与质量的关系。目前国家正在大力实施的中药材生产管理规范(GAP),一定会为我国道地药材的生产和发展作出新的贡献。

自1986年开始,经国家中医药管理局批准并资助了道地药材的研究项目。研究表明:优良的品种遗传基因是形成道地药材的内在原因。这种内在因素控制着物种的稳定性、抗病虫害能力及有效成分合成等诸多特点,是道地药材质优效佳的保证。如甘草有植物甘草、光果甘草、胀果甘草等多个品种,而道地品种植物甘草中甘草甜素、甘草次酸的含量,大大高于其他品种;紫草以新疆紫草和紫草两个品种入药,而前者的色素含量可为后者的3~5倍。适合的生态环境及合理的种植(驯养)、采收、加工方法,是形成道地药材的重要外在原因。在植物的进化过程中,环境因素对其形态、解剖、生理等方面均有影响,各种药用植物的生长发育需要的生态条件是不一样的,有的还十分严格。一旦生态环境改变,药材的性状、组织特征和所含成分也会随之变化,从而影响其药用质量。如川芎为不规则结节状拳形团状,而甘肃引种的川芎颇似藁本,呈不规则结节状圆柱形。越南产的肉桂含挥发油可达6.4%,而国内引种的越南肉桂含挥发油最高只有2.3%。欧乌头生长在寒冷气候环境中无毒,而生长于温暖环境中则有毒。人参古时以山西上党地区为道地产区,由于植被的破坏使之绝迹。栽培、采收与加工技术对四川的附子、江西的厚朴、安徽的牡丹等都有重要影响。某地引种的阳春砂仁,虽然生长环境较为理想,但由于采收过晚,加工不及时,并用热水浸烫的不合理方法处理,曾出现胃酸泛甜,质量不合格的教训。

合理规划,大力发展道地药材,积极保护生态环境,保护珍惜药材品种;加强基础研究,阐明药材品种、品质与生态环境的内在联系,对突出中药特色和发展中药事业,意义深远。

2.2 中药的采集

我国药材品种繁多,野生家种均有,且产区分散,入药部位、采收季节和采集方法也不相同。因此,合理采收药材,对保证药材质量、保护和扩大药源具有重要意义。同时要注意保护生态环境,并充分注意药材资源的可持续再利用。正如《千金翼方》所说:"不依时采取,与朽木无殊,虚费人工,卒无裨益。"可见,适时而合理的采取,不仅可以保证药材质量,往往能增加产量,并有利于保护药材资源,现将前人总结的经验归纳如下。

2.2.1 植物类药材的采集

植物类药物数量最多。根据前人经验,主要按其根、茎、叶、花、果实生长发育至成熟期的季节性,分用药部位适时采取。

1)全草类

以全草入药的草本植物,一般在枝叶茂盛的花前期或刚开花时采收。此时是全草生长最旺盛的时期,茎叶中的有效成分往往含量最高。割取地上部分入药的如益母草、青蒿、薄荷、紫苏、荆芥及藿香等。须带根使用者,则连根拔起,如车前草、蒲公英、败酱草及白花蛇舌草等。茵陈蒿等极少数品种,习惯上以幼嫩全草入药,应特殊对待。忍冬藤等茎叶同时入药的木本藤类药材,其采收原则与全草类相同,也是生长旺盛时割取。

2）叶类

仅以叶片或带有幼枝的叶片（如侧柏叶）入药的"叶类"药材，大多在花蕾含苞欲放或花盛开时采收。此时植物生长至极盛，叶中有效成分含量高，药力雄厚，应及时采摘叶片或连枝收割。如艾叶、荷叶、番泻叶及罗布麻等。但是少数药材例外，如桑叶，则在深秋经霜后采集，习称"霜桑叶"或"冬桑叶"。

3）花类

花类药材一般在植物有花时采收，但由于花蕾大多次第形成和开放，所以应分批次及时采摘。用已开放之花入药者，须即开即采，若采收过时，则花瓣极易脱落，或颜色衰落，气味散失，质次效差，如菊花、月季花、洋金花及旋覆花等。而红花则要在花冠由黄转为橙红时采收。部分花类药材必须采取含苞待放的花蕾，如槐花、金银花、辛夷等。槐花如已开放，其有效成分较花蕾明显降低，不符合入药要求。蒲黄等花粉药材，应在花朵完全开放后采收。

4）果实或种子类

多数以果实入药的药材，应在果实成熟时或将至成熟时采收，如山楂、枸杞、川楝子等。对于果实先后成熟不一的植物，应分次采收，如瓜蒌、枳实、青皮等以幼果入药者，应按要求及时采收，不能待其成熟。青皮与橘皮、枳实与枳壳、藏青果与诃子等，其幼果与成熟果实分别为不同药物者，须各随其宜。容易变质的浆果，如桑葚、枸杞子及覆盆子等，注意在晴天的清晨或傍晚收集将熟者，不必过熟。

以种子入药者，大多在果实成熟后，收集果实或割下果序，置干燥通风处，然后适时脱粒或经过特殊加工。若同一果序的果实并非同时成熟者，也应分次摘取成熟部分，再分离种子。对于果实成熟后，其果壳开裂而易致种子散失者，如牵牛子、小茴香、芝麻等，应见熟即收。

5）根或根（块）茎类

根和根茎类的药材一般在早春或深秋采挖。故素有"以二、八月为佳"的说法。前人认为"（初春）津润始萌，未充枝叶，势力淳浓"；"至秋枝叶干枯，津润归流于下"。同时还强调"春宁宜早，秋宁宜晚"。早春时节（阴历二月），植物根茎处于休眠状态，新芽未萌，营养物质未被茎叶消耗；深秋（阴历八月）以后，多数植物地上部分停止生长，精微物质贮于地下之根或根茎，故有效成分含量高。此时采收该类药材，不仅质量优，而且产量高。如天麻、苍术、葛根、桔梗、大黄、玉竹等。其中天麻一药，在冬季至次年清明前未长茎叶时挖取者，商品名称叫"冬麻"，其体坚实，色明亮，质量佳，产量大；在春末后茎苗出土时采收者，称为"春麻"，其体轻疏，色暗多皱缩，质次而产量低。此外，也有少数例外，如半夏、延胡索、太子参、浙贝母等块茎药材，在夏季采挖为宜。

6）树皮或根皮类

树皮（包括干皮及枝皮）类药材，一般在清明至夏至（4—6月）间剥取。此时植物生长旺盛，树皮中贮存和运输的营养物质丰富，其药材质量较佳；而且因树木枝干内浆汁多，形成层细胞分裂迅速，其皮易于剥离。如黄柏、厚朴、杜仲等。但以树皮入药的肉桂，则宜在10月剥皮，此时桂皮中不仅芳香油含量高，药材质量好，而且是该树皮剥取的时期。树皮类药材大多来源于乔木，因其生长期长，成材缓慢，药用部位又只占全树的很少部分。因此，应尽量避免伐树取皮,或环剥树皮造成树木枯死的原始掠夺式方法,最好每次纵剥 1/3 的树皮,以保护药源。

根皮的采收原则,与根或根茎相类似,宜在早春枝叶萌发之前,或深秋苗枯或苗萎后采收,如牡丹皮、地骨皮、苦楝皮、桑白皮等。

2.2.2　动物及矿物类药材的采集

动物类药材因品种不同,采收各异。其具体时间,以保证药效,并兼顾容易获得和利于保护资源为原则。如桑螵蛸应在每年秋季至翌年春季采集(或 3 月中旬),此时其虫卵未孵化;鹿茸应在清明后 45~50 天锯取头茬茸,过时则角化;金钱白花蛇应在夏、秋季节,捕捉孵出 1~3 周的幼蛇;制取阿胶的驴皮,应于冬至后剥取,其皮厚而质优;小昆虫类应在数量多的活动期捕获,如斑蝥于夏秋季清晨露水未干时捕捉,此时因其翅受湿不能飞,且可减轻对皮肤刺激(应带上手套)。

2.2.3　矿物类药材的采收采集

矿物药大多随时可以采集。

2.3　中药的贮存

中药材经采集以后,除少数随采随用的鲜品外,一般要使之干燥或进行初步加工,然后才能贮存。贮存不当,不仅药材外观差,质量降低,影响疗效,而且还会危害人体。中药贮存常见的变质现象如下所述。

1) 虫蛀

由于入库的药材附着有害虫和虫卵,或放置药材的房屋、容器及包装用品藏匿或进入害虫,均可引起害虫繁育。害虫对植物和动物药材的破坏性很大,或形成蛀洞,或毁为蛀粉。药材质量严重降低,甚至丧失药性。害虫的残体、排泄物和分泌物还会造成药材污染。

2) 霉变

在自然界中存在大量的霉菌孢子,非常容易造成药材感染,一旦温度和湿度适宜,即萌发菌丝,分泌酵素,侵蚀药材组织,引起霉烂变质,失去药效,如黄曲霉菌产生的毒素对人体肝脏还有极强的毒害性。

3) 变色

各种药材都有自身的天然颜色,如贮存不当,或存放过久,其中所含的成分因发生化学变化,致使其原来的颜色改变,这往往是药材变质的一种征兆。

4) 走油

一些药材因存放过久、温度过高、日光暴晒等原因,会出现变质的"走油"现象。所谓"走油"，一是指含脂肪油及挥发油药材的油类变质并向外溢出，如柏子仁、核桃肉等；二是含糖等成分高的药材变质后可表面呈现油样物质，如天门冬、牛膝等。

此外，因药物贮存不当引起其化学成分分解或改变，也可能发生变质。

2.4　中药的炮制

中药材在制备成各种剂型之前，根据临床用药目的，以及储存，配方或制剂的不同要求，并结合药材的自身特点，进行必要的加工处理，使之尽量满足医疗需要，这些加工处理方法，统称为炮制。

> ## 知识链接
>
> 炮制在古代称为炮炙、修事或修治。"炮"和"炙"的原意是指用火烧烤肉类食物，后来主要用于概括火制药物。随着药物加工处理的方法增多，并不限于只用火来处理，因而炮炙之名就演变为炮制了。目前，修治一词已不再泛指所有的炮制方法，往往局限于概括药物的纯净、粉碎、切制等不用水火的简单加工处理。

药物炮制与否或炮制方法是否合理，直接关系到医疗效果，医者历来对此十分重视，并积累了许多的宝贵经验，是中药学的重要内容，炮制专著也是较早形成的中药分支学科。宋代《太平圣惠方》指出："炮制失其体性，……虽有疗疾之名，永无必愈之效，是以医者，必须殷切注意"。明代《本草蒙筌》又说："凡药制造，贵在适中，不及则功效难求，太过则气味反失"。少数毒烈药物的炮制，更是保证用药安全的有效的重要措施。中药炮制学是中药专业的一门专业课，日后将系统学习，本章只作初步的常识性介绍，为学习中药学提供必要的知识。

2.4.1　炮制的目的

不同的中药，由于炮制方法、添加辅料的不同，具有多种多样的炮制目的。前人大多强调炮制方法和辅料对药物疗效的影响，如明代陈嘉谟在《本草蒙筌》中提出"酒制升提，姜制发散，入盐走肾脏，乃使软坚，用醋注肝经且资住痛，童便制除劣降下，米泔制去燥性和中"等理论。实际上，相同的炮制方法和辅料，对于不同的药物，其目的不尽一致。而欲达到相同的目的，针对不同的药物品种，往往选用不同的方法和辅料。在炮制某一具体药物时，常有几方面的目的，有时极难区分其主次。总之，炮制的目的可以归纳为下述 6 个方面。

1）增强药物作用，提高临床疗效

增强药物的某一作用，提高其临床疗效，是中药炮制最常见的炮制目的。如在中药炮制时，经常要加入一些辅助药料（简称辅料），其具体作用虽然互不相同，但一般均是为了增效。对于液体辅料来说，更是如此。所添加的酒、醋、姜汁、蜂蜜等，本身就是药物，其与被拌和加工药物的某些作用之间,存在着协同关系,如蜜炙桑叶、百部能增强润肺止咳作用,酒炒川芎、当归能增强温通活血作用。不加辅料清炒若干种子药材(如决明子、莱菔子等),可使其表面爆裂,有利于有效成分溶出而增强疗效;杜仲炒后不仅绞丝断裂,而且胶质改变,均有利于有效成分溶出而增强作用。将药材切制、破碎等处理,不仅为了饮片外表美观,调配方便,更主要是为了增大药物与溶剂的接触面,使其有效成分能更快更多地溶出,以使作用增强。

现代研究还发现一些药物经过炮制有利于稳定药效。如含苷类有效成分的药物经加热处理以后,其相应的酶被破坏或失去活性,可防止苷类水解而避免重要的有效成分含量下降,如人参、黄芩等。

2)降低或消除药物的毒性或副作用,保证用药安全

一些有毒性或明显副作用的药物,如马钱子、天南星、乌头及常山等,不经炮制而直接生用,即使在常用的有效剂量内,也容易产生毒性反应或副作用。如经过特殊的炮制处理,可以明显降低甚至消除某些毒副反应,确保临床用药安全。巴豆、千金子泻下作用剧烈,宜去油取霜用。因天南星含有苛辣性毒素,对口、舌、咽喉等有较强的刺激性,可引起口舌麻木,声音嘶哑,甚至黏膜糜烂和坏死,若与白矾、生姜水共浸并煮透后,则基本无此毒性。常山用治疟疾效果好,但却易引起呕吐,而酒炒后,其涌吐的副作用减弱。一般来说,药物的有毒成分也是其主要有效成分时(如巴豆的脂肪油),可在保证安全而有效的前提下,尽量降低其毒性。如毒性成分并非有效成分者(如天南星、半夏),可尽量除去。但有毒中药以前种情况为多,炮制不及,用药不安全;炮制太过,疗效难以保证。

3)改变药物的性能功效,适应病情需要

药物的某些性能功效(如寒热、升降、补泻等),在有的情况下不一定完全适合病情的需要,但经过特殊的炮制处理,将这些性能和功效适当改变,就可以更加与病情相符合。如吴茱萸性味辛热燥烈,宜用于里寒证,用黄连水拌炒,或用甘草水浸泡,去其温烈之性,也可治疗肝火犯胃之呕吐腹痛。豨莶草具有祛风湿,通经活络的功效,但性味苦寒,与风湿寒痹不尽相宜,经拌入黄酒烹制后,其性偏于辛温,则更能对证。又由于一味中药往往具有数种功效,有时这些不同的功效对于病症都是需要的,因而对患者都是有利的;而有时其中某一功效不是病症所需要的,因而对患者是不利的。如将这种不必要的功效通过炮制加以控制,也能更加符合病情需要。如麻黄平喘,又善能发汗散寒,最宜于外感风寒,无汗而气喘者。对肺热喘急而有汗之症,其发汗散寒是对患者不利的。此时,可将麻黄炙用,以降低其温散之力。

药物炮制改变性能和功效后,还可以在原药物的基础上扩大应用范围。如生地黄性寒而主要用以清热凉血,经蒸制为熟地黄后,变为温性之药,则能补血而治疗血虚证。

4)改变药材的某些性状,便于调剂、贮存和(或)制剂

药材大都可以随采随用,不少动植物药鲜品疗效更佳。但因产地季节等因素的制约,皆要干燥后贮存备用。一般药材都可以采用阴干、晒干或烘烤使之干燥。有的药材则必须经过特殊的炮制,才能贮存和运输。如马齿苋柔嫩多汁,必须入沸水焯后才能干燥。桑螵蛸,五倍子必须蒸制以杀死虫卵或蚜虫,否则桑螵蛸可因虫卵孵化而失效,而且生用还有滑肠之弊。

此外,将植物药切制成一定规格的饮片,矿物药的煅、淬、砸、捣,均是便于制剂和调配。

5)使药材纯净,保证药材质量和称量准确

药材在采收、贮存和销售过程中,往往带有一些非药用部分及杂质,砂土甚至变质者,既影响药材质量,又造成称量的不准确。经过修治或特殊处理,使其达到规定的净度,保证药材品质和用量准确。如根和根茎类药材应去泥沙、去芦头,花类去枝梗,皮类药材剥去粗皮,某些动物类药则去头、足、翅等。

6)矫味矫臭,便于服用

某些药物具有臭气,异味或刺激性,患者难于接受,服药后还易引起恶心、呕吐等不适反应,经过炮制不仅可使作用增强,也可减少不适反应,便于服用。如酒制乌梢蛇、麸炒僵蚕、醋炙乳香、水漂海藻、昆布等。

2.4.2 炮制方法

根据历代古人总结的炮制方法,结合现代炮制工艺的经验,炮制方法一般分为下述5类,简介如下。

1)修治

(1)纯净处理

借助一定的工具和机械设备,采用簸、筛、刮、刷、拣、挑等方法,去掉药材中的泥土杂质和非药用部分,使药物纯净。后者如肉桂去栓皮、枇杷叶和石韦叶刷去其背面的绒毛、麻黄去根节及木质茎等。

(2)粉碎处理

以捣、碾、锉、磨、镑、研等方法,使药材粉碎,以使药材有效成分易于析出,便于调配、制剂或服用。如琥珀研磨吞服;贝母、砂仁、栀子捣碎利于有效成分煎出;犀角、水牛角、羚羊角等坚硬类药材镑成薄片或锉粉。

(3)切制处理

将药材切为一定规格的薄片、节段、丝或小块等饮片,以方便调配,制剂或贮存。一般根据药材的质地和临床需要将药材切制成不同的规格。如白茅根、柴胡、麻黄切成小段,大黄切厚片,山药切圆片,槟榔切薄片,茯苓、葛根切块等。

2)水制法

水制是以较低温度的水或其他液体处理药物的多种方法的总称。常用的有淋、洗、泡、润、漂等。水制的主要目的是清洁药物、软化药物,或降低药物所含的盐分、不良气味及毒烈之性。如槟榔润软以便切片及海螵蛸、昆布漂去咸味,吴茱萸漂去烈性等。

水制法中较特殊的是"水飞":水飞就是利用药物在水中沉降性质不同,分取药材极细粉末的一种方法。将不溶于水的矿物或贝壳药材粉碎后置乳钵、碾槽或球磨机内,加水共研,再加多量的水搅拌,粗粉沉于水底,细粉混悬于水中,将含细粉水液倾出,粗粉再加水研磨,最后静置所有细粉水液使细粉沉淀,分出,干燥即可。此方法可使粉末更加纯净,以便于服用和制剂。并防止加工时药粉飞扬,特别是有毒药物的水飞,还可防止对操作者的危害。主要针对甲壳类、矿物类等不溶于水的药材制粉,如水飞朱砂、炉甘石、滑石、蛤粉等。

3)火制法

将药物直接用火加热,或加入少量液体或固体辅料拌炒的方法,均属火制法。可分为炒、炙、烫、煅、炮、烘等方法,目的是增强疗效,缓和或减轻峻烈之性,降低毒副作用,并使坚硬的药材干脆,易于粉碎和贮存。

（1）炒

①清炒。将药物放置锅内,不加辅料直接翻炒,称为清炒。根据"火候"的不同,清炒又有炒黄、炒焦和炒炭之分。用文火将药物表面炒至微黄称炒黄。种子类多炒黄,如炒莲子、苏子等。用武火将药物炒至表面焦黄（褐）,内部颜色加深并有焦香气称炒焦。如焦山楂、焦神曲、焦麦芽等。至表面焦黑,内部焦黄,但保留原有气味（存性）称为炒炭。清炒的目的因药而异,或便于粉碎,或缓和药性,或利于煎煮,或增强药效,或改变性能功效。

②辅料炒。药物与固体辅料拌炒称辅料炒。辅料有砂、土、米、麸、蛤粉及滑石粉等。如:砂烫龟甲、蛤粉炒阿胶,可使之酥脆,便于制剂,服用,矫臭矫味及增强药效;土炒白术、麸炒枳壳,主要在于增效;米炒斑蝥,主要是减轻毒性。

（2）炙

将液体辅料拌炒药物称为炙。蜜、酒、醋、姜汁、盐水、童便等液体辅料均有明显的药效,其拌炒时渗入药材内部,可以增强作用,改变药性或减少毒副作用。如蜜炙百部、枇杷叶、麻黄甘草可以增强润肺止咳的作用;酒炙川芎、当归可增强活血通络的作用;醋炙延胡索、香附可增强疏肝止痛作用;醋炙五灵脂可矫腥臭气;醋炙芫花、大戟可降低毒性;姜可温胃止呕,姜炙半夏可增强止呕作用。

（3）煅

①将某些矿物或甲骨类药材直接置于无烟炉火上煅烧,以煅至红透为度,称为直接煅,又称明煅。

②将质地轻松的动植物药材放于耐高温的密闭容器中煅烧,称间接煅,又称焖煅。药物煅后可使质地酥脆,或性能功效改变,如明煅牡蛎、石膏、石决明,焖煅血余炭、棕榈炭。

（4）煨

将药材用湿面粉、湿草纸等包裹后置于火灰中烫至熟透的方法称煨。药物煨制的主要目的是缓和药性、降低毒副作用等,如葛根、生姜、木香及肉豆蔻的煨用。

（5）烫

先加热锅内中间体（如砂、滑石粉、蛤粉等）,用以烫制药物,使其受热均匀,膨胀松脆,烫制完毕,筛去中间体,出锅放置冷却即可。如砂烫骨碎补、蛤粉烫阿胶珠等。

4)水火共制

（1）煮

用清水或液体辅料在锅中与药物共同加热的方法。目的是减低或消除药物的毒副作用,改善药性,增强疗效。如芫花醋煮毒性降低,吴茱萸甘草水煮可降低烈性。

（2）焯

将药物投入沸水中浸烫并迅速捞出的方法称为焯。杏仁、桃仁等种子类药材焯后便于除去非药用的种皮,并破坏相应的酶类而稳定有效成分。马齿苋、天冬等肉质多汁的药材燀后可便于干燥贮存。

(3)蒸

药物加辅料或不加辅料装入蒸制容器,利用水蒸气将药物蒸至一定程度的方法。其目的在于改变或增强药物的性能,降低药物的毒性,软化药物,便于切片以及利于贮存等。茯苓、厚朴蒸后变软,便于切制;白果、女贞子、桑螵蛸等蒸后主要是利于干燥和贮存;何首乌、生地黄蒸后是为了改变性能和功效。

(4)淬

将某些矿物药直接煅烧至红后迅速投入液体辅料中,使之受冷而松脆的方法称为淬。其主要目的是易于粉碎并增强药效,如磁石醋淬。

5)其他制法

(1)制霜

制霜的含义不确定。如巴豆榨去部分油的残渣称巴豆霜;将芒硝放入西瓜内,日后在其外皮上渗出的白色晶体称西瓜霜;柿饼日晒夜露后,其外表析出的白粉状物称柿霜。

(2)发酵

将药与辅料拌和,置于一定的温度和湿度下,利用霉菌使其发泡,生霉,并改变原药的性能与功能,以生产新的药物品种的方法,称为发酵,如神曲、淡豆豉等的制备。

(3)发芽

将具有发芽能力的种子药材用水浸泡后,并继续保持一定的湿度和温度,使其萌发幼芽,称为发芽,如谷芽、麦芽、大豆黄卷的制备。

【目标检测】

一、单选题

1.道地药材阿胶来源于(　　　)。

　　A.河南　　　　　　　B.山东　　　　　　　C.江苏　　　　　　　D.甘肃

2.桑叶采收的最佳时间是(　　　)。

　　A.深秋或初冬　　　　　　　　　　B.夏季或初秋

　　C.春季　　　　　　　　　　　　　D.春夏秋三季均可

3.大多树皮类药材的最佳采集时间是(　　　)。

　　A.7—9月　　　　B.10—12月　　　　C.4—6月　　　　D.1—3月

4.马齿苋的正确炮制方法是(　　　)。

　　A.洗　　　　　　　B.润　　　　　　　C.燀　　　　　　　D.醋炙

5.天南星的正确炮制方法是(　　　)。

　　A.白矾、生姜水浸泡并共煮　　　　　B.蜜炙

　　C.煨制　　　　　　　　　　　　　　D.清炒

6.蜜炙桑叶是为了增强(　　　)。

　　A.疏散风热　　　　B.清肝明目　　　　C.清肺泻热　　　　D.润肺止咳

二、填空题

1.药物酒炙的目的是_____、_____、_____、_____。

2.中药炮制的目的有 _____、_____、_____、_____、_____。

3.炮制方法大致可分为 _____、_____、_____、_____、_____。

4.水飞属于炮制方法中的_____。

5.清炒根据药材炒的程度可以分为_____、_____、_____。

三、简答题

1.说明蜜炙、酒炙、醋炙、盐炙、姜炙的目的各是什么。

2.何为道地药材？怎样正确认识？

第3章　中药的作用

3.1　中药的基本作用

中药对人体的作用,可能发生有利的效应,也可能发生不良的反应,在本草文献中,常将此称为药物的"利"和"害"。同一药物,在人体脏腑生理功能或病理变化需要时使用,能起到防病治病的作用。《素问·脏气法时论》将前者称为五脏所"欲",并将药物有利的作用统称为"补";又将后者称为五脏所"苦",并将药物的不利作用统称为"泻"。此即一些医药文献中所说的"五脏苦欲补泻"。原书以举例的方式告诫人们,任何药物,哪怕是名贵的大补之品,若不为脏腑所"欲",就会干扰或破坏人体生理功能,或加剧病理变化,因而不可乱用;相反,只要为脏腑所"欲",哪怕是偏性强烈甚至有毒性的祛邪药,只要用之得当,都应该果断使用。这为纠正人们喜补恶攻的不正确心理具有积极意义。

药物对人体的医疗作用,习惯上称为"功效"(或功能)。对人体的不良反应,则为副作用或毒性作用。副作用是指药物在常用治疗剂量内出现的与治疗目的无关的不适反应,而且比较轻微,对人体危害不大,一旦停药后多易于消除。副作用的产生,与药物的加工炮制、配伍、用法、辩证是否准确、患者体质及禀赋等多种因素有关。但更主要的是一种中药有多种功效,对于某一证候,其中部分功效是与病相宜的,另一部分功效则与病不相宜,可能对人体产生不良影响而引发副作用。如麻黄最宜于外感风寒,表闭无汗之喘咳。面对肺热壅盛,汗出而作喘者,其温散发汗的功效,则成为与用药目的相违背的副作用。毒性反应是药物对人体组织和器官造成的损害,或对正常的生理功能的破坏。这种反应由药物的毒性引起,主要是用量过大或用药过久所致。副作用与毒性反应既有区别,也有联系,有时难以截然区分。这些内容,主要见于各种药物的使用注意部分,一般又将其称为药物的病症禁忌。

正确认识中药的作用和特点,合理用药,充分发挥其防病治病优势,尽量避免不利的副作用,严防发生毒性反应,确保用药安全有效,这是临床用药的基本原则。

中医理论认为,人体在健康的状态下,脏腑经络的生理活动正常,并与外界环境之间保持着"阴平阳秘"的动态平衡状态。当各种致病因素影响人体后,便会破坏这种协调和谐的关系,导致邪盛正衰,阴阳气血失常,脏腑经络功能紊乱等病理改变,发生疾病。针对不同的病机,使用相应的中药,或祛除病邪,或扶助正气,或协调脏腑功能,纠正阴阳的盛衰,使机体恢复或重建其阴平阳秘的正常状态,这就是中药的基本作用。

3.2 中药的功效

中药的功效部分是中药学的核心内容。由于功效的纽带作用,中药的性能与主治,配伍应用等知识得以有机地联系在一起。中药的功效也是中药进行现代研究的基本出发点和学科发展的最活跃部分。因此,各药的功效内容是学习中药学时必须掌握的重点。抓住这一核心内容,可执简驭繁。

功效一词,应用历史悠久,但中药功效专项内容的出现,却在明末清初时期。尽管人们对药物的具体功效,如人参补气救脱,黄连清热解毒等,已十分熟悉,但对其概念的内涵及总体情况,一直关注不够。故本课程增列本章予以必要的简介,以加深对于这一重要理论的认识。

3.2.1 功效的含义

从认识的过程看,人们在使用药物防治疾病的实践中,较早注意到的是药物所适用的疾病,症状或症候,即通常所说的主治。早期的本草主要反映了这种认识水平,在药名之后着重罗列主治的病症名称,如《神农本草经》记载黄柏主治“黄疸、肠痔,止泄利,女子漏下赤白”。随着中医病因病机理论的发展,逐步认识这些不同的主治病证或症状,却有着相同的病理基础,都是由于湿热内盛而引起。再结合中药的药性理论,黄柏性寒而味苦,由此将其治疗这些病证或症状的功效总结为“清热燥湿”。从学习过程来看,则应先掌握黄柏的清热燥湿功效,其可主治湿热黄疸、泄痢、痔疮等症的问题,便可迎刃而解。分列功效,是对药物认识的一次飞跃。

由此可见,中药的功效,是在中医药理论指导下,对于药物治疗和保健作用的高度概况,是药物对于人们医疗作用在中医学范畴内的特殊表述形式。中药功效的作用对象主要是人体的病理状态,这是中药学的性质和形成历史所决定的。其在理论上、内容上和形式上都有别于其他医药学对药物作用的认识和表述,具有明显的自身特色。

中药的功效虽然是从临床应用中总结的,但反过来又能更有效地指导临床用药。值得注意的是,中药的各种功效至今还主要是内服或局部作用的医疗作用。随着中药应用形式和给药途径的扩大,如青皮注射剂的升压作用等,已成为中药功效的内容和表述形式中出现的新问题。

3.2.2 功效的分类

中药的功效可分为治疗功效和保健功效两大类,现分述如下。

1) 中药的治疗功效

中药治疗功效,是迄今中药学所论功效内容的主体。由于中药应用经验的积累,主治范围的增多,尤其是中医基础理论和应用知识的深入发展,中药的治疗功效体系亦趋成熟,形成了一个由纵向的多系统(如清热、补虚、散寒等)和横向的多层次(如补虚又化为第二层的补气、补血、补阳和补阴;补气又再分化为第三层的补脾气、补肺气等)组成的立体网络结构,成为临床辨证用药的主要依据。

中药的基本作用是祛邪、扶正和调理脏腑功能。因此,中药的治疗功效主要是针对这些病因而概括出来的。如外因有六淫,则功效就有祛风、散寒、解暑、除湿、润燥与泻火;其他病因有气郁、血瘀、痰凝、食滞及虫积等,则功效便有行气、活血,化痰、消食及驱虫与之相应。这类功效能消除病因,可用以治本。辨证论治是中医认识疾病和治疗疾病的基本原则,中药功效在层次上的不断分化,正是为了使药物作用与证候有机地相联系。如热邪可引起脏腑热证、气分热证、血分热证、湿热证和毒热证等不同热证,清热系统的功效就有清热泻火、清热凉血、清热燥湿和清热解毒的分化。所以,中药的对因功效,实质上主要是针对不同证候的。只有截疟、驱绦虫等少数功效,主要是针对疾病而不是与具体证候相对应的。临床的证候,常常是由若干症状表现出来的,在中药的治疗功效中,客观存在一些主要是针对症状的功效,如麻黄的平喘、生姜的止呕、柿蒂的止呃逆等。这类功效可以直接缓和其相应的主治症状,收到治标的目的。临床应用时将这些功效与该药对因治本的功效(如麻黄的发散风寒、生姜的温中散寒)相联系,或配伍对证之药,可以标本兼治,或急则治标。这与中医学要求治病求本的整体思想并无矛盾。

2)中药的保健功效

中药的保健功效,包括药物对疾病的预防作用,以及对"未病"状态下人体的养生作用两个方面。前者,如《本草纲目》所载苍术"除恶气,弭灾沴";后者,如《开宝本草》所载何首乌"黑须发,悦颜色,久服长筋骨,益精髓,延年不老"。这些保健功效,不仅客观存在,而且应用历史远久,是研制各种保健食品和预防药物的主要依据,目前更加受到世人关注。由于中药理论和认识方法的特殊性,至今中药学对这方面功效的总结十分薄弱,内容极少而粗略,有时甚至缺失。这是中药学有待深入研究的课题。

人类的生、长、壮、老、已,是不可抗拒的自然规律,药物对人体的保健作用,相对于精神、饮食及运动等调养来说,只能起到辅助作用,而且必须科学合理地使用,不可盲目夸大药物的保健作用而适得其反。

必须注意,总结药物功效的基础是对其主治病症的临床疗效。这种疗效应该是单味药所具有的,不能与复方相混淆。功效还应当是直接作用,其与间接效果是有区别的。如黄连因清热,燥湿,解毒而对湿热痢疾有效,止痢是间接效果,不能视为独立的功效,必要时可以清热燥湿止痢等。

一种药物的功效是多样的,也是逐步被认识的。各药下所列的功效内容,只是当时认为较重要或较常用的。其记述往往是不完整的,也是可以根据情况予以补充或减少的。作为教材的中药功效,也是如此。

对于功效术语的使用必须准确、规范,才能避免使用时的随意性,这将有利于中药学学术的提高和交流。学习中药学各论中的具体药物时,只要抓住功效这一核心内容,并用中药学理论为纽带,将其性、味、归经等性能,主治病症或临床应用,病症禁忌等使用注意有机地结合起来,才能在真正理解的基础上记忆牢固,融会贯通,收到事半功倍的学习效果。

功效是药物预防疾病的基础作用,性能只是对功效性质的进一步概括,主治和应用是与功效相对应的适应病证及常见配伍使用的实例。因此,功效既是总结性能的基础,又是确定应用的依据,掌握了某药的功效,就抓住了该药的肯綮。

掌握功效,首先应理解各种功效术语的含义。从结构特点看,功效都是动宾结构词组。其动词使用灵活,变化较多,有时功效术语中动词特异,其作用含义极为近似,甚至完全相同,如化淤、清淤、逐淤、散淤、行淤及破淤。有时动词不同,其功效含义迥异,如化湿、利湿、燥湿及胜湿等。其次,应注意中药功效存在层次性,如石膏的清热泻火,包括了清气分热、清肺热与清胃热;牡蛎的收敛固涩,包括了止汗、固精;麦冬养阴,包括了养肺阴、养胃阴、养心阴等。功效的层次分化细致,对该药的认识就越深入,临床选用就越准确。因此,掌握各药的功效不能满足于粗略而笼统的水平。

从事中药工作,不仅要认真学习和研究各种药物的具体功效,而且还必须从总体上认真学习和研究功效理论的历史和现状,这既是学习和科研工作的需要,也是促进中药发展的需要。

第4章　中药的性能

中药的性能是中药作用的基本性质和特征的高度概括,又称药性。药性理论是我国历代医家在长期医疗实践中,根据药物的各种性质及所表现出来的治疗作用总结出来的用药规律。是中医学理论体系中的一个重要组成部分,是学习中药学所必须掌握的基本知识。

药性理论是中药理论的核心,主要包括四气、五味、归经、升降浮沉、毒性、配伍、禁忌等,是在中医药理论指导下认识和使用中药的重要依据。

> **知识链接**
>
> 掌握中药的性能要与中药的性状区分。一般来说,中药的性能是对中药作用性质和特征的概括,是依据用药后的机体反应归纳出来的,以人体为观察对象。而中药的性状是指药物形状、气味、颜色、质地,是以药物为观察对象,与中药识别密切相关。性状和性能相联系,并用药物的性状,即一般所说的形色、气味、质地、入药部位等解释药物作用的原理。二者在含义、认识方法方面截然不同,不可混淆。

4.1　四　气

《本经》云:"药有寒热温凉四气"。四气,是指寒、热、温、凉四种药性,又称四性。中医学认为,四气反映了药物对人体阴阳盛衰、寒热变化的作用倾向,是说明药物作用的主要理论依据之一。

四气中寒凉与温热,属于两类不同的性质。将四气以阴阳划分,寒凉属阴,温热属阳,寒凉与温热是相对立的两种药性。温次于热,凉次于寒,可见,在共同性质中程度上有异。在一些本草文献中,对药物四性还标以"大寒""大热""微寒""微温"等,这是对四气程度进一步的区分。此外,还有一些平性药,其寒热偏性不明显、药性平和、作用缓和,称其性平是相对而言的,仍未超出四性的范围。就四性本质而言,实际上是寒热二性之分。

药性寒热温凉,是从药物作用于机体所发生的反应概括出来的,与所治疾病的寒热性质相对应。例如,属于寒性或凉性的药物,如石膏、黄连、金银花等,可治高热烦渴,面红目赤,咽喉肿痛等,表明其能够减轻或消除热证,表明这些药物具有寒性。反之,属于温性或热性的药物,如附子、肉桂、干姜等,可治腹中冷痛,四肢厥冷,脉沉无力等寒证,具有温中散寒作用,表明这些药物具有热性。

一般而言,具有清热泻火、凉血解毒、清热利尿、泻热通便等作用的药物,性属寒凉;具有温里散寒、补火助阳、温经通络、回阳救逆等作用的药物,性属温热。

《本经》谓:"疗寒以热药,疗热以寒药"。《素问》云:"寒者热之,热者寒之。"这指出了药性寒热与治则的关系。证属阳热的,选用寒凉药;证属阴寒的,选用温热药,这是临床用药的一般原则。反之,则会造成以热益热,以寒增寒的不良后果。对于寒热错杂之证,往往采用寒药热药并用;对于真寒假热证,当以热药治本,必要时佐以寒药;真热假寒之证,则当以寒药治本,必要时佐以热药。

> **知识链接**
>
> 四气的现代研究:药理实验表明,寒凉药具有解热、镇静、抗惊厥等中枢神经系统抑制作用,能使实验动物大脑内兴奋性神经递质去甲肾上腺素和多巴胺含量降低,还能减缓心率、使尿中儿茶酚胺排出量减少、耗氧量降低等。而温热药则具有兴奋中枢作用,能使去甲肾上腺素和多巴胺的含量升高。同时,大多数温热药能促进内分泌系统的分泌,提高细胞膜钠泵的活性,增强机体的能量代谢。而寒凉药的上述作用则相反。对于大多寒凉药,具有一定的抗感染的作用。

4.2 五 味

最初,五味是指辛、甘、酸、苦、咸五种滋味,是前人根据口尝或鼻闻所感知的真实滋味或气味。当然,药物的味不止这五种,但辛、甘、酸、苦、咸是五种最基本的滋味,此外还有淡味和涩味等。长期以来,涩附于酸,淡附于甘,故习称五味。五味以阴阳划分,辛、甘、淡属阳,而酸、苦、咸属阴。

味的确定最初是依据药物的真实滋味,比如生姜、桂枝之辛,枸杞子、甘草之甘,乌梅、山楂之酸,黄连、龙胆之苦,芒硝、食盐之咸等。后来将药物的滋味与作用相联系,以味解释和归纳药物的作用。随着人们对药物作用的认识不断发展和丰富,药物的作用往往很难用滋味来解释。因此,采用以作用推定其"味"的方法。比如,葛根并无辛味,但能解表散邪,常用治表证,具有"能散、能行"作用,故标以辛味。又如磁石本身无咸味,但能潜镇浮阳而入肾,而肾五行属水与咸相应,故磁石标以咸味。

综上,确定"味"的依据在于:一是药物本身的滋味;二是药物的作用。五味的实际意义,一是标示药物的真实滋味,二是提示药物作用的基本特征。不同的本草,在论述味与作用的关系时,往往不一致。但综合前人的论述和用药经验,其简述如下。

(1)辛

能散、能行,具有发散、行气、活血等作用。因此,治疗表证的药物如麻黄、桂枝、薄荷;治疗气血阻滞的药物如川芎、木香,都有辛味。对于具有芳香辛辣气味的药物,如化湿药、开窍药及部分祛风湿药,其作用具有"能行"或"能散"的特点,也标有辛味。

（2）甘

能补、能缓、能和,具有补益、缓急止痛、和中、调和药性等作用。比如人参大补元气,阿胶补血,饴糖缓急止痛,甘草调和诸药等,都标以甘味。有些甘味药具有解药食中毒的作用,如甘草、绿豆等,故有甘能解毒之说。

（3）酸

能收、能涩,具有收敛固涩作用。常用治体虚多汗、肺虚久咳、久泻久痢、遗精滑精、尿频遗尿等证。如五味子涩精、敛汗,乌梅敛肺止咳,五倍子涩肠止泻等。

（4）涩

与酸味作用相似,能收敛固涩。如煅龙骨、煅牡蛎涩精,赤石脂、禹余粮涩肠止泻,莲子固精止带,乌贼骨收敛止血、固精止带等。

酸味药与涩味药的作用相似但不尽相同。例如,酸能生津、酸甘化阴,但涩味药不具备此作用。

（5）苦

能泄、能燥。泄的含义有三:一是通泄,如大黄泻下通便,用于热结便秘。二是降泄,如苦杏仁降泄肺气,用于肺气上逆之咳喘;枇杷叶能降泄肺气、胃气,可用于胃气上逆的呕吐呃逆。三是清泄,如黄芩、栀子、黄连清热泻火,用于热毒证,症见火热上炎,咽干肿痛,目赤口苦等。燥指燥湿,用于湿证,湿又分寒湿、湿热之异。例如,苍术、厚朴苦温,用于寒湿证,称为苦温燥湿;黄连、黄柏苦寒,用于湿热证,称为苦寒燥湿（清热燥湿）。

（6）咸

能软、能下,具有软坚散结和泻下作用。能治疗瘿瘤、瘰疬、痰核、癥瘕等病证,如海藻、昆布等药,能消散瘰疬;鳖甲能软坚消癥;芒硝能泻下通便,一般都标以咸味。

（7）淡

能渗、能利,具有渗湿、利水作用。如猪苓、茯苓、薏苡仁等药,能治疗水肿、小便不利等证,标以淡味。

对于性味的认识,要明确:性和味是从不同角度阐述药物之作用,要结合二者才能较全面地认识药物的作用和性能。例如麻黄、薄荷均具有辛味,均能发散表邪,解除表证,但麻黄辛温,发散风寒;薄荷辛凉,发散风热。再如,人参、北沙参均有甘味,但人参甘温,有大补元气的作用,而北沙参甘微寒,有养阴清肺,益胃生津的作用。

性和味都属于中药性能范围,反映出药物作用的共性和特点,正确认识中药的性味,还须与药物的具体功效相结合。例如麻黄、桂枝,均为辛温解表药,都有发散风寒的作用。而前者发散力强,又能宣肺平喘;后者发散力较弱,且能温通经脉。再如,川芎辛温,有活血行气、祛风止痛之功;乌药辛温,能行气止痛,温经散寒。

值得注意的是,历代对药味的标定出现一些分歧,由于确定药味的依据多样,在学习中药五味时,可参照中国药典等权威性的书籍。

知识链接

五味的现代研究:重点在五味的化学成分与药理作用规律性的探讨。综合研究成果,辛味药成分往往含有芳香性挥发油,如解表药、化湿药、温里药、行气药、活血化瘀药等。酸味药多含有鞣质和有机酸,具有止泻、止血和生肌等作用。甘味药多含糖类、蛋白质、氨基酸等人体代谢所需的营养成分,具有强壮机体、增强或调节免疫功能等作用。寒性的苦味药多含生物碱和苷类,具有抗菌、抗炎、解热、利胆、止血等作用。

4.3 升降浮沉

升降浮沉反映药物作用的趋向性,是说明药物作用性质的概念之一。升是上升,表示作用趋向于上;降是下降,表示作用趋向于下;浮是发散,表示作用趋向于外;沉是收敛固藏,表示作用趋向于内。以阴阳划分,升浮属阳,沉降属阴。

气机升降出入发生障碍,机体便处于疾病状态,产生不同的病势趋向。病势趋向常表现为向上(如呕吐、喘咳)、向下(如泄痢、脱肛)、向外(如自汗、盗汗)、向内(如表证不解)。能够针对病情,改善或消除这些病证的药物,相对说来也就分别具有向下、向上、向内、向外的作用趋向。

药物的升降浮沉趋向,是与疾病的病势趋向相对而言。一般而言,具有升阳发表、祛风散寒、开窍等功效的药物,都能上行向外,药性都是升浮的;具有清热、泻下、利水渗湿、重镇安神、消导积滞、降逆止呕、收敛固涩、止咳平喘等功效的药物,则能下行向内,药性都是沉降的。但有些药物升降浮沉的趋向不明显,如南瓜子具有杀虫作用。有的药物兼有二向性,如麻黄既能发汗解表,又能利水消肿。

掌握药物的升降浮沉性能,可以更好地指导临床用药,以纠正机体功能的失调,使之恢复正常,或因势利导,有助于祛邪外出。一般来说,病变在上、在表宜用升浮而不宜用沉降,如外感风寒,用麻黄、桂枝发表;在下、在里宜用沉降,而不宜用升浮,如阳明腑实证,宜用大黄、芒硝攻下。病势逆上者,宜降不宜升,如肝阳上亢之头痛,当用牡蛎、石决明潜降;病势陷下者,宜升而不宜降,如久泻、脱肛,用人参、黄芪、升麻等益气升阳。

为了更好地掌握药物的升降浮沉性能,需要明确下述几个方面。

(1)性味

药性是升浮的,往往味多辛甘、性多温热;药性是沉降的,往往味多酸苦咸涩、性多寒凉。性味、升降浮沉是从特定角度对中药作用特征的概括,前人往往将性味作为影响或确定药性升降浮沉的重要因素。但实际上,性味和升降浮沉都是从不同角度对药物作用特点的概括而已。

(2)药物质地

药物的质地,例如花、叶、皮等质轻的药物大多数是升浮的,而种子、果实、矿物、贝壳等质重者大多是沉降的。但并不是绝对的,如旋覆花降气消痰,止呃逆,药性是沉降的;蔓荆子疏散风热,清利头目,药性是升浮的。因而有"诸花皆升,旋覆独降;诸子皆降,蔓荆独升"之说。

(3)炮制和配伍

一般地,酒炒则升,姜汁炒则散,醋炒则收敛,盐水炒则下行。李时珍云:"升降在物,亦在人也。"在复方配伍中,升浮的药物配伍较多沉降药时,其升浮之性可受到一定的制约,反之亦然。但在某些情况下,又需利用升降配合以斡旋气机,如血府逐瘀汤中用柴胡、枳壳一升一降,以助气血运行。

4.4 归 经

归经是药物作用的定位概念,归是作用的归属,经是脏腑经络的概称,即用以表示药物作用对人体部位的选择性。

历代医家在用药实践中观察到,一种药物往往主要对某一经或某几经发生明显作用,而对其他经的作用较小,甚至没有作用。例如,同属性寒清热之药,有偏于清肝热、清胃热、清肺热或清心热之不同;同为补药,也有补肺、补脾、补肝、补肾之异。可见,这反映了药物在机体产生效应的部位各有侧重。将这些认识加以归纳,使之系统化,便形成了归经理论。

归经是药物作用的定位概念,以脏象学说和经络学说为理论基础,以所治病证为依据而确定。脏象和经络理论,全面系统地说明了人体的生理功能和病理变化,是临床对于疾病辨证定位的根据。例如,心主神志,患者出现昏迷、癫狂、痴呆、健忘等精神、意识异常表现时,辨证为心的病变。此时,用开窍醒神的麝香、镇惊安神的朱砂、补气益智的人参能缓解或消除上述病变,皆入心经。又如桔梗、苦杏仁能治咳喘,归肺经;桑叶明目,全蝎止痉,珍珠母潜阳,归肝经。

经络与脏腑虽密切联系,但各成系统,辨证时有经络辨证与脏腑辨证之异。在历史上不同时期,不同医家,在确定药物的归经时,因侧重点不同,造成有些药物归经含义有所不同。例如,羌活、泽泻皆归膀胱经,但羌活主治外感风寒湿邪所致的头痛身痛、肢体关节酸痛,其归膀胱经,是依据经络辨证。而泽泻利水渗湿,其归膀胱经,是指膀胱之府。羌活与泽泻,一为解表药,一为利水药,虽都归膀胱经,但两者包含的意义是不同的。有时药物归经可归一经,也可归数经,表明药物的作用范围是不一样的。

掌握归经,有助于提高用药的准确性,提高临床疗效。正如徐灵胎所说:"不知经络而用药,其失也泛"。例如,对于里实热证,分为肺热、心火、胃火、肝火之不同,应当选用相应的药物来治疗。再如头痛,致病原因很多,疼痛性质和部位亦各有不同。比如,治阳明经头痛当选用葛根、白芷,治少阳经头痛当选用柴胡,治太阳经头痛当选用羌活,治厥阴经头痛当选用吴茱萸,治少阴经头痛当选用细辛。因此,在治疗头痛时,掌握药物的归经可有针对性的选用药物,以便提高疗效。

> **知识链接**
>
> 　　学习中药药性归经理论,应当注意,勿将中医脏腑经络定位与现代医学的解剖部位相混淆。归经理论是中医学中特有的定位概念,与人体解剖上的实际脏器有较大的区别。对于药物归经的理解,主要是药物产生效应的部位所在,不是指药物成分在体内的分布。了解以上内容,正确把握归经是十分必要的。

4.5　有毒无毒

　　早期人类对中药的毒性有一定的认识,在《黄帝内经》中对毒性作为中药的一种性能已有较系统的论述。《本经》云:"药有酸、咸、甘、苦、辛五味,又有寒、热、温、凉四气及有毒、无毒。"可见,有毒无毒与四气五味一样,属于中药性能之一。

4.5.1　古今毒性的概念

　　在西汉以前,以"毒药"作为一切药物的总称。《周礼·天官》:"医师聚毒药以供医事"。《素问·脏气法时论》:"毒药攻邪,五谷为养,五果为助……"。可见,古代毒药概念源于在药、食分离上所取得的进步,也反映出当时对药物的治疗作用和毒副作用还不能很好地把握,故统称为"毒药"。

　　到了东汉,《本经》提出了"有毒、无毒"的区分,并谓:"若用毒药疗病,先起如黍粟,病去即止。不去倍之,不去十之,取去为度。"《内经》七篇大论中,亦有大毒、常毒、小毒等论述。从毒药连称到有毒、无毒的区分,反映了人们对毒性认识的进步。东汉以后的本草著作对有毒药物都标出其毒性。长期以来,人们根据毒药毒性的大小,将其分为大毒、有毒、小毒等不同等级,以供参考。

　　现代对毒性有了深刻的认识,毒性被认为是药物对机体所产生的严重不良影响及损害性。毒性反应与副作用不同,它对人体的危害性较大,甚至可危及生命,为了确保用药安全,必须正确认识中药的毒性,了解毒性反应产生的原因,掌握中药中毒的解救方法和预防措施。

4.5.2　必须正确对待中药的毒性

　　认为中药没有毒性的观点,是不正确的,中药也有一定的毒性,这是经过几千年的临床实践检验的客观事实。正确对待中药的毒性,要注意下述几个方面。

　　(1)使用中药时要注意毒性

　　临床应用时,认为中药无毒,加大剂量,导致中毒反应;或夸大中药的毒性,降低有效剂量,确保用药安全而过分小心,往往达不到治疗效果。

（2）对待中药毒性的正确态度应当是"有毒观念，无毒用药"

一方面，要注意中药毒性的普遍性，牢固树立药物使用不当会对机体造成损害的观念；另一方面，又必须采取各种有效的措施，降低或消除药物的毒性反应，力求取得最佳疗效。加快毒药质量标准的制定，确定毒性成分的限量范围对于安全使用中药将有重大意义。

（3）有毒药物也可利用

有毒药物的偏性强，根据以偏纠偏、以毒攻毒的原则，也有其可利用的一面。比如古今利用某些有毒药物治疗恶疮肿毒、疥癣、麻风、瘰疬瘿瘤、癌肿癥瘕，积累了大量经验，获得肯定疗效。

（4）重视对古代文献有关中药毒性记载的再评价

值得注意的是，古代文献中有关药物毒性的记载，大多是正确的。由于历史条件和个人认识的局限性，其中也有一些错误之处。如《本经》将丹砂（朱砂）列为上品之首，无毒；《本草纲目》中记载马钱子无毒等。对于本草文献中记载的毒性，往往是口服情况下的急性中毒反应，而对中药的慢性毒性却涉足不多。应当借鉴现代药理研究成果，对中药的毒性加深认识或再次评价。

4.5.3　产生中药中毒的主要原因

毒性反应是临床用药时应当尽量避免的。产生中药中毒的主要原因有：

①剂量过大，如附子、乌头、胆矾、斑蝥、蟾酥、马钱子等毒性较大的药物，用量过大，或时间过长可导致中毒。

②炮制不当，如使用未经炮制的生附子、生乌头。

③制剂服法不当，如乌头、附子中毒，多因煎煮时间太短，或服后受寒、进食生冷。

④误服伪品，如误以华山参、商陆代人参，独角莲代天麻使用。

⑤配伍不当，如乌头与瓜蒌、甘遂与甘草同用而致中毒。当然，中药产生中毒的原因还与患者的体质、年龄、证候特征等有密切关系。

因此，使用有毒药物时，应从上述各个环节进行控制，避免中毒发生。

4.5.4　掌握药物毒性强弱对指导临床用药的意义

掌握了中药的毒性，在应用药物时，须针对患者体质的强弱、疾病部位的浅深，恰当选择药物并确定剂量，中病即止，不可过服，以防止药物过量和蓄积中毒；在保证用药安全的前提下，根据"以毒攻毒"的原则，某些毒药也治疗疾病，比如用水银治疗梅毒，砒霜治疗白血病等；根据药物的毒性及其中毒后的临床表现，便于诊断中毒原因，以便及时采取合理、有效的抢救治疗手段，做好中毒抢救工作。

【点滴积累】

中药性能是中药作用的基本性质和特征的高度概括，药性理论是中药理论的核心，主要包括四气、五味、归经、升降浮沉、毒性等内容。中药的各种性能，都是从一个特定的角度概括药物作用的某一种性质。

四气是指寒热温凉四种药性。五味是指辛、甘、酸、苦、咸五种最基本的滋味,还包括淡味和涩味。按阴阳划分,辛、甘、淡属阳,而酸、苦、咸属阴。辛味能散、能行,具有发散、行气、活血等作用;甘味能补、能缓、能和,具有补益、缓急止痛、和中、调和药性等作用;酸、涩味能收、能涩,具有收敛固涩作用;苦味能泄、能燥。其中,能泄包括通泄、降泄、清泄3种含义。咸味能软、能下,具有软坚散结和泻下作用。淡味能渗、能利,具有渗湿、利水作用。升降浮沉反映药物作用的趋向性,与性味、质地、炮制和配伍相关。归经是药物作用的定位概念,表示药物作用对人体部位的选择性,掌握归经,有助于提高用药的准确性。药物的毒性,古代以"毒药"作为一切药物的总称,现代认为毒性是药物对机体所产生的严重不良影响及损害性。按照分级,可分为大毒、有毒、小毒3种,学习中药,要正确对待中药的毒性,知晓产生中毒的主要原因,掌握好药物毒性的强弱,熟悉药物毒性及其中毒后的临床表现及采取的抢救措施。

【目标检测】

一、单选题

1.辛味药治气滞血瘀证是取其(　　　　)。
　　A.发散之功　　　　　　B.开窍之功　　　　　　C.行气血之功　　　　D.宣泄之功

2.酸涩味药治遗尿、遗精,是取其(　　　　)。
　　A.固涩之功　　　　　　B.补益之功　　　　　　C.缩小便之功　　　　D.软坚之功

3.甘、淡,寒的药物多具有(　　　　)。
　　A.清热生津　　　　　　B.清热燥湿　　　　　　C.清热凉血　　　　　D.清热利尿

4.下列不是甘味药作用的是(　　　　)。
　　A.缓急　　　　　　　　B.和中　　　　　　　　C.固涩　　　　　　　D.补益

5.下列除(　　　　)外,均是苦味药的作用。
　　A.渗湿　　　　　　　　B.通泄　　　　　　　　C.降泄　　　　　　　D.燥湿

6.苦味药的作用是(　　　　)。
　　A.燥湿、健脾　　　　　　　　　　　　　　　　B.燥湿、利湿
　　C.行气、行血　　　　　　　　　　　　　　　　D.燥湿、降泄、通泄、清泄

7.咸味药的作用是(　　　　)。
　　A.软坚散结、泻下　　　　　　　　　　　　　　B.泻下、利尿
　　C.收敛固涩、补肾　　　　　　　　　　　　　　D.软坚、利水

8.归经的理论基础和依据是(　　　　)。
　　A.以四气五味为基础,以所治病为依据
　　B.以治法为基础,脏腑为依据
　　C.以药性为基础,药效为依据
　　D.以脏腑经络理论为基础,所治具体病证为依据

9.下列除(　　　　)外,均是沉降类药一般具有的功效。
　　A.解表　　　　　　　　B.利水渗湿　　　　　　C.泻下　　　　　　　D.清热

10.胁痛、抽搐应选用归何经的药物?(　　　　)。
　　A.心经　　　　　　　　B.肾经　　　　　　　　C.脾经　　　　　　　D.肝经

11.下列除(　　　　)外,均属药性理论的内容。

    A.升降浮沉   B.归经   C.用法   D.性味

12.毒性是指(　　)。

    A.副作用   B.不良反应   C.毒性反应   D.药物的功效

13.升降浮沉反映药物作用的(　　)。

    A.范围   B.趋向性   C.部位   D.原理

14.归经是指药物作用的(　　)。

    A.部位   B.范围   C.原理   D.趋向性

15.用咸味药治瘰疬、痰火结核、瘿瘤等证,是取其(　　)。

    A.宣泄之功   B.发散之功   C.泻下之功   D.软坚散结之功

16.用猪苓、茯苓治小便不利,水肿等证,是取其(　　)。

    A.苦味的作用   B.甘淡味的作用   C.咸味的作用   D.甘味的作用

二、配伍选择

A.辛味   B.甘味   C.酸味   D.咸味   E.苦味

1.痰核、瘿瘤、癥瘕多用何类药味治疗?(　　)

2.气滞血瘀证多用何类药味治疗?(　　)

3.气虚血少之证多用何类药味治疗?(　　)

4.肺气上逆或胃气上逆之证多用何类药味治疗?(　　)

5.体虚多汗,肺虚久咳多用何类药味治疗?(　　)

三、多选题

1.中药性能的内容包括(　　)。

    A.四气五味   B.归经   C.配伍   D.毒性   E.升降浮沉

2.甘味药一般具有的作用是(　　)。

    A.补益   B.和中   C.缓急   D.固涩   E.调和药性

3.一般来说,寒凉的药物多具有(　　)功效。

    A.清热   B.泻下   C.解毒   D.凉血   E.泻火

4.升浮类药物一般具有(　　)。

    A.消食导滞   B.升阳发表   C.祛风散寒   D.涌吐   E.开窍

5.沉降类药一般具有的功效是(　　)。

    A.利水渗湿   B.祛风散寒   C.潜阳息风   D.降逆止呕   E.止咳平喘

6.虚寒久泻等证多用(　　)。

    A.性味苦温的药物   B.性味甘温的药物   C.性味酸甘温的药物

    D.性味苦甘温的药物   E.性味甘淡的药物

四、填空题

1.中药的四气指_____四种药性。

2.五味包括_____五种最基本的滋味。

3.寒凉性药物多具有_____、_____等作用。

4.温热性药物多具有_____、_____、_____、_____等作用。

5.气滞血瘀多用_____味的药物,遗精滑精多用_____味的药物。

6.风热表证多选_____味的药物。

7.确定味的主要依据,一是药物的_____,二是药物的_____。

8.药性的确定是以_____为依据,_____为基准。

五、简答题

1.简述中药四气的含义。

2.何谓升降浮沉?

3.简述归经的含义。

4.掌握药物升降浮沉性能,对临床用药有何意义?

5.简述五味的内容,各适应何病证?

第5章　中药的应用

中药的应用涉及中药配伍、用法、用量和禁忌等内容。掌握这些知识和方法,对提高疗效,保证用药安全,有着十分重要的意义。

5.1　中药的配伍

配伍,即根据病情需要和药性特点,选择两种以上药物配合应用的一种用药方法,是中医临床用药的主要形式,也是组成方剂的基础。

从中药的发展史来看,在医药萌芽时代治疗疾病一般都是采用单味药物的形式,后来由于药物品种日趋增多,对药性特点不断明确,对疾病的认识不断深化,由于疾病可表现为数病相兼,或表里同病,或虚实互见,或寒热错杂的复杂病情,因而用药也就由简到繁出现了多种药物配合应用的方法,并逐步形成了配伍用药的规律,从而既照顾到复杂病情,又增加了疗效,减少了毒副作用。因此,掌握中药配伍规律对指导临床用药意义重大。

病情往往是复杂多变的,或数病相兼,或表里同病,或虚实并见,或寒热错杂,应用单味药治病,往往不能照顾全面。另外,某些药物有一定的毒副作用,于病人不利。因此,通过药物合理配伍,以适应复杂多变的病情,减少药物的毒副作用,从而提高疗效。

药物通过配伍,相互之间可以产生协同作用,或抑制作用,或对抗作用。前人将这种配伍关系总结为药物"七情"。"七情"的提出首见于《本经》,其序例云:"药……有单行者,有相须者,有相使者,有相畏者,有相恶者,有相反者,有相杀者。凡此七情,合和视之。"前人总结的药物"七情",除单行者外,其余六个方面都是讲配伍关系。

5.1.1　七情的含义

1) 单行

单行是指用单味药治疗疾病,也称单方。适宜于病情比较单纯,或病证较轻者。如清金散单用一味黄芩治疗轻度肺热咳血;古方独参汤,即单用一味人参,治疗大出血引起的元气虚脱的危重病症;再如马齿苋治疗痢疾,用鹤草芽驱除绦虫,益母草膏调经止血,丹参治疗胸痹绞痛,夏枯草消瘿瘤瘰疬,柴胡针剂发汗解热等,都是行之有效的治疗方法。

2) 相须

相须是指性能功效相类似的药物配合应用,可起协同作用,提高疗效。相须二药间存在特殊的协同增效关系,一方需求另一方,或彼此相需而不可离。相须二药配伍后的疗效超过二药单味应用的疗效累加之和或产生新的治疗效应。一般来说,只有甲乙二药配伍才能产生这种特殊的协同效应,若以其他药物替换甲药或乙药都不会产生这种特殊的协同效应。如石膏和知母配合,能明显增强清热泻火的功效;大黄和芒硝共用,能加强攻下泻热的疗效;麻黄和桂枝配伍,能加强解表发汗功效。又陈皮配半夏以加强燥湿化痰、理气和中之功;全蝎、蜈蚣同用能明显增强平肝息风、止痉定搐的作用。像这类同类相须配伍应用的例证,历代文献有不少记载,其构成了复方用药的配伍核心,是中药配伍应用的主要形式之一。

3) 相使

相使是指在性能功效方面有某些共性,或性能功效虽不相同,但治疗目的一致的药物配合应用,且以一种药为主,另一种药为辅,能提高主药疗效。如补气利水的黄芪与利水健脾的茯苓配伍,茯苓能提高黄芪补气利水的治疗效果;又如大黄配芒硝治热结便,大黄为清热泻火、泄热通便的主药,芒硝长于润燥通便,可以增强大黄峻下热结,排除燥屎的作用;枸杞配菊花治目暗昏花,枸杞为补肾益精、养肝明目的主药,菊花清肝泻火,兼能益阴明目,可以增强枸杞的补虚明目作用。这些都是功效相近药物相使配伍的例子。又石膏配牛膝治胃火牙痛,石膏清胃降火、消肿止痛为主药,牛膝引火下行,可增强石膏清火止痛作用;白芍配甘草治血虚失养,痉挛作痛,白芍滋阴养血、柔肝止痛为主药,甘草缓急止痛,能增强白芍柔肝止痛的作用;黄连配木香治湿热泄痢,腹痛里急,以黄连清热燥湿,解毒止痢为主,木香行气止痛,调中宣滞,可增强黄连治疗湿热泻痢的效果;雷丸驱虫,常配伍泻下通便的大黄,可增强雷丸的驱虫效果。这些都是功效不同的相使配伍的例证,可见配伍药不必同类。一主一辅,相辅相成,辅助药能提高主药的疗效,即是相使的配伍。

4) 相畏

相畏是指两药合用,一种药物的毒性或副作用,能被另一种药物减轻或消除。"畏"有"畏惧"之意,如生半夏和生南星的毒性能被生姜减轻或消除,所以说生半夏和生南星畏生姜。

5) 相杀

相杀是指一种药物能减轻或消除另一种药物的毒性和副作用。"杀"有"消除"之意。生姜能减轻或消除生半夏和生南星的毒性和副作用,所以说生姜杀生半夏和生南星的毒。

由此可知,相畏、相杀实际上是同一配伍关系的两种提法,是药物间相互对待而言的。相畏、相杀的药对中,有的可能只有甲药(或乙药)对患者可能产生毒害效应,而其毒害效应能被乙药(或甲药)削弱或消除,其配伍七情为甲药(或乙药)畏乙药(或甲药),乙药(或甲药)杀甲药(或乙药)毒。如生半夏味麻,戟人咽喉的效应被白矾削弱或消除,即生半夏畏白矾,白矾杀生半夏毒。也可能是甲乙二药对患者均可产生毒害效应,并且彼此都能使对方的毒害效应减轻或消除,则其配伍七情为甲药畏并杀乙药毒,乙药畏甲药并杀甲药毒。如中药麻醉使用的洋金花和生草乌。二药都有毒,洋金花能导致心率加快、口干;生草乌可导致心跳缓慢、流涎。二药合用相互拮抗,彼此的毒害效应都会降低,可以说洋金花既畏生草乌,又杀生草乌毒;生草乌既畏洋金花,又杀洋金花毒。

6) 相恶

相恶是指两药合用,一种药物能使另一种药物原有功效降低,甚至丧失。如人参恶莱菔子。因莱菔子能削弱人参的补气作用。

应当指出的是：相恶只是两药配伍后在某方面或某几方面功效减弱或丧失，并非全部功效减弱或丧失。如生姜恶黄芩，只是因为生姜温肺、温胃的功效与黄芩清肺、清胃的功效互相牵制而影响疗效。但生姜尚有和胃止呕的功效，黄芩尚有清泄少阳邪热的功效，在这些方面，两药合用不一定相恶。人参和知母单味使用时都有一定降血糖作用，二药合用后，降血糖作用反而减弱。当人参、知母的用量比例为9∶5时，其降血糖作用近于消失。相恶也是一种广泛存在的配伍关系。以中医理论概况，主要有以下几种情况：其一，药性相反，而作用部位相同的药可能相恶。一般来说，清肺药与温肺药，清胃药与温胃药等，都可能相恶。如黄连恶吴茱萸等。其二，作用趋向相反的药物可能相恶。一般来说，止汗药与发汗药，涩肠止泻药与泻下药，利尿药与缩尿药，止吐药与催吐药等，都可能相恶。如牡蛎恶麻黄，赤石脂恶大黄，瞿麦恶桑螵蛸，半夏恶皂荚等。其三，扶正药与祛邪药可能相恶。有的祛邪药在祛邪的同时，可能损伤正气，因而可能与扶正药相恶。如人参恶莱菔子，沙参恶防己等。

因此，两药配伍是否相恶，与所治证候有关。仍以人参与莱菔子配伍为例，如用于脾肺气虚，并无邪实之证，两者配伍属相恶；如用于脾虚兼有食积气滞之证，则相得益彰，并不相恶。因为此时若单用人参益气，则不利于积滞胀满之证；单用莱菔子消积导滞，又会加重气虚。唯两者结合，相制而相成。

总之，相恶配伍原则上应当避免，但根据病证需要，也有可利用的一面。

人参恶莱菔子，如用人参治疗元气虚极欲脱或脾肺纯虚无邪之证而配伍莱菔子，不但补气效果会下降，而且会使正气受到损伤。但对于脾虚食积气滞之证，如单用人参益气，有壅滞之弊，对积滞胀满不利；单用莱菔子消食导滞，又会加重气虚；二者合用，则彼此相畏、相杀，相制而相成，存利除弊。故《本草新编》说："人参得萝卜子，其功更神。"

7) 相反

相反是指两种药物合用，能产生或增强毒性反应或副作用。如甘草与甘遂相反。主要指"十八反""十九畏"中的药物。

近年还发现一些新的具有相反关系的药对。据报道，麝香的中枢神经兴奋作用可增强马钱子的急性毒性；槲寄生可增强乌头的毒性反应；各种含汞药物（如朱砂、轻粉、升药等）无论以何种途径用药（注射、口服、外用或交叉用药途径），如与含碘药物（如海藻、昆布等）相遇，均可发生作用，产生碘化汞，有汞离子游离，可导致汞中毒，碘化汞可导致医源性肠炎（赤痢样便）等。实际上，相反也是一种广泛存在的配伍关系。凡是二药合用，对具体病证的不良反应增强者，其配伍即属于相反。如麻黄、桂枝合用，或羌活、紫苏合用，发汗作用增强，对于需要发汗解表的外感风寒表实证来说，麻黄与桂枝的配伍七情属于相须，羌活与紫苏的配伍七情属相使；而对于气虚自汗证、亡阳证等不宜发汗的病证来说，此二药对的配伍应属相反。

5.1.2　七情的临床意义

以上七个方面，除单行外，其配伍关系的临床意义如下所述。

①相须、相使：因药物配伍后能产生协同作用，增进疗效，是临床用药时要充分利用的。

②相畏、相杀：因药物配伍后能减轻或消除原有的毒性或副作用，故临床在应用毒性药或烈性药时必须考虑选用的配伍方法。

③相恶：因药物配伍后可能互相拮抗而抵消、削弱原有的功效或部分功效,因此,临床用药时应加以注意。

④相反：因药物配伍后相互作用而产生或增强毒副作用,属于配伍禁忌,原则上应避免。

5.2　用药禁忌

用药禁忌主要有配伍禁忌、妊娠用药禁忌、服药饮食禁忌等。

5.2.1　配伍禁忌

在选方时,有的药物应当避免合用,称为配伍禁忌。

《本经·序例》指出："勿用相恶、相反者"。凡是合用后,可使治疗效应削弱或丧失,或使毒害效应增强或产生新的毒害效应者,原则上都应尽量避免合用。但如前面药物"七情"所述,相恶与相反所导致的后果不一样。相恶配伍可使药物某些方面的功效减弱,而并不是所有功效都减弱,其仍有可以利用的一面,故并非绝对禁忌。相反,原则上属配伍禁忌。目前医药界共同认可的配伍禁忌有"十八反"和"十九畏"。

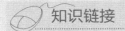

知识链接

"十八反"歌诀

本草明言十八反
半蒌贝蔹及攻乌
藻戟遂芫俱战草
诸参辛芍叛藜芦

"十九畏"歌诀

硫黄原是火中精,朴硝一见便相争。
水银莫与砒霜见,狼毒最怕密陀僧。
巴豆性烈最为上,偏与牵牛不顺情。
丁香莫与郁金见,牙硝难合京三棱。
川乌草乌不顺犀,人参最怕五灵脂。
官桂善能调冷气,若逢石脂便相欺。
大凡修合看顺逆,炮爁炙煿莫相依。

长期以来,古人提出的"十八反""十九畏"被当作绝对配伍禁忌遵守,至今未能改变。

"十八反"是指甘草反甘遂、大戟、海藻、芫花;乌头反贝母、瓜蒌、半夏、白蔹、白及;藜芦反人参、苦参、沙参、丹参、玄参、细辛、芍药。

"十九畏"是指硫黄畏朴硝,水银畏砒霜,狼毒畏密陀僧,巴豆畏牵牛,丁香畏郁金,川乌、草乌畏犀角、牙硝畏三棱,官桂畏赤石脂,人参畏五灵脂。

对于"十八反""十九畏"作为配伍禁忌,目前医药界也有持不同意见者。有人认为两者并非绝对禁忌。相反药配伍同用,古代经方中就有,现代临床上也有。认为相反药同用,能相反相成,产生较强的功效,若运用得当,可愈沉疴痼疾。

但是,由于"十八反""十九畏"的实验研究尚处在初期阶段,目前决定其取舍还为时过早,有待进一步深入研究。为了用药安全,凡属"十八反""十九畏"的药对,若无充分根据和应用经验,不宜盲目使用"十八反"和"十九畏"所涉及的药对,或全盘否定"十八反"和"十九畏"。但在承认"十八反"和"十九畏"属于配伍禁忌的前提下,应积极研究探讨这些药对能否配伍应用? 在什么条件下可以配伍应用? 怎样配伍应用(包括炮制方法、给药途径、剂型、剂量的选择等)?

课堂互动

案例: 某女,32 岁,近日觉饭后食物堆积腹中,久不消化,伴有嗳气、吞酸、脘腹胀满隐隐作痛,时有泄泻,排泄物内有不消化物,去医院就医,医生诊断:由于脾胃素来虚弱,导致消化不良,开方如下:党参 12 g,白术 9 g,干姜 6 g,甘草 9 g,制川乌 5 g,山楂 9 g,苦杏仁 6 g,川贝母 6 g,内金 9 g,生龙牡各 15 g,枳壳 9 g,枣仁 9 g。

假使你是医院药房药师,请分析该方中是否有配伍禁忌?

分析: 根据"十八反",贝母反乌头(川乌),方中两药为配伍禁忌,应避免使用。

5.2.2 妊娠禁忌

妇女妊娠期间,除为了中断妊娠、引产外,禁忌使用某些药物,称为妊娠用药禁忌。

1) 禁用药

一般毒性较强,药性猛烈及有堕胎作用的药物属于禁忌使用的药物。如巴豆、芫花、甘遂、大戟、商陆、牵牛子、瓜蒂、藜芦、干漆、三棱、莪术、水蛭、虻虫、麝香、穿山甲、皂荚、水银、砒霜、木鳖子、斑蝥、川乌、草乌、生附子、轻粉、雄黄、马钱子、蟾酥、胆矾等。

2) 慎用药

一般通经祛瘀,行气破滞、辛热滑利的药物属于慎用的药物。如枳实、槟榔、桃仁、红花、丹皮、王不留行、乳香、没药、蒲黄、牛膝、五灵脂、苏木、瞿麦、天南星、附子、肉桂、常山、姜黄、大黄、芦荟、芒硝等。

应当正确对待妊娠禁忌药。因妊娠禁忌药可能对妊娠妇女产生危害,故应给予足够的重视。对于妊娠妇女,如无特殊必要,应当尽量避免使用妊娠禁忌药,以免发生事故。凡禁用药一般都不能使用,慎用药应根据孕妇病情,斟酌使用。如孕妇患病非用不可,则应注意辨证准确,掌握好剂量与疗程,并通过恰当炮制和配伍,尽量减轻药物对妊娠的危害,做到用药有效而安全。

课堂互动

案例：某女，24岁，孕3个月，自怀孕以来食欲欠佳，少食即感脘腹胀满，伴有嗳气、吞酸，伴有便秘，持续几月，以致营养不良。前往某中医诊所求医，医生诊断其证，列出如下处方：党参12 g，白术9 g，干姜6 g，甘草9 g，制川乌5 g，山楂9 g，苦杏仁6 g，芦荟6 g，内金9 g，生龙牡各15 g，枳壳9 g，枣仁9 g。

请你依据所学知识分析方中有哪些不合理配伍？

分析：由于患者是孕妇，依据中药配伍妊娠禁忌，川乌为禁用药，孕妇不宜应用；芦荟为慎用药，孕妇应谨慎，鉴于孕妇有便秘证候，建议采用火麻仁等润下药应用。

5.2.3　饮食禁忌

服药禁忌指服药期间对某些食物的禁忌，简称食忌，俗称忌口。重视饮食禁忌，也是确保临床用药安全有效的措施之一。

服药期间，有些食物可减弱或消除药物的功能，或产生不良反应，因此应禁食这类食物。

一般而言，患病期间，患者的脾胃功能都可能有所减弱，因此，应忌食生冷、辛辣、油腻、腥膻、有刺激性的食物，以免妨碍脾胃功能，影响药物的吸收，使药物的疗效降低。此外，根据病情的不同，饮食禁忌也有区别。如热性病应忌食辛辣、油腻、煎炸类食物；寒性病应忌食生冷；胸痹患者应忌食肥肉、脂肪、动物内脏及烟、酒；肝阳上亢、头晕目眩、烦躁易怒等应忌食胡椒、辣椒、大蒜、白酒等辛热助阳之品；脾胃虚弱者应忌食油炸粘腻、寒冷坚硬、不易消化的食物；疮疡、皮肤病患者，应忌食鱼、虾、蟹等腥膻发物及辛辣刺激性食品。

服中药时，不要用茶水、牛奶等送服，以免影响药物的吸收。

课堂互动

案例：吴某，男，40岁，机关干部，近日由于肝病住院数日，医生嘱咐由于肝病，患者有发展成高血压（肝阳上亢型）趋势，生活中尽量不要饮酒及食用辛辣之品，遂出院。部门为庆祝其出院，领导设宴请其吃饭，吴某难以谢绝，席中推杯换盏将医生嘱咐忘之脑后。回家后觉腹部胀痛，数日后更感头晕目眩、烦躁易怒，再次就医，诊断：高血压病。

请依据所学知识分析患者发展为高血压病，饮食方面有何影响因素？

分析：患者大病初愈，脾胃功能减弱，此时油腻饮食于病无益，另饮酒助阳，导致高血压病发作。

除上述用药禁忌外，还有中药的病证用药禁忌。

某类或某种病证应当避免使用某类或某种药物，称为病证用药禁忌。

由于药物皆有偏性，或寒或热，或升或降，或补或泻……用之得当，可以以其偏性纠正疾病的病理偏向；若使用不当，其偏性又会反助病势，加重病情或造成新的病理偏向。因此，凡药不对证，药物功效不为病情所需，有可能导致病情加重、恶化者，原则上都属禁忌范围。

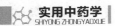
病证用药禁忌的内容涉及很广。各论中,各章节概述部分将具体介绍与该类药物有关的病证用药禁忌。此外,部分药物的"使用注意"项下,还将介绍与该具体药物有关的病证用药禁忌。如虚喘、失眠及高血压患者慎用麻黄;湿盛胀满、水肿患者不宜用甘草等。

5.3　中药的剂量

中药的剂量,一般根据药物的性能、剂型、给药途径、病证轻重及病人体质状况等多种因素决定。剂量的实质,是药物作用于机体后,能够产生特定生物效应的量。理想的剂量是能够获得最大疗效,而不良反应又最小的量。从保证疗效和安全出发,全面考虑,必须把单味药的用量规定在一定范围内。一般包括质量(如若干两、若干钱)、数量(如几只、几片)、容量(如若干汤匙、若干毫升)等,它们都是常写于医生处方上希望药房配付的药量。

5.3.1　剂量的概念

剂量主要是指为达到一定的目的,所应用的单味中的成人内服一日用量,又称用量。也有指在方剂中药物之间的比例分量,即相对计量。

5.3.2　计量单位

中药的计量单位,古代有质量(铢、两、钱、斤等)、度量(尺、寸等)及容量(斗、升、合等)多种计量方法,用来量取不同的药物。民国年间至中华人民共和国成立初期所用市称,1斤=500 g;1斤=16两,1两=31.25 g;1两=10钱,1钱=3.125 g。现在已经将中药材的计量采用国际通用的公制,即1 kg=1 000 g。为了处方和配方,特别是古方配用需要进行换算时的方便,按规定以如下近似值进行换算:一两(16进位制)=30 g;一钱=3 g;一分=0.3 g;一厘=0.03。按此规定,累计16两只有480 g,比规定的500 g少20 g。由于中药处方中单味药的用量多用钱或两,很少用斤,对于一般药物而言,影响不大。

剂量是否得当,是能否确保用药安全、有效的重要因素之一。

🐭 **知识链接**

古代计量单位刀圭:是量取药末的专用量具。其形状像刀头的圭角,一端尖而中部凹陷。一刀圭约等于1/10方寸匕。

方寸匕:匕,原指勺、匙之类的食具。方寸匕是依古尺1寸见方所制的药匙,抄散取不落为度,为1方寸匕。

撮:三指撮的简称。原指散剂药末,以三指并拢所能摄取的量。陶弘景《本草经集注》测定,1撮等于4刀圭。

5.3.3　用药剂量大小的因素

中草药的用量,直接影响其疗效。如果应该用大剂量来治疗的,反而用小量药物,可能因药量太小,效力不够,不能及早痊愈,以致贻误病情;或者应该用小剂量来治疗的,反而用大量药物,可能因药过量,以致克伐人体的正气,都将对疾病的治疗带来不利的后果。此外,一张通过配伍组成的处方,如果将其中某些药物的用量变更以后,它的功效和适应范围也就随着有所不同。由于这些原因,所以对待中草药的用量,应该有严谨而细致的态度。一般来说,在使用药物、确定剂量的时候,应考虑下述几种因素。

1) 病证轻重缓急

病轻者用量不宜过大,以免耗损正气;病重者剂量可大些,以免药力不足,延误病情;病势缓的慢性病,无论是虚证还是实证,用量均不必大;病势急者,即使虚证(如虚而欲脱者)也需要大剂量急救。

2) 药物性能和质地

一般质地轻松的药物,如花叶类药用量可小些;质地稍重实的药物,如子实、根茎类药用量可稍大些;质地沉重的药物,如矿石、贝壳类药用量可更大些。鲜品药材用量比干品药材一般可大 1~2 倍。

性味浓厚、作用较强的药用量宜小些,如大黄、黄连、肉桂等;性味淡薄,作用和缓的药用量宜大些,如薏苡仁、芦根等。

凡有毒性、作用峻烈的药用量宜小,且起始用量较小,逐渐增加,避免损伤正气或出现中毒不良反应。

3) 配伍、剂型和用药目的

单味药应用,剂量宜大;入复方应用,用量可小些。如单用蒲公英治痈疮,常用 30~60 g,配方则常用 10~15 g。方剂中,主药用量宜大些,辅佐药用量宜小些。

汤剂药物用量一般比丸、散剂大,因其有效成分多不能完全溶解吸收。汤剂因其吸收较快,作用迅速,故多用于急性病;丸剂吸收缓慢,故多用于慢性病。

临床用药时,由于用药目的不同,同一药物的用量可不同。如益母草,用于调经活血常用量为 9~15 g;用于利水消肿则须 60 g。再如洋金花,用于止咳平喘或止痛,一般只用 0.3~0.6 g,每日量不超过 1.5 g;若用于麻醉,可用到 20 g。

4) 病人年龄、性别和体质

确定药物的具体用量时,还应考虑患者的年龄、性别、体质、病程及职业、生活习惯等。一般来说,老年人往往气血渐衰,对药物的耐受力较弱,特别是作用峻猛,容易损伤正气的药物,用量一般应低于成人用量。小儿身体发育尚未健全,气血未充,脏腑功能不如成人,剂量宜小。一般五岁以下幼儿用药量为成人量的三分之一至四分之一,六岁至十岁小儿用药量为成人量的二分之一。对于一般药物,男女用量差别不大,但妇女有其生理特点,经期、孕期、产后用活血化瘀通经药量不宜过大。体质强壮者,对药物的耐受力较强,用量可稍大;体质虚弱者,对药物的耐受力较弱,用量宜轻(尤其是攻邪药),即使是补虚药,也应从小剂量开始,以免虚不受补。一般来说,病情急重者,用量宜重;病情轻缓者,用量宜轻。由于体力劳动者的腠理一般较脑力劳动者致密,使用发汗解表药时,对体力劳动者的用量可较脑力劳动者稍重一些。

总之,要准确掌握剂量,需从药、方、病、人四个方面来考虑。此外,地区的不同,气候的影响以及个体差异等,与用药剂量也有关系,必须全面考虑,做到"因时制宜""因地制宜""因人制宜"。

5.4　中药的用法

中药的传统给药途径,主要是口服和皮肤给药两种。近代,中药给药途径又增加了肌肉注射、穴位注射、静脉注射等,出现了注射剂。另外,增加了胶囊剂、冲剂、气雾剂、膜剂等新剂型。临床合理选择适宜的给药途径,正确掌握各种制剂的使用方法,以保证临床用药能达到预期疗效。

传统汤剂仍为目前临床常用剂型。其煎煮方法,使用器具,煎药用水,煎煮火候十分讲究。因此,本章节重点介绍中药饮片的煎煮方法及药物内服和外用的一般方法和原则。

5.4.1　煎煮方法

1) 煎药器具

最好用陶瓷器皿中的砂锅、砂罐。因其化学性质稳定,不易与药物成分发生化学反应,并且导热均匀,保暖性能好。其次,可用白色搪瓷器皿或不锈钢锅。煎药忌用铁、铜、铝等金属器具。因金属元素容易与药液中的中药成分发生化学反应,可使疗效降低,甚至产生毒副作用。

2) 煎药用水

煎药用水必须洁净澄清,无异味,含矿物质及杂质少。一般生活上可作饮用的水都可用来煎煮中药。

煎药用水量,按理论推算,应为饮片吸水量、煎煮过程中蒸发量及煎煮后所需药液量的总和。虽然实际操作时用水量很难做到十分精确,但至少应根据饮片质地疏密、吸水性能及煎煮时间长短确定加水多少。一般用水量为将饮片适当加压后,液面淹没过饮片约 2 cm 为宜。质地坚硬,或需久煎的药物加水量可比一般药物略多;质地松软,或有效成分容易挥发,煎煮时间较短的药物,则液面淹没药物即可。

3) 煎前浸泡

中药饮片煎前浸泡既有利于有效成分的充分溶出,又可缩短煎煮时间,避免因煎煮时间过长,导致部分有效成分耗损、破坏过多。多数药物宜用冷水浸泡,一般药物可浸泡 20~30 min,以种子、果实为主的药可浸泡 1 h。夏季气温高,浸泡时间不宜过长,以免腐败变质。

4) 入药方法

一般药物可以同时入煎,但部分药物因其性质、性能及临床用途不同,所需煎煮时间不同,有的还需作特殊处理,甚至同一药物因煎煮时间不同,其性能与临床应用也存在差异。所以,煎煮汤剂还应讲究入药方法。

（1）先煎

如磁石、牡蛎等矿物、贝壳类药物，因其有效成分不易煎出，应先入煎 30 min 左右，再放入其他药同煎；川乌、附子等药因其毒烈之性经久煎后可以降低，也宜先煎。即使炮制过的乌头、附子也宜先煎 30 min，再入其他药物，以确保用药安全。

（2）后下

如薄荷、白豆蔻、大黄、番泻叶等药物，因其有效成分在煎煮时容易挥发或破坏，不耐久煎，故入药宜后下，待他药煎煮将成时投入，煎沸几分钟即可。大黄、番泻叶等药甚至可以直接用开水泡服。

（3）包煎

如蒲黄、海金沙等药材质地过轻、过细，煎煮时易漂浮在药液面上，或成糊状，不便于煎煮及服用；车前子、葶苈子等药材较细，又含淀粉、黏液质较多，煎煮时容易粘锅糊化、焦化；辛夷、旋覆花等药材有绒毛，对咽喉有刺激性。这几类药入煎时宜用纱布包裹。

（4）另煎

如人参等贵重药物，宜另煎，以免煎出的有效成分被其他药渣吸附，造成浪费。

（5）烊化

如阿胶等胶类药，容易粘附于其他药渣及锅底，既浪费药材，又容易熬焦，宜另行烊化，再与其他药汁兑服。

（6）冲服

如芒硝等入水即化的药及竹沥等汁液性药物，宜用煎好的其他药液或开水冲服。

5) 煎煮火候及时间

煎一般药宜先武火后文火，煮一、二沸。即未沸前用大火，沸后用小火保持微沸状态，以免药汁溢出或过快熬干，分别煎煮至沸腾两次。解表药及芳香性药物，一般武火迅速煮沸，改用文火维持 10~15 min 即可。有效成分不易煎出的矿物类、骨质类、贝壳类、甲壳类及补益药，一般宜文火久煎，使有效成分充分溶出。

6) 煎煮次数

一般可煎三次，最少应两次。为了充分利用药材，避免浪费，一剂药应煎煮两次或三次。

5.4.2 内服方法

口服，是临床使用中药的主要给药途径。口服给药的效果，除受到剂型等因素的影响外，还与服药时间、服药次数、服药寒热等内服方法有关。

1) 服药时间

适时服药也是合理用药的重要方面，古代医家对此甚为重视。《汤液本草》："药气与食气不欲相逢，食气消则服药，药气消则进食，所谓食前食后盖有义在其中也。"具体服药时间应根据胃肠的状况、病情需要及药物特性来确定。

清晨空腹服药，如峻下逐水药宜早晨空腹服，既有利于药物迅速发挥作用，又避免晚上频频起床影响睡眠。驱虫药等治疗肠道疾病，需在肠内保持高浓度的药宜在清晨空腹时服用。

饭前,胃中也空虚,这时服药有利于药物吸收发挥作用。如攻下药及其他治疗胃肠道疾病的药物宜饭前服用,也可不受食物阻碍,较快进入肠道发挥疗效。

饭后,胃中存在较多食物,所服药物与食物混合后,可减轻对胃的刺激。故对胃有刺激性的药宜饭后服用。但某些恶心性祛痰药因其作用与刺激胃黏膜,反射性增加支气管分泌有关,须饭前服用才好。消食药也宜饭后服用,使药物与食物充分接触。以利其充分发挥药效。除消食药应于饭后及时服药外,一般药物,无论饭前服还是饭后服,服药与进食都应间隔 1 h 左右,以免影响药效的发挥与食物的消化。

此外,为了使药物能充分发挥作用,有的药还应在特定的时间服用。如安神药宜在睡前30 min 至 1 h 服用;缓下剂宜睡前服,以便翌日清晨排便;涩精止遗药应晚间服一次药;截疟药应在疟疾发作前两小时服;急性病则不拘时服。

2)服药次数

一般疾病多采用每日一剂,每剂分二服或三服。重病、急病可每隔 4 h 服药一次,昼夜不停,使药物在血液中保持有效浓度,药力持续,利于控制病势。应用发汗药、泻下药时,注意病人个体差异,以得汗或泻下为度,适可而止,不必尽剂,以免汗、下太过,损伤正气。

呕吐病人服药宜小量频服。小量,药物对胃的刺激小,不致药入即吐;频服,才能保证有效的服药剂量。

3)服药冷热

临床用药时,服药的冷热应具体问题具体分析,区别对待。一般汤剂宜温服。因为中药在煎煮过程中,许多药物成分之间可能发生化学反应,产生沉淀。一般患者常将沉淀抛弃不服。但多数沉淀在消化道内经消化液作用,又可被分解而被机体吸收以发挥药效。所以使用汤剂时,要注意趁热过滤,最好温服,服时还应振荡。但发散风寒的药物,或治疗寒性病证的药物宜热服。特别是祛风寒药用于外感风寒表实证,不仅药宜热服,服药后还要温覆取汗。治疗热性病证的药物宜凉服,如热在肠胃,患者欲冷饮者,药可凉服;如热在其他脏腑,患者不欲冷饮者,寒凉药仍以温服为宜。对于真热假寒证或真寒假热证,常常采用凉药热服或热药凉服法,所谓服药反佐,以防因寒热格拒引起呕吐。

一般丸、散等固体制剂,除特别规定外,宜温开水送服。

5.4.3 外用方法

中药外用制剂主要有硬膏、软膏、橡皮膏、霜剂、贴膜剂、散剂、油剂、酊剂等。外用制剂主要是通过皮肤、黏膜吸收发挥疗效。

使用方法比较简单,一般根据疾病需要选用合适剂型,敷贴或涂抹局部皮肤。

使用硬膏,先要用酒精灯烘烤加热,使膏药软化,再敷贴患处。注意不能过烫,以免灼伤皮肤。

使用橡皮胶制剂,注意皮肤过敏。皮肤如出现红疹瘙痒等过敏现象,则不宜继续使用。敷贴处如毛发多者,应先剃毛发,以免撕揭时疼痛甚至撕伤皮肤。

烧烫伤使用外敷中草药制剂时,一般涂布面积不宜过大。如鞣质类药物,涂布面积过大,可能对肝脏有损伤。

有毒外用药,不宜涂布太多,也不宜持续使用,以免产生毒副反应。

中医自古就有内病外治法,此为中医特色,近年来已越来越受到重视。内科疾病使用外治方法,大大拓展了外治法适应范围,适宜外治的中药新剂型、新品种也应运而生。新的外用制剂有效安全,而且使用更方便。

【点滴积累】

配伍是根据病情需要和药性特点,选择两种以上药物配合应用的一种用药方法,前人将这种配伍关系总结为药物"七情"。七情包括单行、相须、相使、相畏、相杀、相恶、相反七种配伍关系。

单行指用单味药治疗疾病,适宜于病情比较单纯,或病证较轻者。在中药中不太常见。相须是性能功效相类似的药物配合应用。相使为性能功效方面有某些共性,或性能功效虽不相同,但治疗目的一致的药物配合应用。相须与相使皆为能够提高治疗效用的配伍关系,应用中应鼓励。相畏指两药合用,一种药物的毒性或副作用,能被另一种药物减轻或消除。相杀指一种药物能减轻或消除另一种药物的毒性和副作用。相畏与相杀时存在于一对药物彼此间相互称谓的配伍关系,是能够起到降低毒副作用的配伍关系,应用中应鼓励。相恶指两药合用,一种药物能使另一种药物原有功效降低,甚至丧失。相反指两种药物合用,能产生或增强毒性反应或副作用。相恶与相反是在应用中能降低治疗效应或产生毒副作用的配伍关系,应用中应避免。

用药禁忌主要有配伍禁忌、妊娠用药禁忌、服药饮食禁忌。

配伍禁忌医药界公认的有"十八反"和"十九畏"。为了用药安全,凡属"十八反""十九畏"的药对,若无充分根据和应用经验,不宜盲目使用。

妊娠禁忌,主要讨论妊娠禁忌药。禁用药一般是毒性较强,药性猛烈及有堕胎作用的药物。如巴豆、芫花、甘遂、大戟、商陆、牵牛子、瓜蒂、藜芦、干漆、三棱、莪术等。慎用药是通经祛瘀,行气破滞、辛热滑利的药物。如枳实、槟榔、桃仁、红花、丹皮、王不留行、乳香、没药、蒲黄、牛膝、五灵脂、苏木等。对于妊娠妇女,如无特殊必要,应当尽量避免使用妊娠禁忌药,慎用药应根据孕妇病情,斟酌使用。

另外还有饮食禁忌,根据病情的不同,饮食禁忌也有区别。重视饮食禁忌,也是确保临床用药安全有效的措施之一。

中药剂量主要指为达到一定的目的,所应用的单味药的剂量,又称用量。目前采用的质量单位固体为千克(kg)。中药剂量的大小也会影响疗效,主要依据病证轻重缓急、药物性能和质地、配伍、剂型和用药目的及病人年龄、性别和体质四方面因素考量。

中药的用法主要是口服和皮肤给药两种。口服给药的效果,受剂型、服药时间、服药次数、服药寒热等内服方法有关。外用制剂主要是通过皮肤、黏膜吸收发挥疗效。

【目标检测】

一、单选题

1.相须、相使配伍可产生(　　　)。

A.协同作用,增进疗效　　　　　　B.拮抗作用,降低疗效

C.减毒作用　　　　　　　　　　　D.毒副作用

2.黄芪与茯苓配伍,茯苓能增强黄芪补气利水的功效,这种配伍关系属于(   )。

    A.相须   B.相使   C.相畏   D.相杀

3.人参配莱菔子,莱菔子能消弱人参的补气作用,这种配伍关系属于(   )。

    A.相须   B.相使   C.相畏   D.相恶

4.中药配伍中的相畏是指(   )。

    A.治疗目的相同的药物配伍应用

    B.性能功效相类似的药物配合应用,可以增强原有疗效的配伍

    C.一种药物的毒副作用,能被另一种药物消除或降低的配伍

    D.一种药物能使另一种药物功效降低或丧失的配伍

5.相须、相使配伍的共同点是(   )。

    A.协同作用,使疗效增强   B.拮抗作用,使疗效降低

    C.减轻或消除毒副作用   D.产生毒副作用

6.大黄与芒硝的配伍关系属于(   )。

    A.相须   B.相使   C.相畏   D.相恶

7.一种药物的毒性能被另一种药物减轻或消除的配伍关系,称为(   )。

    A.相使   B.相畏   C.相杀   D.相反

8.煎药器具宜用(   )。

    A.铁器   B.铜器   C.铝器   D.陶瓷器皿

9.入汤剂需要先煎的药物是(   )。

    A.龟甲   B.金银花   C.连翘   D.鱼腥草

10.后下的药物是(   )。

    A.水牛角   B.鳖甲   C.青蒿   D.海蛤壳

11.入汤剂需要包煎的药物是(   )。

    A.人参   B.西洋参   C.羚羊角   D.辛夷

12.入汤剂应当另煎的药物是(   )。

    A.人参   B.麻黄   C.知母   D.黄芩

13.入汤剂宜烊化兑服的药物是(   )。

    A.石膏   B.磁石   C.赭石   D.阿胶

二、多选题

1.不属于"十八反"的药对是(   )。

    A.半夏与川乌   B.瓜蒌与乌梅   C.川贝母与何首乌

    D.白蔹与乌药   E.白及与制首乌

2.属于"十九畏"的药对是(   )。

    A.硫黄与朴硝   B.人参与灵芝   C.水银与砒霜

    D.狼毒与密陀僧   E.巴豆与牵牛子

3.关于中药的剂量,下列说法中,不正确的是(   )。

    A.花叶类质轻的药用量宜重

    B.花叶类质轻的药用量宜轻

    C.金石、贝壳类质重的药物用量宜轻

D.鲜品一般用量宜轻

E.药材质次者用量宜轻

4.关于中药的剂量,下列说法中,不正确的是(　　)。

A.单味药应用时,比在复方中应用时量小

B.在复方中,同一药物作主药时,用量较作辅药时小

C.临床用药目的虽不同,但用量相同

D.多数药作汤剂时,一般较之作丸散剂时小

E.多数药作汤剂时,一般较之作丸散剂时大

三、填空题

1.前人将药物的配伍关系总结为单行、相须、相使、相畏、_____、相恶、相反七个方面,称为_____。

2.用药禁忌主要包括配伍禁忌、妊娠用药禁忌和_____。

3.用量项下的用量,除特别注明者外,都是指干燥饮片在_____剂中,成人一日内服的常用有效量。

4.服药方法主要涉及服药时间、服药_____及服药_____三方面内容。

四、简答题

1.何谓配伍?

2.何谓中药的"七情"?

3.举例说明单行在临床应用中的特点。

4.相畏与相恶有何不同?

5.简述服药食忌的一般原则。

五、论述题

1.举例说明相须与相使的区别。

2.举例说明相畏与相杀的联系与区别。

3.临床用药时,应当怎样正确对待中药的配伍关系?

各论部分

第6章 解表药

1) 含义

凡以发散表邪、解除表证为主要作用的药物,称解表药,又称发表药。

2) 性能特点

解表药多味辛,性质轻宣疏散,作用趋向为升浮,归肺、膀胱经。肺合皮毛,开窍于鼻,足太阳膀胱经也主一身之表。其能疏散经肌肤或口鼻内犯的邪气,或开腠发汗,使表邪随汗而外解。

3) 功效与主治

解表药主要具有发汗解表作用,即有促进肌体发汗,使表邪由汗出而解的作用,从而达到治愈表证,防止疾病传变的目的。主要用治恶寒、发热、头痛、身痛、无汗或有汗不畅、脉浮之外感表证。此外,部分药尚兼有利尿退肿、止咳平喘、透疹、止痛、消疮等作用。可用于水肿、咳喘、麻疹、风疹、风湿痹痛、疮疡初起等证而兼有表证者。

根据解表药的性能,可分为发散风寒药、发散风热药两类。

分　类	功　效	适应证
发散风寒药	发散风寒	风寒表证。症见恶寒发热,无汗或汗出不畅,头身疼痛,口不渴,舌苔薄白,脉浮紧。有的药物还兼治喘咳、痹证、水肿、麻疹及疮疡初起兼有风寒表证等证
发散风热药	发散风热	风热表证。症见发热,微恶寒,有汗,咽干口渴,目赤头痛,舌苔薄黄,脉浮数。有的药物还兼治风热导致的咽喉肿痛,咳嗽,麻疹不透等证

4) 配伍应用

在治表证时,除针对风寒、风热表证的不同,应选择相应的发散风寒药或发散风热药,还要根据气候、个体差异的不同选择适当的配伍用药。若兼正虚,应根据其阳虚、气虚、阴虚等不同表现,分别配伍助阳、益气、养阴之品。辛凉解表药用于温病初起时,应配伍清热解毒药。暑多夹湿,秋多兼燥,还须配伍解暑化湿、生津润燥之品。

5) 使用注意

解表药虽能透过发汗解除表证,但过度发汗已耗伤阳气,损伤津液,甚或"亡阴"或"亡阳"。所以发汗应以微汗为度,中病即止,而且对发汗力较强的药物,用量不宜过大;自汗、盗汗、热病伤津以及阴虚发热等症,都应慎用;久病体虚、老幼及妇女胎前产后不宜用大剂量解表药;要注意因时、因地适当增减用量。如春夏腠理疏松易出汗,解表药用量宜轻;冬季腠理致密,不易出汗,用量宜重;北方严寒用量宜重,南方炎热用量宜轻。解表药多辛散,入汤剂不宜久煎,加热时间过长,易致有效成分损失过多而疗效降低。

6.1 发散风寒药

本类药物性味辛温,主入肺与膀胱经。功以发散风寒为主,主要用于风寒表证,症见恶寒发热、无汗或汗出不畅、头身疼痛、口不渴、舌苔薄白、脉浮紧等。部分药物兼宣肺平喘、利水消肿、胜湿止痛等作用,还可用于咳喘、水肿、风湿痹证等兼风寒表证者。

麻黄 Mahuang《神农本草经》

【来源】本品为麻黄科植物草麻黄、中麻黄或木贼麻黄的干燥草质茎。秋末采挖,除去残茎、须根和泥沙,干燥。生用、蜜炙或捣绒用。

【性味归经】辛、微苦,温。归肺、膀胱经。

【功效主治】

1.发汗散寒,用于风寒感冒表实证。本品辛开苦泄,入肺与膀胱经。能开腠理、透毛窍,为辛温发汗解表之峻品,故有"发汗解表第一药"之称。治恶寒、发热、头身疼痛、无汗、脉浮而紧之风寒感冒表实证,常与桂枝相须为用。兼有平喘之功,故对风寒表实而有喘咳者尤为适宜,如麻黄汤。治阳虚外感,发热恶寒、无汗、脉沉者,常与附子、细辛同用,如麻黄附子细辛汤。

2.宣肺平喘,用于风寒束肺导致的咳嗽气喘之实证。本品能开宣肺气,平喘止咳,为宣肺平喘之良药。治寒邪咳喘,多与苦杏仁、甘草同用;外有寒邪,内有痰饮,常配细辛、干姜、五味子、半夏等同用;肺热咳喘,高热喘急,常与石膏、苦杏仁、甘草等同用。

3.利水消肿,用于水肿兼有表证。本品能上开腠理,又能下输膀胱,善治水肿兼有表证者,常与甘草同用,如甘草麻黄汤。

【用量用法】2~10 g,煎服。生麻黄发汗力强,蜜炙麻黄发汗力缓,长于平喘;捣绒发汗力缓,蜜炙麻黄绒作用更缓,功偏润肺止咳。

【使用注意】本品发散力强,凡表虚自汗、阴虚盗汗及虚喘均当慎用。

【歌诀】

麻黄辛温解表强,风寒表实最宜尝。

宣肺平喘实喘良,利尿消肿风水疗。

桂枝 Guizhi《神农本草经》

【来源】本品为樟科植物肉桂的干燥嫩枝。春、夏二季采收,除去叶,晒干,或切片晒干。生用,也可蜜炙用。

【性味归经】辛、甘,温。归心、肺、膀胱经。

【功效主治】

1.发汗解肌,用于风寒感冒。本品发汗力较麻黄缓和,主治外感风寒表证,无论表实或表虚皆可。其中风寒表虚证,症见恶寒、发热、头身疼痛、汗出恶风、脉浮而缓等症,常与白芍配伍;治风寒表实证,常与麻黄相须为用。

2.温通经脉,用于寒凝血滞诸痛证。本品辛温通行,能温通经脉,对于胸痹心痛、脘腹冷痛、经闭痛经、风寒湿痹、肩臂疼痛等病证有一定疗效。对寒湿性风湿痹痛,多配合附子、羌活、防风等同用;对气血寒滞所引起的经闭、痛经等症,常配合当归、赤芍、桃仁等同用。

3.助阳化气,适用于脾肾阳虚,阳不化水,水湿内停,引起的痰饮眩悸,水肿胀满,小便不利等证以及心动悸、脉结代。本品性温,能通心阳,且可化气行水,对阴寒遏阻阳气,津液不能输布,水湿停滞形成痰饮的病症,常与茯苓、白术等配伍应用:如膀胱气化失司、小便不利,用桂枝以通阳化气,助利水药以通利小便,常配合猪苓、泽泻等同用。

【用量用法】3~10 g,煎服。

【注意】本品辛温助热,易耗伤阴血,故外感热病、阴虚火旺、血热诸证忌服,孕妇及经量过多者慎用。

【歌诀】

> 桂枝发汗解表弱,表虚表实均可服。
> 温经散寒止痛速,通阳化气效力雄。

【相似药物】

名　称	相同点		不同点	
	功　效	应　用	功　效	应　用
桂枝	发汗解表	均可用于风寒感冒	桂枝发汗力缓;还可温通经脉,助阳化气	风寒表实或虚证皆可应用;还可用于寒凝血滞诸痛证;阳虚,不能化水,水湿内停引起的痰饮眩悸,水肿胀满,小便不利等证以及心动悸、脉结代等
麻黄			麻黄发汗力大;还可宣肺平喘,利水消肿	主治风寒表实证;还可用于风寒束肺导致的咳嗽气喘,水肿兼表证

紫苏叶 Zisuye《名医别录》

【来源】本品为唇形科植物紫苏的干燥叶(或带嫩枝)。夏季枝叶茂盛时采收,除去杂质,晒干。

【性味归经】辛、温。归肺、脾经。

【功效主治】

1.解表散寒,用于风寒感冒,咳嗽痰多。本品发汗解表力缓和,为温和之品,主治风寒感冒,恶寒无汗,常与生姜配伍;治风寒犯肺,咳嗽痰多,常与前胡、苦杏仁等同用;治外感风寒,内兼气滞者,常与香附、陈皮等同用,如香苏散。

2.行气和胃,用于脾胃气滞,胸闷呕吐。本品为行气宽中,行气止呕良药,兼有理气安胎之功。治中焦脾胃气机郁滞之脘腹胀满、恶心呕吐,常与藿香、陈皮等配伍,如藿香正气散;还可用于妊娠恶阻之胎动不安、呕吐等症,多与陈皮、砂仁等同用。

此外,还可解鱼蟹毒,用于鱼蟹变质导致的食后吐泻、腹痛。可单煎服,或配伍生姜同用。

【用量用法】5~10 g,煎服。

> **知识链接**
>
> 紫苏叶,现多药食两用,很多人品尝过用紫苏叶制作的或者做配菜的菜肴。紫苏其叶片不大,微微发紫,其嫩叶营养丰富,含有蛋白质、脂肪、可溶性糖、膳食纤维、胡萝卜素、维生素、钾、钙、磷、铁、锰和硒等成分,可生食或做汤。另外也可作为香料使用,因其叶中含有挥发油,具有特异芳香。

生姜 Shengjiang《名医别录》

【来源】本品为姜科植物姜的新鲜根茎。秋、冬二季采挖,除去须根和泥沙。

【性味归经】辛,微温。归肺、脾、胃经。

【功效主治】

1.解表散寒,用于风寒感冒。本品发汗解表,祛风散寒,但作用较弱,适用于风寒感冒轻证。煎汤,常配红糖趁热服用,可预防感冒。治风寒感冒重证时,配合麻黄、桂枝等同用,作为发汗解表辅助的药品,能增强发汗力量。

2.温中止呕,用于胃寒呕吐。本品善于温中止呕,素有"呕家圣药"之称,常配伍应用于各种呕吐之证。治胃热呕吐,配合半夏、竹茹、黄连等同用;治痰饮呕吐,常与半夏同用。

3.化痰止咳,用于寒痰咳嗽。本品辛温发散,温肺散寒,化痰止咳。治风寒客肺,痰多咳嗽,恶寒头痛者,常与麻黄、苦杏仁等同用。

此外,生姜还可解毒。能解鱼蟹毒,单用或配紫苏同用;又能解生半夏、生天南星之毒,可用本品汁冲服或煎汤内服来缓解半夏、天南星毒引起的喉哑舌肿麻木等症。因此在炮制半夏、天南星的时候,常用生姜同制,或应用半夏、天南星时常配生姜,以减除毒性。

【用量用法】3~10 g,煎服。可捣汁冲服。

【使用注意】本品辛温,故热盛或阴虚火旺者忌用。

【歌诀】

生姜发汗又止咳,止呕解毒不多得。

【相似药物】

名　　称	相同点		不同点	
	功　　效	应　　用	功　　效	应　　用
生姜	解表散寒,解鱼蟹毒	用于风寒感冒,鱼蟹中毒吐泻等	温中止呕、解半夏、南星之毒	用于胃寒呕吐,半夏、天南星中毒引起的喉哑舌肿麻木等症
紫苏叶			行气和胃、安胎	中焦脾胃气机郁滞之脘腹胀满、恶心呕吐;妊娠恶阻之胎动不安、呕吐等症

香薷 Xiangru《名医别录》

【来源】本品为唇形科植物石香薷或江香薷的干燥地上部分。前者习称"青香薷",后者习称"江香薷"。夏季茎叶茂盛,花盛时择晴天采割,除去杂质,阴干。切段生用。

【性味归经】辛,微温。归肺、胃经。

【功效主治】

1.发汗解表,用于夏季风寒感冒。本品既能发汗解表,又能祛暑化湿,故可用于暑天因乘凉冷所致之恶寒,发热,头痛身重,无汗,脘满纳差,或恶心呕吐,腹泻者。本品虽能祛暑,但性温辛散,多适用于阴暑病症,前人云:"夏用之用香薷,犹冬月之用麻黄。"治夏季风寒感冒时,往往与广藿香、佩兰等配合应用。

2.化湿和中,用于呕吐、腹泻等症。本品有祛除暑湿的作用,故适用于暑季恣食生冷、湿阻脾胃所致之呕吐、泄泻,可与扁豆、黄连、厚朴等同用。

此外,本品利小便、消水肿,用于水肿、小便不利等症。可单独应用,也可配白术同用。

【用量用法】3~10 g,煎服。

【使用注意】本品发汗力较强,故表虚有汗者忌用。

【歌诀】

香薷发汗解表强,祛暑化湿是特长。
利尿消肿配方良,煎汤冷服要牢记。

荆芥 Jingjie《神农本草经》

【来源】本品为唇形科植物荆芥的干燥地上部分。夏、秋二季花开到顶、穗绿时采割,除去杂质,切段,干燥。生用、炒黄或炒炭用。

【性味归经】辛,微温。归肺、肝经。

【功效主治】

1.解表散风,用于感冒、头痛。本品辛散气香,长于发表散风,且微温不烈,药性和缓,为发散风寒药中药性最为平和之品。对于外感表证,无论风寒、风热或寒热不明显者,均可广泛使用。治风寒感冒,恶寒发热、头痛无汗者,常与防风、羌活等药同用,如荆防败毒散;治风热感冒,发热头痛者,常与辛凉解表药金银花、连翘等配伍,如银翘散。

2.透疹止痒,用于麻疹不透、风疹瘙痒。本品轻扬透散,祛风止痒,宣散疹毒。治麻疹初起,疹出不畅,常与薄荷、蝉蜕等同用;治风疹瘙痒、湿疹痒痛,常与防风、苦参同用。

3.消疮,用于疮疡初起兼有表证。本品能祛风解表,透散邪气,宣通壅结而达消疮之功,故可用于疮疡初起而有表证者。偏于风寒者,常配伍羌活、川芎、独活等药;偏于风热者,每与金银花、连翘、柴胡等药配伍。

此外,本品炒炭还可以止血,用于吐衄下血等多种出血证。

【用量用法】5~10 g,煎服。芥穗力强,止血须炒炭。

【使用注意】本品辛温发散,体虚多汗、阴虚头痛者忌服。

【歌诀】

> 荆芥祛风解表药,风寒风热均可服。
> 透疹止痒疗疮速,炒炭止血配它药。

防风 Fangfeng《神农本草经》

【来源】本品为伞形科植物防风的干燥根。春、秋二季采挖未抽花茎植株的根,除去须根和泥沙,晒干。生用或炒炭用。

【性味归经】辛、甘,微温。归膀胱、肝、脾经。

【功效主治】

1.祛风解表,用于感冒头痛,风疹瘙痒。本品解表以祛风为长,且甘缓性温而不峻,既能散风寒,又能发散风热,对于外感表证,不论寒热虚实,均可应用。与荆芥作用相仿,两药往往配合应用。

2.胜湿止痛,用于风湿痹证。本品祛风力强,还可用于风湿痹证。症见关节疼痛,四肢挛急。常与羌活、桂枝等同用,如蠲痹汤。

3.止痉,用于破伤风角弓反张、抽搐痉挛。本品既走膀胱,又入肝脾,能辛散外风,又能息内风以止痉,为治风之通药,无论外风内风,皆可配伍使用。如治风毒内侵,贯于经络,引动内风而致肌肉痉挛,四肢抽搐,项背强急,角弓反张的破伤风证,常与天麻、天南星、白附子等同用,如玉真散。

此外,本品以其燥湿之性,炒后还可止泻,用于肝郁侮脾,腹痛泄泻。常配陈皮、白芍同用,如痛泻要方。炒炭用,还可治肠风下血。

药材典故

　　传说古时大禹治水,当"地平天成"之时,欲论功行赏,并筹划日后的治国大计。各州省诸侯纷纷赶来,可是同大禹的父亲和大禹都治过水的防风氏却没有赶到。大禹以为防风氏居功自傲,瞧不起自己。过了一天,防风氏赶到,大禹一怒之下便下令杀了防风。

　　防风被无辜冤杀,当时从他头中喷出一股股白血。大禹感到奇怪,便命人剖开防风的肚皮,细看满肚都是野草,这才知错怪了防风,大禹后悔莫及。

　　防风死时喷出的白血,散落在山野,长出一种伞形羽状叶的小草。后来当地乡民为治水受了风寒,头昏脑涨,浑身酸痛,非常难忍。有人梦见防风要他们吃这种草,说是能治风寒病。乡民们试着一吃,果然病就好了,于是人们便称这种草为"防风"。

【用量用法】5~10 g,煎服。

【使用注意】本品味辛微温,伤阴助火,故燥热、阴虚血亏、热病惊厥者慎用或忌用。

【歌诀】

　　　　　防风解表同荆芥,表寒表热均可煎。

　　　　　胜湿止痛风湿餐,止痉解毒记心间。

【相似药物】

名　称	相同点		不同点	
	功　效	应　用	功　效	应　用
防风	解表祛风	用于风寒感冒。且无论风寒风热皆可使用	祛风力胜,且能胜湿止痛、解痉	为治风病之通用药;内、外风均治。可用于风寒湿痹、破伤风等证
荆芥			发汗力大,透散力强,兼能透疹、疗疮	用于麻疹透发不畅,风疹瘙痒

细辛 Xixin《神农本草经》

【来源】本品为马兜铃科植物北细辛、汉城细辛或华细辛的干燥根和根茎。前两种习称"辽细辛"。生用。

【性味归经】辛,温。有小毒。归心、肺、肾经。

【功效主治】

　　1.祛风散寒,用于风寒感冒,阳虚外感。本品辛温发散,芳香透达,长于解表散寒,祛风止痛,表寒、里寒证均可使用。治外感风寒,鼻塞不通,头身疼痛较甚者,常与羌活、防风、白芷等同用,如九味羌活汤;因其既能散风寒,又能通鼻窍,适用于风寒感冒而见鼻塞流涕者,常配伍白芷、苍耳子等药。且细辛既入肺经散在表之风寒,又入肾经而除在里之寒邪,配麻黄、附子,可治阳虚外感、恶寒发热、无汗、脉反沉者,如麻黄附子细辛汤。

2.祛风止痛,通窍,用于头痛、鼻渊、牙痛、痹痛等诸痛证。本品辛香走窜,宣泄郁滞,上达巅顶,通利九窍,善于祛风散寒,且止痛之力颇强,尤宜于风寒性头痛、牙痛、痹痛等多种寒痛证。治少阴头痛,足寒气逆,脉象沉细者,常配伍独活、川芎等药,如独活细辛汤;治外感风邪,偏正头痛,常与川芎、白芷、羌活同用,如川芎茶调散;治痛则如破,脉微弦而紧的风冷头痛,又当配伍川芎、麻黄、附子,如细辛散;治风冷牙痛,可单用细辛或与白芷、荜茇煎汤含漱;若胃火牙痛者,又当配伍生石膏、黄连、升麻等药;若龋齿牙痛者,可配杀虫止痛之蜂房煎汤含漱;治风寒湿痹,腰膝冷痛,常配伍独活、桑寄生、防风等,如独活寄生汤。

3.温肺化饮,用于寒引咳喘。本品辛散温通,外能发散风寒,内能温肺化饮,常与散寒宣肺、温化痰饮药同用,以主治风寒咳喘证,或寒饮咳喘证。治外感风寒,水饮内停之恶寒发热,无汗,喘咳,痰多清稀者,常与麻黄、桂枝、干姜等同用,如小青龙汤;若纯系寒痰停饮射肺,咳嗽胸满,气逆喘急者,可配伍茯苓、干姜、五味子等药,如苓甘五味姜辛汤。

【用量用法】1~3 g,煎服。散剂每次服0.5~1 g。外用适量。

【使用注意】有毒,辛温燥烈,耗气伤阴,故气虚多汗、阴虚头痛、肺燥阴伤之干咳者忌用。务必注意用法和用量,不宜与藜芦同用。

【歌诀】

> 细辛解表同麻黄,阳虚感寒最宜尝。
>
> 祛风止痛效力强,温肺化饮通鼻梁。

知识链接

《本草别说》:"若单用末,不可过一钱,多则气闷塞不通则死。"实验表明,过量细辛可使动物呼吸中枢麻痹而死。有研究表明,细辛中的有毒成分是其挥发油中的黄樟醚。

羌活 Qianghuo《神农本草经》

【来源】本品为伞形科植物羌活或宽叶羌活的干燥根茎和根。春、秋二季采挖,除去须根及泥沙,晒干。切厚片,生用。

【性味归经】辛、苦,温。归膀胱、肾经。

【功效主治】

1.解表散寒,用于风寒感冒,头痛身痛。本品辛温发散,气味雄烈,善于升散发表,有较强的解表散寒,祛风胜湿,止痛之功。故外感风寒夹湿,恶寒发热,肌表无汗,头痛项强(太阳经头痛),肢体酸痛较重者,尤为适宜,常与防风、细辛、川芎等同用,如九味羌活汤;若风湿在表,头项强痛,腰背酸重,一身尽痛者,可配伍独活、藁本、防风等药,如羌活胜湿汤。

2.祛风除湿,止痛,用于风寒湿痹,肩臂疼痛。本品辛散祛风、味苦燥湿、性温散寒,有较强的祛风湿,止痛作用,常与其他祛风湿、止痛药配伍,主治风寒湿痹,肢节疼痛。因其善入足太阳膀胱经,以除头项肩背之痛见长,故上半身风寒湿痹、肩背肢节疼痛者尤为多用,常与防风、姜黄、当归等同用,如蠲痹汤。若风寒、风湿所致的头风痛,可与川芎、白芷、藁本等药配伍。

【用量用法】3~10 g,煎服。

【使用注意】本品气味浓烈,用量过多,易致呕吐,故脾胃虚弱者不宜用;又因本品辛燥之性较烈,易耗伤阴血,故阴虚、血虚、燥热证忌用。

【歌诀】

羌活发汗解表弱,表寒夹湿首选服。

胜湿止痛风湿除,上半身痛疗效速。

【相似药物】

名　称	相同点		不同点	
	功　效	应　用	功　效	应　用
羌活	发散风寒,除湿止痛	风寒感冒;风湿痹痛	性较烈,发散力强,功以发散风寒为主	主用于风寒感冒;治风湿痹证时,多用于风湿痹痛在上半身者
独活			性较缓,发散之力较弱,功以祛风湿止痛为主	主要用于风湿痹证,且多用于风湿痹痛在下半身者

藁本 Gaoben《神农本草经》

【来源】本品为伞形科植物藁本或辽藁本的干燥根茎和根。秋季茎叶枯萎或次春出苗时采挖,除去泥沙,晒干或烘干。切厚片,生用。

【性味归经】辛,温。归膀胱经。

【功效主治】

1.祛风散寒,用于风寒感冒,巅顶头痛。本品辛温香燥,性味俱升,药势雄壮,善达巅顶,以发散太阳经风寒湿邪见长,并有较好的止痛作用,常用治太阳风寒,循经上犯,症见头痛、鼻塞、巅顶痛甚者,每与羌活、苍术、川芎等同用,如神术散;若外感风寒夹湿,头身疼痛明显者,常配羌活、独活、防风等药,如羌活胜湿汤。

2.除湿止痛,用于风寒湿痹。本品辛散温通香燥之性,又能入于肌肉、经络、筋骨之间,以祛除风寒湿邪,蠲痹止痛。治风湿相搏,一身尽痛,常与羌活、防风、苍术等同用,如除风湿羌活汤。

【用量用法】3~10 g,煎服。

【使用注意】本品辛温香燥,故阴血亏虚、肝阳上亢及热证头痛忌服。

【歌诀】

藁本散寒止头痛,巅顶头痛首选用。

善祛风湿功效著,风湿病证可选用。

白芷 Baizhi《神农本草经》

【来源】本品为伞形科植物白芷或杭白芷的干燥根。夏、秋间叶黄时采挖,除去须根和泥沙,晒干或低温干燥。切厚片,生用。

【性味归经】辛,温。归胃、大肠、肺经。

【功效主治】

1.解表散寒，用于风寒表证。本品芳香温通，祛风解表散寒之力较温和，而以止痛、通鼻窍见长，故尤适合外感风寒，头身疼痛，鼻塞流涕之证，常与防风、羌活等同用，如九味羌活汤。

2.祛风止痛，宣通鼻窍，用于感冒头痛，眉棱骨痛，鼻塞流涕，鼻渊，牙痛。本品辛散温通，长于止痛，且善入足阳明胃经，故尤善散阳明经风寒湿邪而止痛，为治阳明头痛、眉棱骨痛、牙痛及鼻渊头痛之要药。属外感风寒者，可单用，即都梁丸；或与防风、细辛、川芎等同用，如川芎茶调散；属外感风热者，可配伍薄荷、菊花、蔓荆子等药。治风冷牙痛，可与配伍细辛、川芎等同用；治风热牙痛，可配伍石膏、荆芥穗等药。若风寒湿痹，关节疼痛，屈伸不利者，可与苍术、草乌、川芎等药同用。

3.燥湿止带，用于寒湿带下。本品辛温香燥，善除阳明经湿邪而燥湿止带。治寒湿带下，可与白术、山药等同用；若湿热带下，黄赤量多者，宜与车前子、黄柏等同用。

4.消肿排脓，用于疮疡肿毒。本品辛散温通，对于初起能消，溃能排脓，可收散结消肿止痛之功，为外科疮疡常用的辅助药。治疮疡初起，红肿热痛者，每与金银花、当归、穿山甲等药配伍，如仙方活命饮；若脓成难溃者，常与益气补血药如人参、黄芪、当归等，共奏拔毒排脓之功。

【用量用法】3~10 g，煎服。

【使用注意】本品辛香温燥，易伤阴液，故阴虚血热者忌服。

【歌诀】

白芷散寒通鼻窍，祛风止痛功效妙。

燥湿止带配方效，消肿排脓别忘掉。

苍耳子 Cang'erzi《神农本草经》

【来源】本品为菊科植物苍耳的干燥成熟带总苞的果实。秋季果实成熟时采收，干燥，除去梗、叶等杂质。炒制去刺，炒后使用。

【性味归经】辛、苦，温；有毒。归肺经。

【功效主治】

1.散风寒，用于风寒表证之头痛，鼻塞流涕等。本品辛温宣散，既能外散风寒，又能通鼻窍、止痛。治外感风寒，恶寒发热，头身疼痛，鼻塞流涕者，可与防风、白芷、羌活、藁本等同用。

2.通鼻窍，用于鼻鼽，鼻渊。本品温和疏达，苦燥湿浊，善通鼻窍以除鼻塞、止前额及鼻内胀痛，治鼻渊头痛、不闻香臭、时流浊涕者，可内服也宜外用，为治鼻渊之良药。尤宜于鼻渊而有外感风寒者，常与辛夷、白芷等配伍，如苍耳子散。若鼻渊证属风热外袭或湿热内蕴者，本品又常与薄荷、黄芩等同用。其他鼻病，本品也较常用。

3.祛风湿，用于风湿痹证。本品辛散苦燥散寒，能祛风除湿，通络止痛，治风湿痹证，关节疼痛，四肢拘挛，可单用，或与羌活、威灵仙、木瓜等药同用。

此外还可祛风止痒，治风疹瘙痒。

【用量用法】3~10 g，煎服。

【使用注意】因有毒性，多炒后使用，且不易大量服用。阴血亏虚者慎服。

【歌诀】

苍耳散寒通鼻窍，白芷辛夷配方效。

祛风胜湿止痛妙，风湿痹痛可除掉。

辛夷 Xinyi《神农本草经》

【来源】本品为木兰科植物望春花、玉兰或武当玉兰的干燥花蕾。冬末春初花未开放时采收,除去枝梗,阴干。生用。

【性味归经】辛,温。归肺、胃经。

【功效主治】

1.散风寒,用于风寒头痛,鼻塞流涕。本品辛散温通,能发散风寒,宣通鼻窍。治外感风寒,恶寒发热,头痛鼻塞者,可配伍白芷、细辛等发散风寒药。若风热感冒而鼻塞头痛者,也可与薄荷、金银花、菊花等同用。

2.通鼻窍,用于鼻衄,鼻渊等鼻病。本品辛温发散,芳香通窍,为治鼻渊头痛、鼻塞流涕之要药。偏风寒者,常与白芷、细辛、苍耳子等药同用,如苍耳子散;偏风热者,多与薄荷、连翘、黄芩等药同用。若肺胃郁热发为鼻疮者,可与黄连、连翘、野菊花等配伍。

【用量用法】3～10 g,水煎服,包煎(因本品有毛,易刺激咽喉)。外用适量。

【使用注意】鼻病属阴虚火旺者忌服。

【歌诀】

> 辛夷散寒通鼻窍,鼻腔疾病用之妙。

药材典故

相传古时有一位姓秦的秀才得了鼻病,经常鼻塞不通,浊涕常流,腥臭难闻,连妻女都回避他。他求医问药多年,病情总不见好转,为此他非常苦恼,甚至产生了轻生的念头。一天,他来到一棵古树下,准备自缢,被一个过路的樵夫救下。问明缘由后,樵夫告诉他说:"此病不难治,北山中就有一种药可治。"用手往深山一指,就走了。秦秀才按照樵夫的指点,走到深山中寻找。终于,他来到一片遍山花树的地方,只见到处都是一种叶茂花大的树,香气四溢。他采了一些花蕾,煎水连服数天,鼻病果真痊愈了。他异常高兴,采了一些种子带回家,精心种植,以此花为患鼻病的人医治,皆得奇效。有人问此药何名,他想了想,觉得这药得来是樵夫暗言指点,自己意会所识,就叫"心意花"吧。天长日久,后人就传成了"辛夷花"。

6.2 发散风热药

本类药物性味多辛凉,主入肺肝二经。功以疏散风热为主,发汗力较缓和。主要用于外感风热或温病初起,邪在肺卫,症见发热重、恶寒轻、头痛、咽干口渴、有汗或无汗、舌苔薄黄、脉浮数者。部分药物兼能清利头目、利咽、透疹、止咳之功,可用于头痛、风热目赤、咽痛、疹出不畅、风热咳嗽等证。常与清热解毒药配伍。

薄荷 Bohe《新修本草》

【来源】本品为唇形科植物薄荷的干燥地上部分。夏、秋二季茎叶茂盛或花开至三轮时，选晴天，分次采割，晒干或阴干。切段生用。

【性味与归经】辛，凉。归肺、肝经。

【功效主治】

1.疏散风热，用于风热表证，温病初起。本品辛散之性较强，是辛凉解表药中最能宣散表邪，且有一定发汗作用之药，为疏散风热常用之品。治风热表证或温病初起、邪在卫分，症见发热、微恶风寒、头痛等症，常与金银花、连翘等配伍，如银翘散。

2.清利头目，利咽，用于风热头痛，目赤，喉痹，口疮。本品轻扬上浮，疏散上焦风热，清头目、利咽喉。治风热上攻，头痛眩晕，宜与祛风、清热、止痛药配伍，如川芎、石膏等。治风热上攻之目赤多泪，常与桑叶、菊花等同用；治风热壅盛，咽喉肿痛，常与牛蒡子、蝉蜕等配伍。

3.透疹，用于麻疹不透，风疹瘙痒。本品辛散力较强，有助于透疹。治风热束表，麻疹不透，常配伍蝉蜕、牛蒡子、荆芥等解表透疹。治风疹瘙痒，常配伍祛风止痒药，如荆芥、防风、僵蚕等。

4.疏肝解郁，用于肝郁气滞，胸闷胁痛。本品兼入肝经，能疏肝行气，但疏肝之力不强，仅在方中起辅助作用，如治肝郁气滞，胸胁胀痛，月经不调时，常与柴胡等配伍，如逍遥散。

此外，本品芳香还可化湿辟秽，用治夏令感受暑湿秽浊之气，脘腹胀痛，呕吐泄泻，常与香薷、厚朴、金银花等配伍。

【用量用法】3~6 g，煎服；宜后下。薄荷叶长于发汗解表，薄荷梗偏于行气和中。

【使用注意】本品芳香辛散，发汗耗气，故体虚多汗者不宜使用。阴虚血燥者慎用。

【歌诀】

> 薄荷止凉散风寒，清利头目咽喉疾。
> 透疹止痒功效奇，疏肝解郁透郁结。

牛蒡子 Niubangzi《名医别录》

【来源】本品为菊科植物牛蒡的干燥成熟果实。秋季果实成熟时采收果序，晒干，打下果实，除去杂质，再晒干。生用或炒用。用时捣碎。

【性味归经】辛、苦，寒。归肺、胃经。

【功效主治】

1.疏散风热，用于风热表证，温病初起。本品辛散苦泄，寒能清热，升散之中具有清降之性，功能疏散风热，发散之力虽不及薄荷等药，但长于宣肺祛痰，清利咽喉。故风热感冒而见咽喉红肿疼痛，或咳嗽痰多，咳痰不利者，十分常用。治风热感冒，或温病初起，发热，咽喉肿痛等症，常配金银花、连翘、荆芥等同用，如银翘散。若风热咳嗽，痰多不畅者，常配伍桔梗、前胡等同用。

2.宣肺透疹，用于麻疹不透，风疹瘙痒。本品清泄透散，能疏散风热，透泄热毒而促使疹子透发。治麻疹不透或透而复隐，常配薄荷、蝉蜕、柽柳等药。治风湿浸淫血脉，疮疥瘙痒，常配伍荆芥、蝉蜕等，如消风散。

3.解毒利咽，用于风热或热毒上攻之咽喉肿痛，以及痈肿疮毒，丹毒，痄腮喉痹等证。本品于升浮之中又有清降之性，能外散风热，内解热毒。因其性偏滑利，兼滑肠通便，故有大便热结不通者尤为适宜。治乳痈肿痛，尚未成脓者，常与金银花、连翘、栀子等配伍。还可用于瘟毒发颐、痄腮喉痹，如普济消毒饮。

【用量用法】6~12 g,煎服。炒用可使其苦寒及滑肠之性略减。

【使用注意】本品性寒,滑肠通便,气虚便溏者慎用。

【歌诀】

> 牛蒡也能疏风热,解毒利咽消肿结。
>
> 透疹止痒配方奇,还具祛痰止咳力。

蝉蜕 Chantui《名医别录》

【来源】本品蝉科昆虫黑蚱的若虫羽化时脱落的皮壳。夏、秋二季采集,除去泥沙,晒干。生用。

【性味归经】甘,寒。归肺、肝经。

【功能主治】

1.疏散风热,利咽,用于风热感冒,温病初起,咽痛喑哑。本品甘寒清热,质轻上浮,长于疏散肺经风热以宣肺利咽、开音疗哑,故风热感冒,温病初起,症见声音嘶哑或咽喉肿痛者,尤为适宜。治风热感冒或温病初起,发热恶风,头痛口渴者,常配伍薄荷、牛蒡子等药。治风热火毒上攻之咽喉红肿疼痛、声音嘶哑,与薄荷、牛蒡子、金银花等同用。

2.透疹,用于麻疹不透,风疹瘙痒。本品宣散透发,疏散风热,透疹止痒,治风热外束,麻疹不透,可与麻黄、牛蒡子、升麻等同用;治风湿浸淫血脉,疮疥瘙痒,常配伍荆芥、蝉蜕等,如消风散。

3.明目退翳,用于目赤翳障。本品入肝经,善疏散肝经风热而有明目退翳之功。治风热上攻或肝火上炎之目赤肿痛,翳膜遮睛,常与菊花、白蒺藜等同用。

4.解痉,用于急慢惊风,破伤风证。本品甘寒,既能疏散肝经风热,又可凉肝息风止痉。治小儿慢惊风,以本品配伍全蝎、天南星等祛风止痉药。治破伤风之牙关紧闭,手足抽搐,角弓反张,常与天麻、僵蚕、全蝎等同用。

此外,本品还常用以治小儿夜啼不安。研究表明,本品能镇静安神,凉肝定惊,故用之有效。

【用量用法】3~6 g,煎服。一般病证用量宜小;止痉则需大量。

【使用注意】《名医别录》有"主妇人生子不下"的记载,故孕妇当慎用。

【歌诀】

> 疏散风热用蝉蜕,开音利咽大海配。
>
> 透疹止痒能退翳,明目定惊还止痉。

📖 知识链接

《本草纲目》中说:"幼蝉杀病虫,去腹热"。治皮肤粗糙、瘙痒、眼目发赤等。幼蝉富含脂肪酸、碳水化合物及微量元素,其中氨基酸含量居所有动植物食品之冠,幼蝉所含的大量硒元素是消除人体内自由基的最好清洁剂,可以抗衰老及清除色素,对皮肤癌也有预防和辅助治疗作用。蝉的蛋白质含量高达72%,是构成和修补组织的重要养料,这种养料缺乏时,皮肤粗糙,皮下脂肪减少,易受感染,且伤口不易愈合,毛发干枯。

蝉羽化时所蜕掉的外壳称蝉蜕,蝉不仅是肉质细嫩、营养丰富的美食,还是珍贵的健身美容药材。

桑叶 Sangye《神农本草经》

【来源】本品为桑科植物桑的干燥叶。初霜后采收,除去杂质,晒干。生用或蜜炙用。

【性味归经】甘、苦,寒。归肺、肝经。

【功能主治】

1.疏散风热,用于风热感冒或温病初起。本品辛散表邪的作用较为缓和,疏散风热,常与薄荷等药同用以协同增效。因其又能清肺热,故可用于外有风热,内有肺热,症见发热、咽痒、咳嗽等,常与菊花等配伍,并辅助以桔梗、苦杏仁等药,如桑菊饮。

2.清肺润燥,用于肺热、肺燥咳嗽。本品苦寒能清泄肺热,甘寒能凉润肺燥,可用于肺热或肺燥的咳嗽痰少,咽痒之证。

3.清肝明目,用于肝热或肝阳上亢导致的头晕头痛,目赤昏花。本品苦寒入肝经,既能清肝热,平肝阳,又能甘润益阴而明目。

【用量用法】5~10 g,煎服。肺燥咳嗽多蜜炙。

【使用注意】传统认为,秋季采收,经霜者良。本品性寒,故脾胃虚寒者慎服。

【歌诀】

桑叶疏风清热强,清肺止咳是特长。

风热燥湿咳嗽尝,清肝养肝明目良。

菊花 Juhua《神农本草经》

【来源】本品为菊科植物菊的干燥头状花序。9—11月花盛开时分批采收,阴干或焙干,或熏、蒸后晒干。药材按产地和加工方法不同,分为"亳菊""滁菊""贡菊""杭菊"。生用。

【性味归经】甘、苦,微寒。归肺、肝经。

【功效主治】

1.散风清热,用于风热表证,温病初起。本品味辛疏散,体轻达表,气清上浮,微寒清热,功能疏散肺经风热,但发散表邪之力不强,与桑叶相似。治风热感冒,或温病初起,温邪犯肺,发热、头痛、咳嗽等症,常配伍连翘、薄荷、桔梗等,如桑菊饮。

2.平肝明目,用于肝阳上亢之头痛眩晕,目赤肿痛,眼目昏花。本品性寒,入肝经,能清肝热、平肝阳,常用治肝阳上亢,头痛眩晕,常与石决明、珍珠母、白芍等同用。若肝火上攻而眩晕、头痛,以及肝经热盛、热极动风者,可与羚羊角、钩藤、桑叶等同用,如羚角钩藤汤。肝火上攻所致目赤肿痛,常与蝉蜕、木贼、白僵蚕等配伍。治肝经风热,可与石决明、决明子、夏枯草等同用。

3.清热解毒,用于疮疡肿毒。本品味苦性微寒,能清热解毒,可用治疮痈肿毒,常与金银花、生甘草同用。但其清热解毒、消散痈肿之力不及野菊花,故临床较野菊花少用。

【用量用法】5~10 g,煎服。

【使用注意】注意品种。疏散风热宜用黄菊花(杭菊花),平肝、清肝明目宜用白菊花(滁菊花)。

【歌诀】

菊花疏散风热药,清肝养肝明目雄。

平肝潜阳降压速,清热解毒用野菊。

【相似药物】

名　称	相同点		不同点	
	功　效	应　用	功　效	应　用
桑叶	都能疏散风热；平肝明目	于风热感冒或温病初起；用于肝阳上亢，头痛眩晕和风热或肝火所致的目赤肿痛等证	清肺润燥、凉血止血	用于肺热燥咳及风热咳嗽；血热妄行之吐血衄血之证
菊花			清热解毒	用于疮痈肿毒

蔓荆子 Manjingzi《神农本草经》

【来源】本品为马鞭草科植物单叶蔓荆或蔓荆的干燥成熟果实。秋季果实成熟时采收，除去杂质，晒干。生用或炒用。

【性味归经】辛、苦，微寒。归膀胱、肝、胃经。

【功效主治】

1.疏散风热，用于风热感冒头痛。本品轻清上行，主散头面之邪，具有疏风热，清头目，止痛作用。本品虽外散风寒，但不以解表见长，其善能疏风止痛，故风热表证兼头昏头痛者，较为多用，常与菊花、薄荷等同用。

2.清利头目，用于风热上扰之齿龈肿痛，目赤多泪，目暗不明，头晕目眩。本品药性升浮，轻浮上行，主散头面之邪。治目赤肿痛，常配菊花、蝉蜕等同用。

此外，本品也可辅助用于风湿痹痛等，常与川芎、羌活等同用。

【用量用法】5~10 g，煎服。

【使用注意】本品辛苦微寒，故血虚之头痛目眩、脾胃虚寒者慎服。

【歌诀】

蔓荆也能疏风热，感冒风热较适宜。

清利头目有特色，镇静止痛效奇特。

柴胡 Chaihu《神农本草经》

【来源】本品为伞形科植物柴胡或狭叶柴胡的干燥根。前者习称"北柴胡"，后者习称"南柴胡"。春、秋二季采挖，除去茎叶和泥沙，晒干，切段。生用，酒炙或醋炙用。

【性味归经】辛、苦，微寒。归肝、胆、肺经。

【功效主治】

1.疏散退热，用于外感表证发热及少阳证。本品辛散苦泄，微寒退热，善于祛邪解表退热，疏散少阳半表半里之邪。对于外感表证发热，无论风热、风寒表证，皆可使用。治风寒感冒，常与防风、生姜等药配伍。若外感风寒，寒邪入里化热，恶寒渐轻，身热增盛者，多与葛根、羌活、黄芩等同用。治风热感冒，可与菊花、薄荷、升麻等同用。若伤寒邪在少阳，寒热往来、胸胁胀满、口苦咽干、目眩，本品用之最宜，为治少阳证之要药，常与黄芩同用，以清半表半里之热，共收和解少阳之功，如小柴胡汤。现代用柴胡制成的单味或复方注射液，对于外感发热，有较好的解表退热作用。

2.疏肝解郁,用于肝气郁滞证。症见胸胁疼痛,月经不调等。本品辛行苦泄,性善条达肝气,疏肝解郁。治肝气郁滞所致的胸胁或少腹胀痛、情志抑郁、妇女月经失调、痛经等症,常与香附、川芎、白芍等同用,如柴胡疏肝散。

3.升举阳气,用于中气下陷所致的脏器下垂。本品能升举脾胃清阳之气,可用治中气不足,气虚下陷所致的脘腹重坠作胀,食少倦怠,久泻脱肛,子宫下垂,肾下垂等脏器脱垂,常与人参、黄芪、升麻等同用,如补中益气汤。

【用量用法】3~10 g,煎服。解表退热宜生用;疏肝解郁宜醋炙,升阳可生用或酒炙。

【使用注意】本品性升散,阴虚阳亢,肝风内动,阴虚火旺及气机上逆者忌用或慎用。

【歌诀】

> 柴胡和解退热强,表热疟疾少阳尝。
>
> 疏肝解郁肝郁疗,升阳举陷气焰良。

葛根 Gegen《神农本草经》

【来源】本品为豆科植物野葛的干燥根。习称野葛。秋、冬二季采挖,趁鲜切成厚片或小块,干燥。生用或煨用。

【性味归经】甘、辛,凉。归脾、胃、肺经。

【功效主治】

1.解肌退热,用于外感发热头痛,项背强痛。本品甘辛性凉,轻扬升散,具有发汗解表,解肌退热之功。外感表证发热,无论风寒与风热,均可选用本品。治风热感冒,可与薄荷、菊花、蔓荆子等同用。若风寒感冒,邪郁化热,发热重,恶寒轻,头痛无汗,目疼鼻干,口微渴,苔薄黄等症,常配伍柴胡、黄芩、白芷等药。本品能辛散发表以退热,长于缓解外邪郁阻、经气不利、筋脉失养所致的颈背强痛,故风寒感冒,表实无汗,恶寒,项背强痛者,常与麻黄、桂枝等同用,如葛根汤。

2.生津止渴,用于消渴病及热病津伤口渴。本品甘凉,既能清热,又能鼓舞脾胃之气,加上甘润之性,而有生津止渴之功。治热病津伤口渴,常与芦根、天花粉、知母等同用。治消渴证属阴津不足者,可与天花粉、鲜地黄、麦冬等药配伍;若内热消渴,口渴多饮,体瘦乏力,气阴不足者,又多配伍乌梅、天花粉、党参、黄芪等药,如玉泉丸。

3.透疹,用于麻疹不透。本品味辛性凉,既能发散表邪,又能透发麻疹,故可用治麻疹初起,表邪外束,疹出不畅,常与升麻、芍药、甘草等同用,如升麻葛根汤。

4.升阳止泻,用于热证泻痢,及脾虚久泄久痢。本品味辛升发,能升发清阳,鼓舞脾胃清阳之气上升而奏止泻痢之效,故可用治表证未解,邪热入里,身热,下利臭秽,肛门有灼热感,苔黄脉数,或湿热泻痢,常与黄芩、黄连同用,如葛根芩连汤。若脾虚泄泻,常配伍人参、白术、木香等药,如七味白术散。

此外,本品还可通经活络,解酒毒,用于中风偏瘫,胸痹心痛,酒毒伤中。

【用量用法】10~15 g,煎服。解肌退热、透疹、生津宜生用,升阳止泻宜煨用。

【使用注意】本品性凉,胃寒者应慎服;夏日表虚汗多者忌服。

【歌诀】

> 葛根解表善解肌,表证项强首选之。
>
> 生津止渴透麻疹,升阳止泻效用真。

升麻 Shengma《神农本草经》

【来源】本品为毛茛科植物大三叶升麻、兴安升麻或升麻的干燥根茎。秋季采挖,除去泥沙,晒至须根干时,燎去或除去须根,晒干。

【性味归经】辛、微甘、微寒。归肺、脾、胃、大肠经。

【功效主治】

1.发表透疹,用于风热头痛,麻疹不透。本品辛甘微寒,性能升散,有发表退热之功。治风热感冒,温病初起,发热、头痛等症,可与桑叶、菊花、薄荷等同用。治风寒感冒,恶寒发热,无汗,头痛,咳嗽者,常配伍麻黄、白芷、川芎等药。本品还能辛散发表,透发麻疹,用治麻疹初起,透发不畅,常与葛根、白芍、甘草等同用,如升麻葛根汤。若麻疹欲出不出,身热无汗,咳嗽咽痛,烦渴尿赤者,常配伍葛根、薄荷、牛蒡子等药,如宣毒发表汤。

2.清热解毒,用于热毒所致多种病证,如阳明热毒之齿痛、口疮,咽喉肿痛以及温毒发斑等。本品甘寒,以清热解毒功效见长,为清热解毒之良药,可用治热毒所致的多种病证。因其尤善清解阳明热毒,故胃火炽盛成毒的牙龈肿痛、口舌生疮、咽肿喉痛以及皮肤疮毒等尤为多用。治牙龈肿痛、口舌生疮,多与生石膏、黄连等同用,如清胃散。治风热疫毒上攻之大头瘟,头面红肿,咽喉肿痛,常与黄芩、黄连、板蓝根等药配伍,如普济消毒饮。治温毒发斑,常与生石膏、大青叶、紫草等同用。

3.升举阳气,用于气虚下陷,脱肛,子宫脱垂,崩漏下血。本品入脾胃经,善引脾胃清阳之气上升,其升提之力较柴胡为强。故常用治中气不足,气虚下陷所致的脘腹重坠作胀,食少倦怠,久泻脱肛,子宫下垂,肾下垂等脏器脱垂,多与黄芪、人参、柴胡等同用,如补中益气汤。治气虚下陷,月经量多或崩漏者,则以本品配伍人参、黄芪、白术等药,如举元煎。

【用量用法】3~10 g,煎服。发表透疹、清热解毒宜生用,升阳举陷宜炙用。

【使用注意】麻疹已透及阴虚火旺,肝阳上亢、气逆喘息等患者忌服。

【歌诀】

升麻解表主透疹,泻火解毒胃火清。

升阳举陷内脏升,补中益气汤用之。

【相似药物】

名　称	相同点		不同点	
	功　效	应　用	功　效	应　用
柴胡	发表散邪、升举阳气	用于风热表证;中气下陷等证	退热;并长于疏肝解郁	用于外感发热,无论风寒、风热表证,皆可使用;还可用于肝气郁结,月经不调
升麻			透疹、清热解毒	用于麻疹透发不畅、热毒证
葛根			解肌发表、生津止渴、升阳止泻	用于伤寒所致的恶寒发热,项背强痛及身热口渴证,阴虚消渴,湿热泻痢、脾虚泄泻等

淡豆豉 Dandouchi《名医别录》

【来源】本品为豆科植物大豆的成熟种子的发酵加工品。晒干。生用。

【性味归经】苦、辛,凉。归肺、胃经。

【功效主治】

1.解表,用于感冒,寒热头痛。本品辛散轻浮,能疏散表邪,且发汗解表之力颇为平稳,无论风寒、风热表证,皆可配伍使用。治风热感冒,或温病初起,常与金银花、连翘、薄荷等药同用,如银翘散;若风寒感冒初起,常配葱白,如葱豉汤。

2.除烦,宣发郁热,用于热病烦躁胸闷,虚烦不眠。本品辛散苦泄性凉,既能透散外邪,又能宣散邪热、除烦,常与栀子同用,如栀子豉汤。

【用量用法】6~12 g,煎服。

【使用注意】本品胃气虚弱而又易恶心者慎服。

【歌诀】

豆豉解表性平和,风寒风热感冒服。

清热除烦效力弱,配用栀子力更雄。

木贼 Muzei《嘉祐本草》

【来源】本品为木贼科植物木贼的干燥地上部分。夏、秋二季采割,除去杂质,晒干或阴干。

【性味归经】甘、苦,平。归肺、肝经。

【功效主治】

疏散风热,明目退翳,用于风热目赤,迎风流泪,目生翳障。本品功能疏散风热,明目退翳,较少用于一般风热感冒,而主要用于风热上攻于目引起的目赤肿痛,多泪,目生翳障,常与蝉蜕、谷精草、菊花等同用。若肝热目赤,可与决明子、夏枯草、菊花等配伍。

此外,本品还兼有止血作用,用于便血、痔血。但药力薄弱,较少单独使用,宜与其他止血药配伍。

【用量用法】3~9 g,煎服。

【使用注意】气虚、血虚、肝火目疾者应慎用。《本草汇言》:"多服损肝,不宜久服。"

知识链接

为什么叫"木贼"? 第一,木贼属于孢子植物,又因有根茎,再生力强,因此,木贼往往成片生长。它的根茎除冬季外每天在伸展,伸展到哪里都向上发芽生长——"贼"。第二,木贼适应性强,生态幅度广。一般喜湿,多成片生长在河边,沟谷溪边、林内坡地。在林区无论茂林,还是疏林,均可茂盛生长。从海拔 650 m 起,高达海拔 2 950 m 都可生存——"贼"。第三,木贼生命力强。木贼耐寒,可以忍耐-40 ℃以下的寒冷气候。只要根茎冻不死,来年春又生——"贼"。此外,虽然它是草本植物,但是它的根茎却延续生存了两亿多年,成了活化石,一般木本植物比不了它,它不是木本植物却胜过"木本"植物。这也许就是叫它"木贼"的缘故。

【点滴积累】

解表药多味辛,轻宣疏散,主要用于表证,根据药性及作用分为发散风寒药和发散风热药。

发散风寒药中的麻黄发汗力量峻猛,适用于风寒表实无汗证。桂枝发汗力较缓,风寒表实无汗和表虚有汗皆可用之。紫苏叶、姜用于风寒感冒轻证,还可解鱼蟹毒。香薷皆可发散风寒,又能化湿,适用于夏季风寒感冒,有"夏月麻黄"之称。荆芥性微温,风寒、风热表证皆宜。防风功善祛风,外风、内风皆宜。细辛散寒止痛,温肺化饮,适于风寒感冒和寒饮咳喘。羌活可用于风寒感冒头痛,偏太阳经头痛(后脑及项)者,用于风湿寒痹,偏上半身痹痛者。藁本祛风散寒,还可止痛。白芷善治阳明经头痛(前额痛)。苍耳子、辛夷为治鼻渊之要药。

发散风热药中的薄荷、牛蒡子、蝉蜕既能疏散风热又能利咽透疹。蔓荆子还善止痛,为治风热头痛之要药。柴胡、葛根、升麻皆能升阳,其中柴胡又善退热,还可疏肝解郁;葛根又善解肌治项背强痛;升麻还可透疹、清热解毒;淡豆豉还可除烦;木贼疏散风热力弱,还可明目退翳。

【目标检测】

一、单选题

1.既能发汗肌表,又能宣肺平喘的是(　　　)。

　　A.麻黄　　　　　　B.桂枝　　　　　　　C.羌活　　　　　　　D.细辛

2.风寒表实证和风寒表虚证皆可用的是(　　　)。

　　A.麻黄　　　　　　B.桂枝　　　　　　　C.薄荷　　　　　　　D.菊花

3.被称作夏月麻黄的是(　　　)。

　　A.香薷　　　　　　B.白芷　　　　　　　C.桑叶　　　　　　　D.柴胡

4.外感风寒、风热皆可应用的是(　　　)。

　　A.麻黄　　　　　　B.香薷　　　　　　　C.荆芥　　　　　　　D.薄荷

5.既能疏散风热,又能清肺润肺的是(　　　)。

　　A.薄荷　　　　　　B.牛蒡子　　　　　　C.桑叶　　　　　　　D.菊花

6.善治鼻渊,需包煎的是(　　　)。

　　A.苍耳子　　　　　B.白芷　　　　　　　C.辛夷　　　　　　　D.细辛

7.既能疏散风热,又能疏肝解郁的是(　　　)。

　　A.牛蒡子　　　　　B.薄荷　　　　　　　C.桑叶　　　　　　　D.菊花

8.生姜善治(　　　)。

　　A.胃热呕吐　　　　B.胃寒呕吐　　　　　C.胃虚呕吐　　　　　D.食积呕吐

9.治少阳寒热往来宜选(　　　)。

　　A.薄荷　　　　　　B.柴胡　　　　　　　C.桑叶　　　　　　　D.葛根

10.内风、外风证皆可使用的是(　　　)。

　　A.麻黄　　　　　　B.荆芥　　　　　　　C.防风　　　　　　　D.羌活

二、配伍选择

A.麻黄　　　　B.细辛　　　　C.紫苏　　　　D.桂枝

1.发汗之力最强者是(　　　)。

2.发汗之力和缓,风寒表实、表虚皆可使用的是(　　　)。

3.治寒饮咳喘最佳者宜选(　　　)。

4.既能解表,又能理气宽中的是(　　　)。

A.桑叶　　　　B.升麻　　　　C.薄荷　　　　D.葛根

5.能疏肝解郁的是(　　　)。

6.可清肺润肺止咳的是(　　　)。

7.能清热解毒的是(　　　)。

8.能解肌,又能止泻的是(　　　)。

三、多选题

1.麻黄的功效为(　　　)。

A.发汗解表　　B.宣肺平喘　　C.温肺化饮　　D.利水消肿　　E.化湿和胃

2.下面哪些不属桂枝的性能特点?(　　　)。

A.发汗力较强　　　　　B.只用于风寒表虚证　　　　　C.温通经脉

D.有小毒　　　　　　　E.助阳化气

3.紫苏叶可治(　　　)。

A.风寒感冒　　B.脾胃气滞　　C.鱼蟹中毒　　D.半夏中毒　　E.咽痛

4.荆芥的性能特点有(　　　)。

A.辛、微温　　　　　　B.祛风解表　　　　　　C.风寒、风热表证皆可使用

D.外风内风皆可使用　　E.透疹止痒

5.能用于鼻渊头痛的药物有(　　　)。

A.白芷　　　B.细辛　　　C.苍耳子　　　D.辛夷　　　E.防风

6.能够升阳的药物有(　　　)。

A.薄荷　　　B.柴胡　　　C.葛根　　　D.升麻　　　E.麻黄

7.既能解表又能疏肝解郁的是(　　　)。

A.薄荷　　　B.柴胡　　　C.葛根　　　D.升麻　　　E.麻黄

8.属于发散风热药物有(　　　)。

A.荆芥　　　B.薄荷　　　C.木贼　　　D.淡豆豉　　　E.葛根

四、填空题

1.解表药分为_____和_____两类。

2.风寒表实、表虚皆可使用的是_____,风寒风热表证皆可使用的是_____。

3.发汗第一药是_____,被称为夏月麻黄的是_____,有"呕家圣药"之称的是_____。

4.桑叶除疏散风热、清肝明目外,又具有_____作用。

5.薄荷入汤剂宜_____煎,辛夷入汤剂宜_____煎。

五、简答题

1.解表药分为几类? 各自的药性、功效和主治?

2.如何理解香薷被称作夏月之麻黄?

3.比较麻黄和桂枝的异同。

4.试述柴胡的功效主治。

5.试述菊花的功效主治。

第7章 清热药

1) 含义

凡以清泄里热为主要功效,用治里热证的药物,称为清热药。

热邪为患,又在表在里的不同,在表者为表热证,当用发散风热药以治疗;在里者为里热证,当用清热泻火的方法以治之,故清热药是治疗里热证的药物,应用时应辨明表里脏腑气血。

2) 性能特点

本类药多苦寒,部分兼有甘或咸味,苦能降泄,性寒清热,偏走里清脏腑热而适用于里热证。药性皆主沉降。归经则多依所清脏腑气血热证不同而异。如清热泻火药多入肺、胃;清热凉血药多入肝、心;清虚热药多入肝、肾。部分药物有小毒。

3) 功效与主治

根据其主要性能和适应证的不同,分为清热泻火药、清热燥湿药、清热解毒药、清热凉血药、清虚热药五类。

分 类	功 效	适应证
清热泻火药	清热泻火、生津止渴	气分实热证。症见高热、口渴、汗出、烦躁,甚或神昏谵语、舌红苔黄、脉洪数;肺热、胃热、心火、肝火等脏腑火热证
清热燥湿药	清热燥湿	湿热泻痢,黄疸。症见胁肋胀痛、口苦、舌苔黄腻;脏腑火热证
清热解毒药	清热解毒	痈肿疮毒、丹毒、瘟毒发斑、痄腮、咽喉肿痛、热毒下痢、虫蛇咬伤、癌肿、水火烫伤以及其他急性热病
清热凉血药	清血分热	营分、血分实热证,症见身热夜甚、心烦躁扰,甚则神昏谵语、斑疹隐隐或血热导致多种出血等
清虚热药	清虚热、退骨蒸	肝肾阴虚,虚火内扰所致的骨蒸潮热、午后发热、手足心热、虚烦不寐;温热病后期,邪热未尽,伤阴劫液,而致夜热早凉、热退无汗、舌红绛

4) 配伍应用

清热药必须根据兼夹病证予以适当配伍,如表邪未尽里热又盛,可配解表药同用;湿热者可配利水渗湿药;热盛里实者可配攻下药;热盛动风者,可配息风药;热入心包、神志昏迷者,可配开窍药;血热妄行者可配凉血止血药;邪热伤阴者可配养阴药等。此外,如里热气血两燔,又可与清气分热药、清热凉血药相兼同用。

5) 使用注意

清热药品种繁多,性能各异,在应用时必须根据热证类型及邪热所在部位,选择相适应的清热药进行治疗。

本类药多味苦寒凉,易伤中阳,影响脾胃运化,故脾胃虚寒、食少便溏者忌用,或以配伍减轻影响。部分药性苦燥,易伤阴伤津液,宜辅以养阴药。兼有滋阴作用的清热药如知母、地黄、玄参等,性阴柔而能助湿,湿热证忌用。真寒假热、阴盛格阳者忌用。使用清热药应中病即止,以免过用致克伐太过,损伤阳气。有毒药物,应注意炮制、剂量及用法,避免中毒,以保证用药安全。

难点解释

1.苦寒坚阴——指某些苦寒药通过泻火而能收到保存阴液的效果,又称泻火存阴。泻火只是手段,存阴才是目的。但苦燥伤阴而非益阴,对阴虚无火之证,切不可用苦味药去"坚阴",过用苦味则伤阴。

2.滋阴润燥——温热之邪伤阴或阴虚到一定程度,津液也消耗较大,使身体没有足够津液滋润而感到燥热、口渴,部分药物能滋养肾阴达到润燥的功效。

3.泻火除烦——因火热之邪上扰,导致胸中烦闷不舒,甚则烦热失眠、谵语,治疗则需运用具有泻火功效的药物以清除热邪,则烦热消失。

7.1 清热泻火药

清热泻火药多为甘寒或苦寒药物,以清肺、胃气分实热为主,有些尚能清心热、暑热或清肝明目,适用于实热证,症见高热、汗出、烦渴、谵语、发狂、小便短赤、舌苔黄燥、脉象洪大等。

石膏 Shigao《神农本草经》

【来源】本品为硫酸盐类矿物硬石膏族石膏,主含含水硫酸钙($CaSO_4 \cdot 2H_2O$)。生用。采挖后,除去杂石及泥沙。加工炮制品为煅石膏。

【性味归经】甘、辛,大寒。归肺、胃经。

【功效主治】

1.清热泻火,用于气分实热证。本品大寒,清热泻火之力甚强,辛寒则清泻里热兼有透散之功,可解肌退热。治肺热喘咳,本品虽无止咳平喘作用,但辛寒入肺,清泻肺热力强,故可用于邪热郁肺、宣降不利之气急咳喘,常与麻黄、苦杏仁相伍,如麻黄石甘汤。治胃火诸证,本品善降火清胃热,常与半夏、竹茹配伍治胃热呕吐;与黄连、升麻同用,治胃火上炎之牙龈肿痛、口疮、头痛。

2.除烦止渴,用于肺热喘咳、胃火诸证。本品甘寒清热不燥,可清解烦渴,是治热在肺胃气分之壮热、烦渴、大汗、脉洪大及暑热烦渴的要药,常与清热润燥的知母相须为用。治胃热阴虚之消渴,可与熟地黄、牛膝等配伍。

3.收湿生肌,敛疮止血,用于溃疡不敛、湿疹、水火烫伤等。本品煅制后性涩,外用清热敛疮、生肌、消肿止血,常与黄连、青黛等研粉外用。

【用量用法】15~60 g,重证可酌加。内服生用,入汤剂宜打碎先煎。外用火煅,适量研末。

【使用注意】本品性大寒,易损伤阳气。脾胃虚寒、阴虚内热者忌服。

【歌诀】

> 石膏性味辛甘寒,清热泻火力非凡。
>
> 止渴除烦生用宜,敛疮煅用不一般。

知母 Zhimu《神农本草经》

【来源】本品为百合科植物知母的干燥根茎。春、秋二季采挖,除去须根和泥沙,晒干,习称"毛知母";或除去外皮,晒干。生用或盐炙用。

【性味归经】苦,甘,寒。归肺、胃、肾经。

【功效主治】

1.清热泻火,用于气分实热证。本品苦甘而寒,善清热滋润,治气分实热、肺胃热盛烦渴证,常与石膏相须为用,如白虎汤。

2.滋阴润燥,用于肺热燥咳、骨蒸潮热、内热消渴、肠燥便秘等证。本品苦泄甘润,既清肺热又润肺燥,配伍黄芩、瓜蒌等可治肺热实火咳嗽;与贝母同用,可治阴虚内热燥咳,如二母丸。本品又苦寒坚阴,有滋阴降火作用,常与黄柏相须为用,配入养阴药中,能加强滋阴降火功效。治肝肾阴亏、阴虚火旺之骨蒸潮热、心烦盗汗等,如知柏地黄丸;与天花粉、五味子等配伍,可治肺胃燥热、津伤口渴以及消渴症;与当归、火麻仁等配伍,治肠燥便秘。

【用量用法】6~12 g,煎服。

【使用注意】本品寒润,有滑肠作用,脾虚便溏者慎服。

【歌诀】

> 知母清热泻火强,滋阴润燥善止渴。

【相似药物】

名　称	相同点		不同点	
	功　效	应　用	功　效	应　用
石膏	清热泻火	用于气分热证、肺胃热证等	除烦止渴外用:收湿生肌,敛疮止血	大寒,清热泻火力强,重在清解肺胃实火,多用治肺热喘咳、胃火牙痛、头痛、消渴 煅石膏治疮疡不敛、水火烫伤、湿疹瘙痒、外伤出血
知母			滋阴润燥	善于滋阴润燥,重在滋润肺胃之燥,又长于滋肾降火,润肠通便;故善于治肺燥咳嗽、骨蒸劳热、内热消渴、阴虚肠燥

栀子 Zhizi《神农本草经》

【来源】本品为茜草科植物栀子的干燥成熟果实。9—11月果实成熟呈红黄色时采收,除去果梗和杂质,蒸至上气或置沸水中略烫,取出,干燥。生用、炒用或炒炭用。

【性味归经】苦,寒。归心、肺、三焦经。

【功效主治】

1.泻火除烦,用于热病心烦、不眠。本品能清三焦之火热,尤善清心肝二经之火热而除烦,是治热病心烦之要药。与淡豆豉配伍,治热蕴胸膈、心烦不眠,如栀子豉汤。配伍黄芩、黄连、黄柏,治三焦火毒炽盛,如黄连解毒汤。

2.清热利湿,用于湿热黄疸、湿热淋证。本品善清热利湿,使邪火下行。配伍茵陈、大黄等治湿热黄疸,如茵陈蒿汤。配伍木通、滑石等利尿通淋药,治湿热淋证,如八正散。

3.凉血解毒,用于血热出血、火毒疮疡等。本品清热凉血以止血,配伍小蓟、大蓟等,治血热妄行出血,如十灰散。配伍连翘、蒲公英等治火毒疮疡。也可用栀子以水、醋、蛋清或酒捣碎调敷外用,用于扭挫伤或外伤肿痛。

【用量用法】3～10 g,煎服;外用适量,研末调敷,或鲜品捣敷。入汤剂应捣碎。生栀子长于泻火除烦、清热利湿,炒栀子寒凉之性减缓,焦栀子凉血止血,栀子炭功专止血。

【使用注意】本品苦寒伤阳,不宜多用久用。脾胃虚寒、便溏食少者忌用。

【歌诀】

> 栀子气清味苦寒,解郁泻火更除烦。
>
> 利湿清热消黄疸,凉血解毒不一般。

知识链接

栀子是常用中药,其花洁白芬芳,是常见的绿化和观赏植物。

秦汉以前,栀子是应用最广的黄色染料,《汉官仪》记有:"染园出栀、茜,供染御服。"说明当时染最高级的服装用到栀子。古代用酸性来控制栀子染黄的深浅,欲得深黄色,则增加染料中醋的用量。用栀子浸液可以直接将织物成鲜艳的黄色,工艺简单,汉马王堆出土的染织品的黄色就是以栀子染色获得的。但栀子染黄较不耐日晒,因此自宋以后染黄又被槐花部分取代。

淡竹叶 Danzhuye《本草纲目》

【来源】本品为禾本科植物的干燥茎叶。夏季未抽花穗前采割,晒干。生用。

【性味归经】甘、淡,寒。归心、胃、小肠经。

【功效主治】

1.清热泻火,用于口舌生疮、牙龈肿痛。本品甘淡性寒,轻浮上达,善清心火,配伍钩藤、薄荷、蝉蜕、灯心草等用于小儿心热夜啼;配伍地黄、黄连、灯心草用于因劳心太过、五志过极、心火上炎之牙龈肿痛、口疮。

2.除烦止渴,用于热病烦渴。配伍石膏、知母等用于热病后烦热口渴,如竹叶石膏汤。

3.利尿通淋,用于小便短赤涩痛。本品能导小肠膀胱湿热下行,常与地黄、木通等同用,如导赤散;或与灯心草、车前子等同用。

【用量用法】6～10 g,煎服。

【使用注意】无实火、湿热者慎服,虚汗者忌用。

【歌诀】

清热除烦淡竹叶,善清心火利尿微。

天花粉 Tianhuafen《神农本草经》

【来源】本品为葫芦科植物栝楼或双边栝楼的干燥根。秋、冬二季采挖,洗净,除去外皮,切段或纵剖成瓣,干燥。生用。

【性味归经】甘、微苦,微寒。归肺、胃经。

【功效主治】

1.清热泻火,用于肺热燥咳、肺燥咳嗽。本品清肺热、润肺燥,配伍贝母、桑白皮等治肺热痰黄、痰稠不爽;配伍麦冬、沙参等治燥热伤肺,干咳少痰,痰中带血。

2.生津止渴,用于热病烦渴,内热消渴。本品苦寒清热,甘能生津,为生津止渴之佳品。常与芦根相须为用,治挟热伤津,舌燥烦渴;配伍山药、葛根、知母等治内热消渴,如玉液汤。

3.消肿排脓,用于疮疡肿毒。常与金银花、皂角刺等解毒消肿排脓药同用,治痈肿疮疡、赤肿焮痛或脓成未溃,如仙方活命饮。

【用量用法】10~15 g,煎服。外用适量。

【使用注意】孕妇慎用;不宜与川乌、制川乌、草乌、制草乌、附子同用。

【歌诀】

花粉实为栝楼根,甘苦生津清热炎。

排脓又擅消痈肿,肺燥烦渴得之安。

芦根 Lugen《名医别录》

【来源】本品为禾本科植物芦苇的新鲜或干燥根茎。全年均可采挖,除去芽、须根及膜状叶,鲜用或晒干。生用。

【性味归经】甘,寒。归肺、胃经。

【功效主治】

1.清热泻火,生津止渴,除烦,用于热病烦渴,肺热咳嗽,肺痈吐脓。本品甘寒质轻,作用较缓,清热不伤胃,生津不恋邪。常与天花粉相须为用,治热病伤津,烦热口渴;或以鲜品绞汁与藕汁等同服,如五汁饮。本品清里热兼透表热,常与菊花、金银花等配伍用于外感风热、温病初起之烦热口渴,如桑菊饮、银翘散。

2.止呕,用于胃热呕哕。本品能清胃热而降逆止呕,常配伍竹茹、枇杷叶等,或以鲜品入药,如芦根饮子。

3.利尿,用于热淋涩痛。本品略有利尿作用,常配伍白茅根、车前子等。

【用量用法】15~30 g,煎服。鲜品用量加倍,或捣汁用。

【使用注意】鲜品清热生津、利尿之力强。脾胃虚寒者慎用。

【歌诀】

芦根清热泻火良,除烦生津兼利尿。

决明子 Juemingzi《神农本草经》

【来源】本品为豆科植物决明或小决明的干燥成熟种子。秋季采收成熟果实,晒干,打下种子,除去杂质。生用或炒用。

【性味归经】甘、苦、咸,微寒。归肝、大肠经。

【功效主治】

1.清热明目,用于目赤涩痛,羞明多泪,头痛眩晕,目暗不明。本品苦寒清肝火,甘咸益肾阴,常与夏枯草等同用治肝热目赤肿痛;配桑叶菊花等,用于风热目赤肿痛;配山茱萸、枸杞子等,用于肝肾阴虚视物昏花。

2.润肠通便,用于大便秘结。本品苦寒清降,能缓下通便。治内热肠燥,大便秘结不通,常与火麻仁、瓜蒌仁等同用。

【用量用法】9～15 g,煎服。用时捣碎,降血脂可用至30 g。

【使用注意】脾虚便溏者慎用。

【歌诀】

决明子明目清肝,润肠通便用之良。

知识链接

研究表明,本品含大黄酚、大黄素、芦荟大黄素、大黄酸等蒽醌类化合物,并含决明苷、甾醇类及硬脂酸、棕榈酸、葡萄糖、多种氨基酸及铁、锌、锰等多种微量元素。本品具有降血压、降血脂等药理作用,常用治高血压病、高脂血症等,均有一定疗效。

夏枯草 Xiakucao《神农本草经》

【来源】本品为唇形科植物夏枯草的干燥果穗。夏季果穗呈棕红色时采收,除去杂质,晒干。生用。

【性味归经】辛、苦,寒。归肝、胆经。

【功效主治】

1.清肝泻火,明目,用于目赤肿痛,目珠夜痛,头痛眩晕。本品苦寒,入肝经,善宣泄肝胆之郁火以明目,又略兼养肝之功,目疾无论肝火还是肝虚均可用之。配伍石决明、决明子、菊花等用于肝火上炎,目赤肿痛,头痛眩晕;配伍当归、白芍、枸杞子等用于肝阴不足,目珠疼痛,入夜尤甚。

2.散结消肿,用于瘰疬,瘿瘤,乳痈,乳癖,乳房胀痛。本品辛散苦泄,可清痰火、散郁结、畅气机,配伍玄参、贝母或海藻、昆布等,用于痰火蕴结的瘰疬或瘿瘤;配伍蒲公英、连翘等,用于乳痈肿痛。

【用量用法】9～15 g,煎服,或熬膏服用。单味用可酌加剂量。

【使用注意】脾胃寒弱者慎用。

【歌诀】

夏枯明目清肝火,眩晕头痛结肿散。

7.2 清热燥湿药

清热燥湿药均为苦寒之品,药性偏燥,还多具泻火解毒作用,适用于实火湿热及热毒证。如肝胆湿热证,症见胁肋胀痛、黄疸、口苦、阴囊湿疹、舌苔黄腻等;脾胃湿热证,症见胃脘胀闷、纳呆、呕恶、口腻、尿少等;大肠湿热证,症见泄泻、痢疾、痔漏等;膀胱湿热证,症见尿急、尿频、尿痛、尿浊、尿少等;肌肤湿热证,症见湿疹、湿温病身热不扬、汗出热不解以及痈肿、心火亢盛等也可应用。

黄芩 Huangqin《神农本草经》

【来源】本品为唇形科植物黄芩的干燥根。春、秋二季采挖,除去须根和泥沙,晒后撞去粗皮,晒干。生用、炒用或炒炭用。

【性味归经】苦,寒。归肺、胆、脾、大肠、小肠经。

【功效主治】

1.清热燥湿,用于湿热诸证。本品寒清苦燥,长于清中上二焦湿热。治湿温、暑湿所致湿热郁阻、身热不扬、舌苔黄腻,常与滑石、通草等同用;与茵陈、栀子、大黄等药物配伍,用治湿热黄疸;配伍黄连、葛根等用治湿热泻痢,如葛根芩连汤;配伍木通、白茅根等,用于湿热淋证。

2.泻火解毒,用于多种火热证。本品善清上焦肺经热邪,兼入少阳胆经,和解少阳。配伍瓜蒌、桑白皮等用治肺热咳嗽,如清气化痰丸;配伍柴胡用于邪在少阳寒热往来,如小柴胡汤;配伍黄连、黄柏用于高热烦躁、火毒疮疡,如黄连解毒汤。

3.止血,用于血热出血证。本品清热凉血止血,单用有效,或与白茅根、槐花等药配伍,用治热盛迫血妄行之吐血、衄血、便血、尿血、崩漏等。

4.安胎,用于胎动不安。本品善治热扰胎元之胎动不安,配伍当归、白术等,如当归散。

【用量用法】3~10 g,煎服。或入丸散,外用适量。清热解毒多用生黄芩,安胎多用炒黄芩,清肺热用酒黄芩,止血多用黄芩炭。

【使用注意】本品苦寒易伤阳,脾胃虚寒者忌用;苦燥易伤阴,阴虚者慎服。

【歌诀】

> 黄芩味苦性寒凉,清热燥湿止血狂。
> 泻火解毒行内外,安胎宜炒保身康。

药材典故

李时珍十六岁时突患急病,咳嗽不止,并且久治不愈病情加剧,每日吐痰碗余。伴有烦渴引饮、骨蒸劳热、六脉浮洪,服用许多清热化痰药却并无效果。生命危在旦夕之际,一位游方道士给李时珍号了脉象后,说只需要用黄芩一两(约30 g)煎汤,服用半月即可痊愈。他遵嘱服用半月之后,身热全退,症状也完全消失了,逐渐恢复健康。一味黄芩居然起到了立竿见影的效果。

李时珍深感中国医学的神奇,更对这位身怀绝技的道士钦佩不已,便跟随道人刻苦钻研医学,读遍历代医书,踏遍高山大川,终于在医学上取得了巨大的成就。在他编著的《本草纲目》中,李时珍对救了他性命的黄芩这味中药推崇倍加,称为"药中肯綮,如鼓应桴,医中之妙,有如此哉!"

黄连 Huanglian《神农本草经》

【来源】本品为毛茛科植物黄连、三角叶黄连或云连的干燥根茎。以上三种分别习称"味连""雅连""云连"。秋季采挖,除去须根和泥沙,干燥,撞去残留须根。生用、酒炒、姜汁炒或吴茱萸制用。

【性味归经】苦,寒。归心、脾、胃、肝、胆、大肠经。

【功效主治】

1.清热燥湿,用于湿热诸证。本品大苦大寒质燥,清热燥湿之力更胜黄芩,善清中焦湿热,中焦湿热病证均可用。常配伍半夏、干姜用治脾胃湿热之痞满、吐泻,如半夏泻心汤;本品为治大肠湿热泻痢之要药,单用或配伍黄柏、白头翁等,如白头翁汤。

2.泻火解毒,用于多种火热毒证、痈肿疮毒、湿疮湿疹。本品为泻火解毒之要药,长于清心火、胃火。配伍朱砂等,用于心火炽盛,心烦不眠;配伍地黄、升麻等用于胃火牙痛,如清胃散;配伍麦冬等,用于胃火炽盛,如消渴丸;与黄芩、大黄、连翘等同用,治热盛痈肿疮毒、湿疮湿疹,可煎汤湿敷、外洗或研末外敷;耳道流脓,可用黄连浸汁涂患处。

【用量用法】2~5 g,煎服。外用适量。酒黄连善清上焦火热,用于目赤,口疮;姜黄连清胃和胃止呕,用于寒热互结,湿热中阻,痞满呕吐;萸黄连舒肝和胃止呕,用于肝胃不和,呕吐吞酸。

【使用注意】本品苦寒易伤阳,阳虚、寒证、脾胃虚寒者忌用;苦燥易伤阴,阴虚者慎服。不可久服。

【歌诀】

清热燥湿之黄连,泻火解毒消渴宜。

黄柏 Huangbo《神农本草经》

【来源】本品为芸香科植物黄皮树的干燥树皮,习称"川黄柏"。剥取树皮后,除去粗皮,晒干。生用、盐炒或炒炭用。

【性味归经】苦,寒。归肾、膀胱经。

【功效主治】

1.清热燥湿,用于下焦湿热诸证。本品苦寒,清热燥湿,功似黄连而次之,性主沉降长于清下焦湿热。常配伍黄连、白头翁等治湿热泻痢,如白头翁汤;配伍苍术、牛膝等治湿热下注,足膝肿痛,如三妙丸;配伍车前子、滑石等治膀胱湿热淋证;配伍白果、车前子等治湿热带下黄稠,如易黄汤;配伍栀子、茵陈等治湿热黄疸,如栀子柏皮汤。

2.泻火除蒸,用于阴虚劳热、骨蒸盗汗、遗精。本品入肾经,降火坚阴,常与知母相须为用,配伍地黄、龟甲等滋药物,如大补阴丸。

3.解毒疗疮,用于疮疡肿毒、湿疹湿疮。本品能清热解毒,与黄芩、黄连相似,可配伍金银花、连翘等药,或与大黄研末醋调外敷。

【用量用法】3~12 g,煎服。外用适量。盐黄柏滋阴降火,用于阴虚火旺,盗汗骨蒸。

【使用注意】脾胃虚寒者慎用。

【歌诀】

黄柏清热燥湿良,下焦湿热最宜尝。

泻火解毒治疮疡,清泻相火虚热疗。

知识链接

《中华人民共和国药典》2015版尚收载有关黄柏,为芸香科植物黄檗 *Phellodendron amurense* Rupr.的干燥树皮。主产于辽宁、吉林、河北等地,产量较少,资源日趋枯竭。关黄柏性味功效、炮制方法等与黄柏相近,目前临床应用上也并未将黄柏与川黄柏分开,多数混用。但由于黄柏和川黄柏的主要有效成分盐酸小檗碱含量不同,黄柏为3.0%以上,关黄柏为0.6%以上,药理作用方面存在差异,使用时应注意。

【相似药物】

名 称	相同点		不同点	
	功 效	应 用	功 效	应 用
黄芩	清热燥湿,泻火解毒	湿热内盛所致泄痢、黄疸、带下、湿疹湿疮以及热毒炽盛所致痈肿疮毒	止血、安胎	善清上焦湿热,主泻肺火,兼能止血、安胎。用于肺热咳嗽、血热吐衄及湿热所致胎动不安
黄连				泻火解毒力最强。主清中焦湿热,善泻心、胃实火而除烦止呕,并专消痈肿疔疮火毒。用于湿热痞满,呕吐吞酸,胃肠湿热泻痢,胃热呕吐,胃火消渴
黄柏			泻火,除蒸	善除下焦湿热,主清肾经虚火。用于湿热下注所致带下、热淋、脚气、痿证及骨蒸劳热

龙胆 Longdan《神农本草经》

【来源】本品为龙胆科植物条叶龙胆、龙胆、三花龙胆或坚龙胆的干燥根和根茎。前三种习称"龙胆",后一种习称"坚龙胆"。春、秋二季采挖,洗净,干燥。生用。

【性味归经】苦,寒。归肝、胆经。

【功效主治】

1.清热燥湿,用于肝胆及下焦湿热诸证。本品善清肝胆及下焦湿热。配伍茵陈、栀子等用于湿热黄疸;配伍苦参、黄柏等用于湿热下注,阴痒阴肿、带下黄稠臭秽、湿疹瘙痒。

2.泻肝胆火,用于肝胆实热诸证。本品主入肝胆,为泻肝胆实火之要药。配伍柴胡、黄芩、木通等,用于肝火上炎头痛、胁痛口苦、目赤耳聋,如龙胆泻肝汤;配伍钩藤、牛黄等清肝息风药物,用于肝经热盛,动风惊厥,惊风抽搐。

【用量用法】3~6 g,煎服。外用适量。

【使用注意】脾胃虚寒者慎用。

【歌诀】

> 龙胆极苦性又寒,能泻实火利肝胆。
>
> 清热燥湿通下焦,治疗目赤与黄疸。

苦参 Kushen《神农本草经》

【来源】本品为豆科植物苦参的干燥根。春、秋二季采挖,除去根头和小支根,洗净,干燥,或趁鲜切片,干燥。生用。

【性味归经】苦,寒。归心、肝、胃、大肠、膀胱经。

【功效主治】

1.清热燥湿,利尿,用于下焦湿热诸证。本品善清下焦湿热,治痢退黄力优。配伍龙胆、栀子等用于湿热黄疸尿闭;配伍木香等用于湿热痢疾便血,如香参丸;配伍车前子、石韦等用于湿热淋证;配伍黄柏、蛇床子等用于湿热赤白带下、阴肿阴痒,内服外洗均可。

2.杀虫,用于湿疹湿疮,皮肤瘙痒,疥癣麻风;外治滴虫性阴道炎。本品善祛风杀虫止痒,配蝉蜕、荆芥等用于皮肤瘙痒,如消风散;用于疥癣可与花椒同煎外洗;配伍黄柏、蛇床子等,用于湿疹,内服外洗均可。

【用量用法】4.5~9 g,煎服。外用适量。

【使用注意】反藜芦。虚寒者慎用。不宜久服,以免苦燥伤阴,损伤肾气。本品味极苦难服,易引起恶心呕吐,以丸散等剂型应用为佳。

【歌诀】

> 苦参之苦近黄连,清热燥湿性亦寒。
>
> 利水强心安悸动,杀虫止痒祛风顽。

白鲜皮 Baixianpi《神农本草经》

【来源】本品为芸香科植物白鲜的干燥根皮。春、秋二季采挖根部,除去泥沙和粗皮,剥取根皮,干燥。生用。

【性味归经】苦,寒。归脾、胃、膀胱经。

【功效主治】

1.清热燥湿,用于湿热疮毒、湿疹、黄疸尿赤。本品性味苦寒,具清热燥湿之效,配伍白蔹等用于湿热疮疡、疮疡肿毒、皮肤瘙痒;配伍苦参等燥湿药用于湿热蕴结,小便不利,灼热涩痛;配伍茵陈等用于湿热黄疸。

2.祛风解毒,用于风湿热痹、风疹、疥癣。本品清热燥湿,兼辛散,能祛风以止痒、通痹。配伍防风、地肤子等用于风疹瘙痒;配伍土茯苓等用于风湿热痹、肢体拘挛。

【用量用法】5~10 g,煎服。外用适量,煎汤洗或研粉敷。

【使用注意】虚寒者慎用。

【歌诀】

芸香植物取根皮,苦寒脾胃膀胱入。

清热燥湿治黄疸,祛风解毒疗疥癣。

秦皮 Qinpi《神农本草经》

【来源】本品为木犀科植物苦枥白蜡树、白蜡树、尖叶白蜡树或宿柱白蜡树的干燥枝皮或干皮。春、秋二季剥取,晒干。生用。

【性味归经】苦、涩,寒。归肝、胆、大肠经。

【功效主治】

1.清热解毒,收涩止痢,止带,用于湿热泻痢,赤白带下。本品苦寒,泄热燥湿,下行大肠而解毒止痢。治热毒泻痢,里急后重,常与黄柏、黄连、白头翁等配伍,如白头翁汤。若湿热下注,带下腥臭,可与椿皮、黄柏等同用。

2.明目,用于目赤肿痛,目生翳障。本品能清泄肝热、明目退翳。治肝火目赤、翳膜遮睛,常与菊花、决明子、夏枯草等配伍,也可配黄连煎汁外洗。

【用量用法】6~12 g,煎服。外用适量,煎洗患处。

【使用注意】虚寒者慎用。

【歌诀】

用药部位为树皮,苦涩寒胆肝肠是。

清热燥湿兼收涩,明目消肿退翳膜。

7.3 清热解毒药

清热解毒药多为苦寒之品,具有清热解毒作用。清热药所治的毒,则以热毒、疫毒、疮毒等为主,适用于各种热毒证,如内科热毒证,症见咽喉肿痛、痢疾、肺痈、肠痈等;外科热毒证,如疮痈、丹毒、痄腮等;其他如毒蛇咬伤、癌症肿瘤等。

金银花 Jinyinhua《名医别录》

【来源】本品为忍冬科植物忍冬的干燥花蕾或带初开的花。夏初花开放前采收,干燥。生用或炒炭用。

【性味归经】甘,寒。归肺、心、胃经。

【功效主治】

1.清热解毒,用于痈肿疔疮、热毒血痢。本品为治痈肿疔疮阳证之要药,无论外痈或内痈均可应用,常与蒲公英、野菊花等同用,如五味消毒饮。用于热毒血痢可单用浓煎或配伍黄连、白头翁等。

2.疏散风热,用于外感风热或温病初起发热。本品甘寒清热,质轻芳香透散,温病热毒无论卫气还是在营血均可应用。用于外感风热、温病卫分证,配伍荆芥、连翘等,如银翘散。用于温病气分证,配伍石膏、知母等。用于温病热入营血,有透热转气之力,常配伍地黄、黄芩等,如清营汤。

【用量用法】6～15 g,煎服。解表宜轻用,解毒宜重用。解毒散热宜生用,凉血止痢宜炒炭用,解暑清利头目可用露剂。

【使用注意】虚寒者慎用。

【歌诀】

银花疏散风热强,清热解毒又疗疮。

【附药】

忍冬藤　为忍冬的茎枝,又名银花藤。性味及功效与金银花相近而较弱,可代替金银花治疗痈肿疮毒。长于祛风湿通经络,常用于风湿热痹及皮肤瘙痒等。常用量为 6～15 g,煎服或煎汤外洗。

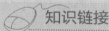 知识链接

　　山银花,2015 年药典记载:本品为忍冬科植物灰毡毛忍冬、红腺忍冬、华南忍冬或黄褐毛忍冬的干燥花蕾或带初开的花。山银花和金银花性味归经及功能主治相似,但所含有效成分存在差别,使用时应注意。

连翘 Lianqiao《神农本草经》

【来源】本品为木犀科植物连翘的干燥果实。秋季果实初熟尚带绿色时采收,除去杂质,蒸熟,晒干,习称"青翘";果实熟透时采收,晒干,除去杂质,习称"老翘"。生用。

【性味归经】苦,微寒。归肺、心、小肠经。

【功效主治】

1.清热解毒,用于热毒痈肿疮疡、热淋涩痛。本品善治阳证痈肿疔疮,无论外疡或内痈均可应用,有"疮家圣药"之称,常与金银花、蒲公英、野菊花等同用。治热淋涩痛,可与木通、车前子等同用。

2.消肿散结,用于瘰疬、喉痹。本品散结力强,配伍夏枯草、玄参等治疗瘰疬、痰核;配伍山豆根、桔梗等治喉痹。

3.疏散风热,用于外感风热或温病初起。本品虽属果实质却清扬,清热透邪之力与金银花相似,能使表里气血两清,常与金银花相须为用,用于外感风热或温病各阶段。且长于清心热,能治热入心包之高热神昏,常与麦冬、莲子心等同用,如清宫汤。

【用量用法】6～15 g,煎服。

【使用注意】虚寒者慎用。

【歌诀】

连翘苦辛解热毒,消痈散结疮疡服。

清透表热配方速,银花连翘相须雄。

【相似药物】

名　称	相同点		不同点	
	功　效	应　用	功　效	应　用
金银花	清热解毒,疏散风热	用于痈肿疮毒,红肿热痛,风热感冒,温病初起	凉血止痢	本品甘寒芳香,疏散风热力强;兼能凉血止痢,治热毒血痢
连翘			消肿散结	本品清心解毒力强,并有消肿散结之功,善于治疗消痈散结,有"疮家圣药"之称,还用于治疗瘰疬痰核;并能用于温病热入心包;又清心利尿,治热淋涩痛

板蓝根 Banlangen《日华子本草》

【来源】本品为十字花科植物菘蓝的干燥根。秋季采挖,除去泥沙,晒干。生用。

【性味归经】苦,寒。归心、胃经。

【功效主治】

1.清热解毒,用于外感风热或瘟疫时毒、发热咽痛。本品长于清热解毒利咽,用于外感风热或温病初起,可单用或配伍金银花、连翘等;用于咽喉肿痛,可配伍玄参、牛蒡子等。

2.凉血利咽,用于温病气血两燔诸证。配伍地黄、紫草等用于温毒发斑;配伍黄连、连翘等用于痄腮、烂喉丹痧、大头瘟疫、丹毒,痈肿等,如普济消毒饮。

【用量用法】9～15 g,煎服。

【使用注意】虚寒者慎用。

【歌诀】

板蓝根清热解毒,尤善治毒壅咽喉。

凉血消斑治肿痛,丹毒痄腮大头瘟。

大青叶 Daqingye《名医别录》

【来源】本品为十字花科植物菘蓝的干燥叶。夏、秋二季分 2～3 次采收,除去杂质,晒干。生用。

【性味归经】苦,寒。归心、胃经。

【功效主治】

1.清热解毒,用于外感风热、温病初起邪热较重。本品苦寒,善清肺胃心经热毒,能解毒利咽,凉血消斑。治风热或热毒郁结所致的咽喉红肿疼痛,可与牛蒡子、板蓝根等配伍。治血热毒盛之疮痈肿痛,常与蒲公英、紫花地丁等同用,内服或外敷均可。

2.凉血消斑,用于温病气血两燔诸证。本品既清心、胃二经实火,又善解瘟疫时毒,单用鲜品捣汁服或配伍地黄、大黄等,用于口舌生疮、咽喉肿痛、痄腮喉痹;配蒲公英、紫花地丁等用于丹毒;配伍栀子、地黄、玄参等用于温毒发斑、高热神昏。

【用量用法】9～15 g,煎服。

【使用注意】虚寒者慎用。

【歌诀】

大青清热解毒良,凉血消斑治口疮。

青黛 Qingdai《药性论》

【来源】本品为爵床科植物马蓝、蓼科植物蓼蓝或十字花科植物菘蓝的叶或茎叶经加工制得的干燥粉末、团块或颗粒。

【性味归经】咸,寒。归肝经。

【功效主治】

1.清热解毒,用于口疮,痄腮,喉痹。本品咸寒,长于解毒除热,可配伍黄柏、肉桂、冰片研末吹敷用于口疮,如柳花散;配伍寒水石研末香油调搽用于脓疮。

2.凉血消斑,用于温毒发斑,血热吐衄,胸痛咳血。本品长于清血分热,配伍黄柏、石膏等用于温毒发斑或一般皮肤病焮肿痒痛出水;单用研末吹鼻用于血热鼻衄;配伍知母、天花粉等用于顽痰郁热胸痛;配伍海浮石、瓜蒌仁等用于痰热咳嗽,如青黛海石丸;配伍苦杏仁、蛤粉等用于咯血。

3.泻火定惊,用于小儿惊痫。本品长于疏散肝胆郁火,单用本品水研服。

【用量用法】1~3 g,宜入丸散用。外用适量。

【使用注意】虚寒者慎用。

【歌诀】

青黛定惊清肝火,凉血消斑解热毒。

【相似药物】

名 称	相同点		不同点	
	功 效	应 用	功 效	应 用
板蓝根	清热解毒,凉血	用于热入营血,温毒发斑,血热吐衄;痄腮喉痹	利咽	解毒利咽散结力强,多用于丹毒、大头瘟、咽喉肿痛等
大青叶			消斑	凉血消斑力强,多用于热入营血,温毒发斑等
青黛			消斑,泻火定惊	善清肝火,兼解暑热,息风定惊,多用于肝火犯肺咳嗽,暑热惊痫,惊风抽搐等

鱼腥草 Yuxingcao《名医别录》

【来源】本品为三白草科植物蕺菜的新鲜全草或干燥地上部分。鲜品全年均可采割;干品夏季茎叶茂盛花穗多时采割,除去杂质,晒干。生用。

【性味归经】辛,微寒。归肺经。

【功效主治】

1.清热解毒,消痈排脓,用于肺痈吐脓、痰热喘咳。本品芳香辛散排脓,为治肺痈之要药,常配伍桔梗、芦根等药;又可清肺热,用于肺热咳嗽,配伍知母、贝母、黄芩等同用。

2.利尿通淋,用于热淋涩痛。本品尚能清利湿热,利水通淋,治淋证、带下、泻痢、黄疸等多种湿热病证,常与海金沙、金钱草等同用。

【用量用法】15～25 g,煎服。鲜品用量加倍,水煎或捣汁服。外用适量,捣敷或煎汤熏洗患处。

【使用注意】本品不宜久煎。

【歌诀】

肺痈专药鱼腥草,清热解毒宣肺经。

消肿排脓通热淋,外敷内用代刀行。

知识链接

　　鱼腥草别名狗心草、折耳根、狗点耳,除了是一味中药外,也是我国南方地区的常用佐料,其叶也可食用,是食疗药膳的主要材料。全草含挥发油,油中主要成分为甲基正壬酮、月桂油烯、辛酸及月桂醛等,具有特殊臭气,以此得名鱼腥草。

蒲公英 Pugongying《新修本草》

【来源】本品为菊科植物蒲公英、碱地蒲公英或同属种植物的干燥全草。春至秋季花初开时采挖,除去杂质,洗净,晒干。生用。

【性味归经】苦、甘,寒。归肝、胃经。

【功效主治】

1.清热解毒,消肿散结,用于疔疮肿毒、乳痈内痈。本品清热解毒,兼散滞气,为消痈散结良药,尤善治乳痈及内外热毒疮痈。单用鲜品内服或捣敷,或配忍冬藤等用于乳痈;配伍大黄、牡丹皮等用于肠痈,如大黄牡丹汤;配伍鱼腥草、芦根等用于肺痈;配伍野菊花、紫花地丁等用于痈肿疔毒。

2.利尿通淋,用于湿热淋痛、湿热黄疸。本品通利下焦,配伍车前子、白茅根等,治湿热淋证,小便淋沥涩痛;配伍茵陈、栀子等治湿热黄疸。

【用量用法】10～15 g,煎服。鲜品用量加倍,水煎或捣汁服。外用适量,鲜品捣敷。

【使用注意】本品用量过大可致缓泻。

【歌诀】

公英清热解毒劲,消肿散结更通淋。

利湿退黄配茅根,医治乳痈效力奇。

紫花地丁 Zihuadiding《本草纲目》

【来源】本品为堇菜科植物紫花地丁的干燥全草。春、秋二季采收,除去杂质,晒干。生用。

【性味归经】苦、辛,寒。归心、肝经。

【功效主治】

1.清热解毒,用于各种热毒疮疡。本品功效与蒲公英相似而力强,以治疗毒见长,凡红肿热痛无论内痈外疮均可应用,常配伍野菊花、蒲公英等,如五味消毒饮;也可以鲜品捣敷患处。

2.凉血消肿,用于毒蛇咬伤。本品能治外伤肿毒,多以鲜品绞汁服,并捣敷伤处。

【用量用法】15~30 g,煎服。外用适量,鲜品捣敷。

【使用注意】脾胃虚寒者慎服。

【歌诀】

> 紫花地丁治蛇伤,清热解毒凉血热。
>
> 消肿止痛鲜品敷,内外兼能保平安。

白头翁 Baitouweng《神农本草经》

【来源】本品为毛茛科植物白头翁的干燥根。春、秋二季采挖,除去泥沙,干燥。生用。

【性味归经】苦,寒。归胃、大肠经。

【功效主治】

清热解毒,凉血止痢,用于热毒血痢、阴痒带下。本品清热解毒兼能燥湿凉血,长于清大肠湿热,是治热毒血痢和阿米巴痢疾之要药。常配伍黄连、黄柏等应用,如白头翁汤。配伍苦参、蛇床子等煎汤外洗,用于湿热阴痒带下。

【用量用法】9~15 g,煎服。

【使用注意】虚寒痢疾慎服。鲜品对皮肤黏膜有一定刺激性,加热、久贮可消除其刺激性。

【歌诀】

> 味性苦寒白头翁,见于路野乱丛生。
>
> 擅长清热解毒痢,凉血止血得安宁。

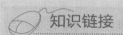

知识链接

药材典故

传说唐代诗人杜甫困守京华之际,生活异常艰辛,往往是"残杯不与冷炙,到处潜悲辛"。一日早晨,杜甫喝下一碗两天前的剩粥,不久便呕吐不止,腹部剧痛难耐。但他蜗居茅屋,根本无钱求医问药。这时,一位白发老翁刚好路过他家门前,见此情景,十分同情,询问完病情后,老翁外出采摘了一把长着白色柔毛的野草,将其煎汤让杜甫服下。杜甫服完之后,病痛慢慢消除了,数日后痊愈。因"自怜白头无人问,怜人乃为白头翁",杜甫就将此草起名为"白头翁",以表达对那位白发老翁的感激之情。

土茯苓 Tufuling《本草拾遗》

【来源】本品为百合科植物光叶菝葜的干燥根茎。夏、秋二季采挖,除去须根,洗净,干燥;或趁鲜切成薄片,干燥。生用。

【性味归经】甘、淡,平。归肝、胃经。

【功效主治】

1.清热解毒,除湿,用于湿热诸证。本品长于除湿解毒,配伍白茅根、车前子等,治湿热淋浊;配伍黄柏、苍术等,治湿热带下、湿疮;配伍地肤子、白鲜皮等,治湿疹瘙痒、疥癣。

2.通利关节,用于梅毒及汞中毒所致的肢体拘挛、筋骨疼痛。本品是治疗梅毒之要药,且可解汞毒,用于梅毒及因治疗梅毒服用汞剂中毒而致肢体拘挛。单用或配伍金银花、威灵仙等。

【用量用法】15～60 g,煎服。

【使用注意】服药期间忌饮茶水。肝肾阴亏者慎服。

【歌诀】

> 味甘淡平土茯苓,堪称梅毒大克星。
>
> 清热除湿解汞毒,通利关节热痹行。

知识链接

　　龟苓膏是我国广东、广西一带的传统药用食品,是以龟板、土茯苓为主要原料,加入金银花、蒲公英、菊花等清热解毒利湿中药制成凝固的膏状。龟苓膏滋阴润燥,降火除烦,清利湿热,凉血解毒。用于正虚邪实、阴虚热甚所致的虚烦、便秘、热淋、白浊、疖肿、赤白带下、皮肤瘙痒等,多种口腔溃疡、习惯性便秘、急慢性泌尿系感染、女性生殖系统炎症等均适用。但清凉解毒力较强,妇女于月经期间及孕妇不宜食用,体质虚弱者也不宜常食。

绵马贯众 Mianmaguanzhong《神农本草经》

【来源】本品为鳞毛蕨科植物粗茎鳞毛蕨的干燥根茎和叶柄残基。秋季采挖,削去叶柄,须根,除去泥沙,晒干。生用或炒炭用。

【性味归经】苦,微寒;有小毒。归肝、胃经。

【功效主治】

1.清热解毒,用于时疫感冒、风热头痛、温毒发斑、疮疡肿毒。本品苦寒,既清气分邪热,又清血分热毒。配伍金银花、板蓝根等,治风热感冒、痄腮、乙脑;配伍大青叶、紫草等,治斑疹、麻疹。

2.止血,用于血热出血证。本品长于治疗崩漏下血,血热者尤宜,常配伍五灵脂,属气血不足者加黄芪、当归等;配伍凉血止血药,如小蓟、白茅根等,治吐衄、便血。

3.杀虫,用于虫积腹痛。本品有小毒,可配槟榔、雷丸等驱杀绦虫;配榧子、槟榔等驱杀钩虫;配伍使君子、苦楝皮等驱杀蛔虫;单用煎汁外洗肛门可驱杀蛲虫。

【用量用法】5～10 g,煎服。生用杀虫、清热解毒,炒炭止血。

【使用注意】本品有毒,用量不宜过大。脾胃虚寒者慎用。

【歌诀】

> 贯众清热又解毒,炒炭止血与杀虫。

【不良反应及处理】

绵马贯众有小毒,过量内服生品可致中毒。中毒后轻者有头痛、头晕,腹泻、腹痛,呼吸困难、短暂失明;重者有谵妄,昏迷、黄疸、肾功能损伤,最后因呼吸衰竭而死亡。中毒后恢复缓慢,可造成永久性失明。因此内服杀虫、清热解毒,用量需要严格控制;炒炭用于止血,不可混淆。

半边莲 Banbianlian《本草纲目》

【来源】本品为桔梗科植物半边莲的干燥全草。多于夏季采收,带根拔起,洗净,晒干或阴干。生用。

【性味归经】甘,平。归心、肺、小肠经。

【功效主治】

1.清热解毒,用于毒蛇咬伤、痈肿疔疮、咽喉肿痛。本品善治毒蛇咬伤,能迅速奏效,单用煎汤内服或鲜品捣烂外敷。单用煎汤或鲜品捣碎湿敷外搽,治痈肿疔疮、手足癣、湿疹。单用鲜品捣碎,酒调含漱治喉蛾咽肿。

2.利水消肿,用于跌打损伤、湿热黄疸、腹水及多种癌症。本品消肿散结力强,单用本品水煎浓汁敷贴于患处,治跌打损伤;配伍白茅根等利尿药,治湿热黄疸、水肿、小便不利。配伍金钱草、大黄等,治臌胀腹水。

【用量用法】9~15 g,煎服。

【使用注意】虚证忌用。

【歌诀】

边莲同半枝莲,解毒利尿也抗癌。

白蔹 Bailian《神农本草经》

【来源】本品为葡萄科植物白蔹的干燥块根。春、秋二季采挖,除去泥沙和细根,切成纵瓣或斜片,晒干。生用。

【性味归经】苦,微寒。归心、胃经。

【功效主治】

1.清热解毒,消痈散结,用于痈疽发背、疔疮、瘰疬。本品散结力强,单用或配伍黄芩、藜芦等研末,酒调敷患处,用于痈疽疔疮,消肿止痛起效较快。配伍玄参、大黄等研末醋调敷贴患处,治颈腋瘰疬、结肿寒热。配伍阿胶、地黄等治热毒吐血、咯血不止,如白蔹汤。

2.敛疮生肌,用于烧烫伤、手足皲裂。本品善敛疮生肌,可配伍白及、大黄等研粉调敷患处,如白蔹散。

【用量用法】5～10 g,煎服。外用适量,煎汤洗或研成极细粉敷患处。

【使用注意】脾胃虚寒者慎用。不宜与川乌、制川乌、草乌、制草乌、附子同用。

【歌诀】

白蔹解毒消肿药,生肌敛疮功效雄。

北豆根 Beidougen《中国药植志》

【来源】本品为防己科植物蝙蝠葛的干燥根茎。春、秋二季采挖,除去须根和泥沙,干燥。生用。

【性味归经】苦,寒;有小毒。归肺、胃、大肠经。

【功效主治】

1.清热解毒,用于咽喉肿痛,热毒泻痢。本品苦寒,善清热解毒,利咽消肿,常用于热毒壅盛之咽喉肿痛,常配伍射干、玄参等,以清热利咽止痛;或配伍黄芩、前胡、桔梗等,治肺热咳嗽。配伍黄连、黄芩,治湿热泻痢。

2.祛风止痛,用于风湿痹痛。本品清热祛风,可配伍苍术、牛膝等。

【用量用法】3～9 g,煎服。外用适量,煎汤洗或研粉敷患处。

【使用注意】脾胃虚寒者慎用。

【歌诀】

解毒利咽山豆根,防治肿瘤要记清。

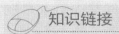 知识链接

北豆根的不良反应及处理

目前应用北豆根及其制剂的临床不良反应,主要是胃肠道反应,多表现为恶心、呕吐、大便次数增多、心悸、食欲减退和嗜睡;少数表现为腹胀、腹痛、丙氨酸氨基转移酶(ALT)轻度增高,多与用量过大或超量使用有关。停药后症状随时间延长可逐渐缓解,说明北豆根的临床毒性具有可逆性。因此,临床应用要严格控制用量,避免过量服用。

鸦胆子 Yadanzi《本草纲目拾遗》

【来源】本品为苦木科植物鸦胆子的干燥成熟果实。秋季果实成熟时采收,除去杂质,晒干。生用。

【性味归经】苦,寒;有小毒。归大肠、肝经。

【功效主治】

1.清热解毒,截疟,止痢,用于痢疾、疟疾。本品对间日疟、三日疟、恶性疟均有效果,入桂圆肉内服药后可控制发作。本品性善凉血止血,兼能化瘀生新,热痢下血尤效,可配伍木香、乌梅等为丸内服;本品又善清胃腑之热,治噤口痢也有效。

2.外用腐蚀赘疣,用于赘疣、鸡眼。本品善治疣,可研磨酒调外涂;或将捣烂的鸦胆子盖满患处,以胶布敷盖,治疗鸡眼。

【用量用法】0.5~2 g,用龙眼肉包裹或装入胶囊吞服。外用适量。

【使用注意】孕妇及小儿慎用;胃肠出血及肝肾病患者忌用。本品有毒,内服需严格控制剂量,不宜多用久服;外用注意用胶布保护好周围正常皮肤,以防对正常皮肤的刺激。

【歌诀】

鸦胆子苦截疟殊,腐蚀赘疣止痢毒。

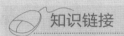

知识链接

鸦胆子的不良反应及处理

鸦胆子壳及种子均有毒,临床的毒性反应发生率较高。其毒性成分主要存在于水溶性成分中,对中枢神经有抑制作用,对肝肾实质有损害作用,并能使内脏动脉显著扩张,引起出血。其挥发油则对皮肤和黏膜有强烈的刺激性。中毒主要表现为恶心、呕吐、食欲不振、头昏乏力、腹痛便血、尿量减少、体温增高、眼结膜充血,四肢麻木或瘫痪、昏迷、抽搐等。中毒的主要原因一是用量过大,二是口服时直接吞服或嚼服。因此,应用鸦胆子必须严格掌握好用量,且按正确方法服用,以保证用药安全。中毒救治的一般疗法:早期催吐、洗胃,口服牛奶或蛋清,酌用泻药;静脉点滴葡萄糖、盐水及注射维生素;在昏睡、呼吸困难时,酌情给予中枢兴奋剂,必要时可行人工呼吸。

7.4 清热凉血药

清热凉血药多为甘寒、咸寒或苦寒之品,具有清营凉血作用,适用于温病热入营血证,症见身热夜甚、心烦躁扰,甚则神昏谵语、斑疹隐隐或见多种出血现象、舌质红绛等;内伤血热证,症见心烦、少寐、手足蜕皮、毛发脱落、月经先期量少、舌红少苔、脉象细数等。本类药物多清热而不伤阴,其中部分药既能凉血又能滋阴,因此不仅用于血分实热,也用于热病伤阴、阴虚内热证。

地黄 Dihuang《神农本草经》

【来源】本品为玄参科植物地黄的新鲜或干燥块根。秋季采挖,除去芦头、须根及泥沙,鲜用;或将地黄缓缓烘焙至约八成干。前者习称"鲜地黄",后者习称"生地黄"。生用。

【性味归经】鲜地黄:甘、苦,寒。归心、肝、肾经。

生地黄:甘,寒。归心、肝、肾经。

【功效主治】

1.清热凉血,用于温病热入营血证、血热出血证。本品性寒质润,能入营分、血分,为清热凉血、养阴生津之要药。配伍玄参、麦冬等,治温病热入营分,如清营汤;配伍赤芍、牡丹皮等,治温病热入血分、温毒发斑,如犀角地黄汤;配伍石膏、知母等治气血两燔。用于血热吐衄、崩漏便血等,多用鲜地黄与鲜荷叶、藕汁、生艾叶等同用。

2.养阴生津,用于热病伤阴、阴虚内热、津亏消渴、肠燥便秘。本品甘寒,能滋养阴液,配伍知母、青蒿、鳖甲等,用于温病后期,余热未尽、阴液已伤,如青蒿鳖甲汤;配伍知母、葛根等用于消渴;配伍玄参、麦冬等用于肠燥便秘,如增液汤。

【用量用法】鲜地黄12~30 g,可绞汁服用。生地黄10~15 g,煎服。生地酒炒可减弱寒凉滋腻之性,但清热凉血之力也减弱。

【使用注意】本品甘寒助湿,脾虚有湿及腹满便溏者忌用。

【歌诀】

清热凉血又止血,生地功效最奇特。

养阴生津退虚热,降低血糖消渴宜。

玄参 Xuanshen《神农本草经》

【来源】本品为玄参科植物玄参的干燥根。冬季茎叶枯萎时采挖,除去根茎、幼芽、须根及泥沙,晒或烘至半干,堆放3~6天,反复数次至干燥。生用。

【性味归经】甘、苦、咸,微寒。归肺、胃、肾经。

【功效主治】

1.清热凉血,用于温病热入营血诸证。本品清热凉血之功似地黄而力稍逊,常相须为用。配伍地黄、麦冬等,治温病热入营分,如清营汤;配伍连翘心、麦冬等,治温病热陷心包、神昏谵语,如清宫汤;配伍石膏、升麻等用于气血两燔、血热发斑,如化斑汤。

2.滋阴降火,用于阴虚发热、劳嗽咳血、津伤便秘。本品清热,又能滋养阴液,配伍百合、川贝母等,用于阴虚发热,劳嗽咳血;配伍地黄、麦冬等,用于消渴、津伤便秘,如增液汤。

3.解毒散结,用于咽痛、白喉、瘰疬、痈肿疮毒。本品功能清热解毒,配伍桔梗、甘草等,用于咽喉肿痛,如玄麦甘桔汤;配伍野菊花、紫花地丁等,用于痈肿疮毒;配伍浙贝、牡蛎等,用于瘰疬、痰核,如消瘰丸;配伍麦冬、川贝等用于白喉,如养阴清肺膏。

【用量用法】9~15 g,煎服。

【使用注意】不宜与藜芦同用。脾虚便溏、虚寒者慎用。

【歌诀】

玄参甘咸泻火毒,清热凉血阴虚服。

【相似药物】

名　称	相同点		不同点	
	功　效	应　用	功　效	应　用
地黄	清热凉血、养阴	治疗温病热入营血，舌绛烦渴、斑疹吐衄；阴虚内热，骨蒸潮热；热病津伤，肠燥便秘	生津	清热凉血，养阴生津的力量较强，为凉血滋阴的要药
玄参			降火，解毒散结	长于泻火解毒散结，用于咽喉肿痛、疮疡肿毒、瘰疬、痰核等

牡丹皮 Mudanpi《神农本草经》

【来源】本品为毛茛科植物牡丹的干燥根皮。秋季采挖根部，除去细根和泥沙，剥取根皮，晒干或刮去粗皮，除去木心，晒干。生用或酒炒用。

【性味归经】苦、辛，微寒。归心、肝、肾经。

【功效主治】

1.清热凉血，用于温病热入营血、血热、虚热证。本品微寒入血分，清血中伏热，有凉血止血不留瘀，活血而不动血的特点。常与赤芍、地黄等相须为用，治血热斑疹吐衄。本品长于清透阴分伏热，是治无汗骨蒸之要药。配伍知母、鳖甲等治疗温病后期邪伏阴分、夜热早凉、无汗骨蒸，如青蒿鳖甲汤；配伍黄柏、知母等，治阴虚骨蒸潮热，如知柏地黄丸；配伍白芍、黄芩、柴胡等，治血热月经先期，经前发热，如宣郁通经汤。

2.活血化瘀，用于经闭痛经、跌扑伤痛、痈肿疮毒。本品辛寒，凉血并散瘀，瘀热者尤宜。配伍当归、丹参等，用于经闭痛经；配伍桂枝、赤芍等，用于癥瘕积聚，如桂枝茯苓丸；配伍乳香、没药等，用于跌打损伤；配伍大黄、桃仁等，用于肠痈初起，如大黄牡丹汤；配伍金银花、连翘等，用于热毒疮痈。

【用量用法】6~12 g，煎服。清热凉血宜生用，活血散瘀宜酒炒用。

【使用注意】血虚有寒，孕妇及月经过多者不宜用。过服易损伤阳气。

【歌诀】

清热凉血牡丹皮，活血化瘀功效奇。

清退虚热与肝热，无汗骨蒸最适宜。

赤芍 Chishao《神农本草经》

【来源】本品为毛茛科植物芍药或川赤芍干燥根。春、秋二季采挖，除去根茎、须根及泥沙，晒干。生用。

【性味归经】苦，微寒。归肝经。

【功效主治】

1.清热凉血，用于热入营血、温病发斑、吐衄。本品清热凉血之功似丹皮，两者常相须为用，或配伍紫草等，治血热斑疹，如紫草快斑汤；配伍地黄等，治血热吐衄，如犀角地黄汤。

2.散瘀止痛，用于经闭痛经、癥瘕腹痛、跌扑损伤、目赤肿痛、痈肿疮疡。本品苦辛能散瘀，配伍当归、川芎等，用于血瘀经闭痛经，有热者尤宜；配伍桂枝、桃仁等，用于癥瘕积聚；配伍乳香、没药、红花等,用于跌打损伤;配伍金银花、连翘、皂角刺等,用于内痈或外痈初起,如仙方活命饮;配伍菊花、木贼等,用于肝热目赤。

【用量用法】6～12 g,煎服。清热凉血宜生用,活血散瘀宜酒炒用。

【使用注意】不宜与藜芦同用。无瘀血者,孕妇慎用。过服易致出血。

【歌诀】

赤芍疗伤通经闭,清热凉血散瘀痛。

【相似药物】

名　称	相同点		不同点	
	功　效	应　用	功　效	应　用
牡丹皮	清热凉血,祛瘀	具有凉血不留瘀,活血不妄行的特点。血热、血瘀所致的病证均可使用。用于温病热入营血,身热发斑;血热妄行出血;血滞经闭痛经,产后腹痛,癥瘕积聚,跌打损伤;疮痈肿毒等	活血	清热凉血力强,善于清透阴血分伏热。活血散瘀又能消内痈,治疗肠痈腹痛
赤芍			止痛	活血散瘀止痛力强,瘀血阻滞多用。兼能清泻肝火,用于肝火目赤肿痛

水牛角 Shuiniujiao《名医别录》

【来源】本品为牛科动物水牛的角。取角后,水煮,除去角塞,干燥。生用。

【性味归经】苦,寒。归心、肝经。

【功效主治】

1.清热凉血,定惊,用于温病高热、惊风抽搐。本品常以大量入药作为犀角的替代品,配伍羚羊角、钩藤等,用于温病高热、神昏谵语、惊风抽搐。

2.解毒,用于热毒斑疹、疮痈、喉痹。本品苦寒,能入血分,配伍赤芍、牡丹皮等,用于热毒斑疹;配伍连翘、金银花等,用于热毒疮痈;配伍玄参、桔梗等,用于喉痹肿痛。

【用量用法】15～30 g,宜先煎3 h以上。或锉末冲服,或以浓缩粉入药。

【使用注意】孕妇、脾胃虚寒者慎服。大量服用,常有上腹部不适、恶心、腹胀、食欲不振等反应。

【歌诀】

牛角苦寒心与肝,凉血清热解毒患。

吐衄便血温热狂,斑疹紫暗咽喉炎。

紫草 Zicao《神农本草经》

【来源】本品为紫草科植物新疆紫草或内蒙紫草的干燥根。新疆紫草习称"软紫草",内蒙紫草习称"硬紫草"。春、秋二季采挖,除去泥沙,干燥。生用。

【性味归经】甘、咸,寒。归心、肝经。

【功效主治】

1.清热凉血,透疹消斑,用于血热毒盛、斑疹紫黑、麻疹不透、疮疡、湿疹。本品性寒长于凉血活血,痘疹欲出未出,血热毒盛,大便闭涩者宜用。配伍蝉蜕、牛蒡子、连翘、荆芥等,用于血热毒盛、麻疹、斑疹透发不畅等证;配伍赤芍、金银花、连翘等,用于疹出而色甚深,呈紫暗色而不红活的血热毒盛证。

2.活血解毒,用于水火烫伤。本品能凉血活血,单用或配伍当归等熬制油膏外涂。

【用量用法】5~10 g,煎服。外用适量,熬膏或用植物油浸泡涂擦。

【使用注意】胃肠虚弱、大便滑泄者慎服。

【歌诀】

> 紫草清热凉血热,解毒透疹紫斑消。
> 性能活血利皮肤,熬制油膏治烫伤。

7.5 清虚热药

清虚热药多甘寒或咸寒,具有清退虚热作用,适用于阴虚内热证,症见骨蒸潮热、手足心热、口燥咽干、心烦不寐、盗汗、舌红少苔、脉细数等,以及温热后期,邪热未尽,伤阴劫液,夜热早凉、手足抽搐、神疲倦怠等;也可用于小儿疳热等。本类药物多与能滋补肝肾之阴的药物配伍,以期标本兼治。若用于热病后期,还应配伍清热凉血、解毒之品,用以清解余邪。

青蒿 Qinghao《神农本草经》

【来源】本品为菊科植物黄花蒿的干燥地上部分。秋季花盛开时采割,除去老茎,阴干。生用。

【性味归经】苦、辛,寒。归肝、胆经。

【功效主治】

1.清虚热,除骨蒸,用于温邪伤阴、夜热早凉、阴虚发热、骨蒸劳热。本品苦寒,辛香透散,善透阴分伏热,用于温病后期邪热伤阴、夜热早凉、热退无汗,配伍鳖甲等,如青蒿鳖甲汤;配伍知母、秦艽等,用于骨蒸劳热、五心烦热,如清骨散。

2.解暑热,用于暑邪发热。本品味辛,能清透热邪,配伍荷叶、广藿香、滑石等,用于暑天发热无汗或有汗。

3.截疟,用于疟疾寒热。本品为治疟疾的良药,可单用鲜品捣汁服,或配伍黄芩、半夏等,如蒿芩清胆汤。

4.退黄,用于湿热黄疸。本品能利湿退黄,配伍黄芩、枳壳等。

【用量用法】6~12 g,后下。

【使用注意】脾胃虚寒、泄泻者慎用。

【歌诀】

> 青蒿截疟效最佳,除蒸凉血除黄疸。
> 清透伏热从汗出,暑天发热服之安。

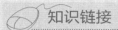知识链接

青蒿古名"蒿"（qìn），意为"治疗疟疾之草"。李时珍《本草纲目》之后近400年的历史中，青蒿（又名香蒿，拉丁学名 *Artemisia apiacea* Hance）一直被尊为正品，其他品种均为赘品。现今的黄花蒿（又名臭蒿）因为苦味较大，并不作青蒿入药。在20世纪70年代，抗疟药物研究中发现黄花蒿中的黄花蒿素具有较好的抗疟活性，含量较高。直至1990年，黄花蒿取代了青蒿成为中药青蒿的正品。

地骨皮 Digupi《神农本草经》

【来源】本品为茄科植物枸杞或宁夏枸杞的干燥根皮。春初或秋后采挖根部，洗净，剥取根皮，晒干。生用。

【性味归经】甘，寒。归肺、肝、肾经。

【功效主治】

1.凉血除蒸，用于阴虚潮热，骨蒸盗汗。本品长于除有汗之骨蒸，配伍鳖甲、秦艽等，如秦艽鳖甲散。本品也可用于小儿疳积发热。

2.清肺降火，用于肺热咳嗽、咯血、衄血、内热消渴。本品善清肺中郁热，配伍白茅根、大蓟等凉血止血药，用于血热吐衄、尿血；配伍桑白皮、甘草等，用于肺热喘咳，如泻白散；配伍天花粉、麦冬等，用于内热消渴。

【用量用法】9~15 g，煎服。

【使用注意】脾胃虚寒者慎用。喘咳有表邪者慎服，以免引邪入里。

【歌诀】

地骨根皮凉血佳，骨蒸潮热出汗宜。

清肺降火治咳嗽，生津止渴内热平。

白薇 Baiwei《神农本草经》

【来源】本品为萝藦科植物白薇或蔓生白薇的干燥根和根茎。春、秋二季采挖，洗净，干燥。生用。

【性味归经】苦、咸，寒。归胃、肝、肾经。

【功效主治】

1.清热凉血，用于温邪伤营发热、阴虚发热、骨蒸劳热、产后血虚发热。本品既清实热，又清虚热，而以清虚热为所长，常配伍地骨皮等，用于阴虚发热、骨蒸潮热、盗汗；配伍当归、人参等，用于产后血虚发热、昏厥，如白薇汤；配伍生地、玄参等，用于温病热入血分、高热神昏。

2.利尿通淋，用于热淋、血淋。本品对血淋最宜，配伍车前草、地黄、淡竹叶等，用于热淋、血淋证；配伍白芍等为末冲服，用于胎前产后热淋、血淋。

3.解毒疗疮，用于痈疽肿毒、毒蛇咬伤。本品苦寒，能解毒消肿，内服外敷均可。

【用量用法】5~10 g，煎服。

【使用注意】脾胃虚寒者慎用。

【歌诀】

白薇凉血虚热消,解毒疗疮利下焦。

其他清热药

药 名	功 效	主 治	要 点	使用注意
穿心莲	清热解毒,凉血,消肿	感冒发热,咽喉肿痛,口舌生疮,顿咳劳嗽,泄泻痢疾,热淋涩痛,痈肿疮疡,毒蛇咬伤	长于燥湿止痢	苦寒易伤胃气,不宜久服
马勃	清肺利咽,止血	风热郁肺咽痛,音哑,咳嗽;外治鼻衄,创伤出血	长于利咽,消肿止痛	
野菊花	清热解毒,泻火平肝	疔疮痈肿,目赤肿痛,头痛眩晕	长于清热解毒	
山慈菇	清热解毒,化痰散结	痈肿疔毒,瘰疬痰核,蛇虫咬伤,癥瘕痞块	长于解毒散结	正虚体弱者慎用
西青果	清热生津,解毒	阴虚白喉	长于生津利咽	
重楼	清热解毒,消肿止痛,凉肝定惊	疔疮痈肿,咽喉肿痛,蛇虫咬伤,跌扑伤痛,惊风抽搐	常用于血热导致的痈肿疮疡	有小毒,用量3～9 g。外用适量,研末调敷
漏芦	清热解毒,消痈,下乳,舒筋通脉	乳痈肿痛,痈疽发背,瘰疬疮毒,乳汁不通,湿痹拘挛	常用治乳痈	孕妇慎服
大血藤	清热解毒,活血,祛风止痛	肠痈腹痛,热毒疮疡,经闭,痛经,跌扑肿痛,风湿痹痛	常用于肠痈	
银柴胡	清虚热,除疳热	阴虚发热,骨蒸劳热,小儿疳热	长于退虚热除骨蒸;除疳热的作用较强,为治疗小儿疳积发热的常用药	外感风寒、血虚无热者忌服
胡黄连	退虚热,除疳热,清湿热	骨蒸潮热,小儿疳热,湿热泻痢,黄疸尿赤,痔疮肿痛	功似银柴胡而力较强;能清湿热,善除胃肠湿热,用于湿热泻痢、痔疮肿痛	脾胃虚寒者慎用

【点滴积累】

清热药多味苦而寒凉,能清热泻火,主治里热证。

清热泻火药适用于气分实热证和脏腑实热证。知母与石膏均能清热泻火,生津止渴。石膏清热泻火优,内服长于泻肺胃实火,又可煅制外用;知母质润而长于清润,生津止渴力优,具有虚实两清之功。栀子泻火力强,善清三焦之火热而除烦,为治热病心烦不眠之要药。天花粉清润兼备,又善消肿排脓,为外科疮疡要药。夏枯草清肝力强,善散结消肿,是治目珠疼痛和瘿瘤、瘰疬之要药。

清热燥湿药适用于湿热诸证。黄芩、黄连、黄柏三药皆苦寒,黄连居首,均能清热燥湿,泻火解毒,用于湿热证和火毒热证,常相须为用。黄芩善清上焦湿热及泻肺火,是治肺热咳嗽之要药,兼治血热出血及胎动不安;黄连善清中焦湿热及心胃之火,是治湿热泻痢之要药,胃热呕吐及心火亢盛烦躁之最宜;黄柏善清下焦湿热,清虚热,为治湿热下注之带下、湿热泻痢、黄疸之要药,是阴虚火旺、骨蒸潮热之良品。龙胆与三黄相似而善清肝胆湿热。苦参、白鲜皮、秦皮善治湿热蕴于皮肤而致湿疹瘙痒等。

清热解毒药大多苦寒,能清热解毒,长于治热毒炽盛病证和外科热毒的疮疡、痄腮、丹毒、毒蛇咬伤等。金银花和连翘均能清热解毒,疏散风热。但金银花露剂可清热解暑;连翘还能清热利尿。板蓝根、大青叶、青黛均能清热解毒,清营凉血。但板蓝根长于利咽,咽喉肿痛多用;大青叶长于凉血消斑,治斑疹吐衄最宜。青黛泻肝定惊,小儿高热惊痫多用。蒲公英善治乳痈;鱼腥草长于治肺痈;白头翁为治热毒血痢之要药;紫花地丁以治疗疮见长。鱼腥草不宜久煎;北豆根、绵马贯众、鸦胆子有毒性。

清热凉血药多为甘苦咸寒之品,均能入血分而清营凉血,用于热入营血证。地黄和玄参均能清热凉血滋阴,常相须用,治热入营血证和阴伤津亏证。但地黄苦中有甘,滋阴优于玄参,多用于阴血不足证;玄参味苦兼咸,降火之力强于生地,多用于咽喉肿痛。牡丹皮与赤芍均能清热凉血,活血散瘀。但牡丹皮清热凉血优于赤芍,且能透阴分伏热,故可虚实两清;赤芍仅能用于血分实热,但其活血化瘀之功优于牡丹皮。水牛角清热凉血,定惊,解毒,煎时宜先煎 3 h 以上。

清虚热药大多甘寒,入肝经和肾经,主要用于阴虚发热,或热病后期、夜热早凉。青蒿味辛善散,长于清透阴分伏热,多用于热病阴伤之夜热早凉;还具有解暑之功,用于暑热烦渴;又为治疟之要药。地骨皮清虚热,用于肝肾阴虚骨蒸潮热、小儿疳积发热。

【目标检测】

一、单选题

1.内服能清热泻火,外用能清热收敛的药物是(   )。

　　A.黄芩　　　　　　　　B.黄连　　　　　　　　C.石膏　　　　　　　　D.栀子

2.既可清实热,又可清虚热的药物是(   )。

　　A.知母　　　　　　　　B.栀子　　　　　　　　C.黄连　　　　　　　　D.夏枯草

3.长于清三焦火热而除烦,又能清热利尿,凉血解毒的药物是(   )。

　　A.栀子　　　　　　　　B.黄芩　　　　　　　　C.黄连　　　　　　　　D.黄柏

4.治热扰胎动不安宜选择的药物是(   )。

　　A.黄芩　　　　　　　　B.黄连　　　　　　　　C.黄柏　　　　　　　　D.栀子

5.具有"疮家圣药"之称,善于治阳性疮疡的药物是(   )。

　　A.连翘　　　　　　　　B.黄芪　　　　　　　　C.鹿茸　　　　　　　　D.金银花

6.长于治乳痈、肺痈咳吐脓血的药物分别是(   )。

　　A.紫花地丁、鱼腥草　　　　　　　　B.蒲公英、紫花地丁

　　C.白头翁、蒲公英　　　　　　　　　D.蒲公英、鱼腥草

7.长于治热毒痢疾的药物是(　　)。

　　A.蒲公英　　　　　B.鱼腥草　　　　　C.白头翁　　　　　D.黄连

8.善于治梅毒或因治疗梅毒服汞剂而致肢体拘挛的药物是(　　)。

　　A.野菊花　　　　　B.土茯苓　　　　　C.连翘　　　　　　D.穿心莲

9.既可清虚热,又可解暑热的药物是(　　)。

　　A.地骨皮　　　　　B.知母　　　　　　C.青蒿　　　　　　D.白薇

10.能治疗小儿疳积发热的药物是(　　)。

　　A.地黄、玄参　　　B.银柴胡、胡黄连　C.柴胡、黄连　　　D.金银花、连翘

11.宜入丸散的药物是(　　)。

　　A.石膏　　　　　　B.青黛　　　　　　C.水牛角　　　　　D.大青叶

12.长于清心与小肠经热的药物是(　　)。

　　A.夏枯草　　　　　B.石膏　　　　　　C.龙胆　　　　　　D.黄连

13.天花粉的药用部分是(　　)。

　　A.花粉　　　　　　B.花蕾　　　　　　C.块根　　　　　　D.果实

14.除(　　)以外,均有清热利咽的作用。

　　A.马勃　　　　　　B.北豆根　　　　　C.板蓝根　　　　　D 鱼腥草

二、配伍选择

　　A.清热泻火,滋阴润燥　　　　　　　　B.清热泻火,定惊息风

　　C.清热生津,止呕除烦　　　　　　　　D.清热生津,消肿排脓

　　E.清热除烦,利水退黄

1.天花粉的功效是(　　)。

2.芦根的功效是(　　)。

3.知母的功效是(　　)。

　　A.黄连　　　B.黄柏　　　C.黄芩　　　D.龙胆　　　E.夏枯草

4.最宜清热燥湿,泻肝火作用的药物是(　　)。

5.既能清下焦湿热,又能泻相火,用治骨蒸劳热、遗精及足膝肿痛痿软无力的药物是(　　)。

6.功能清热燥湿,尤善清泻肺热的药物是(　　)。

7.功效清热燥湿,尤善泻心火,清胃热的药物是(　　)。

三、多选题

1.下列药物能截疟的有(　　)。

　　A.玄参　　　B.青蒿　　　C.芦根　　　D.鸦胆子　　　E.地黄

2.既能退虚热,又能除疳热的药物是(　　)。

　　A.胡黄连　　B.银柴胡　　C.秦皮　　　D.白薇　　　　E.白蔹

3.连翘的散结作用适用于下列哪些病证?(　　)

　　A.瘿瘤　　　B.瘀块　　　C.瘰疬　　　D.痈肿疮毒　　　E.乳痈

4.既善清肺经实热,又能清虚热的药物是(　　)。

　　A.石膏　　　B.黄芩　　　C.芦根　　　D.知母　　　　E.地骨皮

5.黄芩、黄连、黄柏的共同功效是(　　　)。

　　A.清热燥湿　　　B.泻火解毒　　　C.除热安胎　　　D.凉血止血　　　E.退虚热

6.具有清热燥湿作用的药物是(　　　)。

　　A.知母　　　　　B.苦参　　　　　C.秦皮　　　　　D.白鲜皮　　　　E.芦根

7.金银花适应证为(　　　)。

　　A.痈肿疔疮　　　B.外感风热　　　C.温病初起　　　D.热毒血痢　　　E.热入营血

8.牡丹皮与赤芍作用的共同点是(　　　)。

　　A.清热息风　　　B.清热凉血　　　C.活血散瘀　　　D.止血生肌　　　E.清热泻火

四、填空题

1.在清热泻火药中,常用于肠燥便秘的是_____和_____。

2.黄柏因有泻相火、除骨蒸之功,故可用治_____、_____等证。

3.连翘能清心火、消散痈肿功效,素有_____之称。

4.地骨皮的功效是_____、_____,可用于_____、_____等病。

5.胡黄连与黄连共同作用是_____,同为治疗之_____良药。

6.银柴胡与柴胡均能退热,银柴胡善退虚热、疳热,能治疗_____,_____;柴胡则解表退热,能治疗_____、_____。

7.鱼腥草善治_____,蒲公英善治_____,紫花地丁善治_____,白头翁善治_____。

8.既能清热解毒,又能疏散风热的清热药是_____和_____。

五、简答题

1.比较石膏与知母药性、功效、主治病证的异同。

2.比较黄芩、黄连、黄柏的性味、功效的异同。

3.什么是苦寒败胃,如何避免?

4.绵马贯众的功效是什么? 使用时应注意哪些问题?

5.板蓝根、大青叶、青黛三者同出一源,其功效与主治特点有何异同?

第8章 泻下药

1）含义

凡以泻下通便为主要功效，用治里实积滞证的药物，称为泻下药。

2）性能特点

泻下药因作用特点及适应证的不同，分为攻下药、润下药及峻下逐水药。在性能方面区别明显。攻下药性味多苦寒，兼能清热；缓下药性味多甘平，兼能濡润滋养；峻下逐水药大多苦寒，有毒，少部分药物为辛温。因本章药物能促进大便排泄，作用部位在大肠，故主归大肠经。

3）功效与主治

分　类	功　　效	适应证
攻下药	泻下通便，清热泻火	里实积滞、外感热病、火热上攻及火毒疮痈等
润下药	润下	年老体弱、津枯、产后血虚、热病伤津及失血等所致的肠燥便秘
峻下逐水药	强烈泻下作用，利尿	全身水肿，胸腹积水及停饮等而正气未衰者

4）配伍应用

使用本类药物要注意选择和配伍。若里实兼有表邪，宜先解表后攻里，必要时可攻下药与解表药同用，以表里双解；若里实正虚，则需配伍补虚药，以攻补兼施；若属热积便秘，应配伍清热药；寒积便秘，应配伍温里药。

5）使用注意

本类易伤脾胃，宜中病即止，不可过量，以免损伤胃气。攻下药、峻下逐水药作用峻猛，部分药物毒性大，易伤正气，故年老体弱、久病正虚、妇女胎前产后及月经期均当慎服或忌服。对毒性较强的泻下药，需要严格炮制，控制剂量，避免中毒，确保用药安全。

难点解释

泻下是指能引起腹泻或滑利大肠以通便，解除便秘的一类功效。分为三种，攻下：其泻下通便力强，能导致大便稀薄，次数增加者，大多兼能清热泻火，用于肠道实热积滞证。润下：能润滑肠道，使排便通畅，用于年老、病后、产后、津枯之肠燥便秘。峻下逐水：泻下作用峻猛，能引起剧烈水泻者，称为峻下；因峻下能导体内积水外泄，又称逐水，用于水肿、臌胀、胸胁停饮之实证。

8.1 攻下药

本节药大多苦寒、沉降,主入胃、大肠经,具有较强的泻下通便作用,兼有清热泻火之效。主要用于胃肠积滞,大便秘结,燥屎坚结等里实积滞之证。因本类药物兼有清热泻火作用,还常用于外感热病高热神昏,谵语发狂;或火热上攻之头痛目赤,咽喉肿痛,牙龈肿痛,以及火毒疮痈,血热吐衄等。上述病证,不论有无便秘,均可使用本类药,以清除实热或导热下行,达到"釜底抽薪"的作用。通过配伍,对于寒积便秘、湿热下痢、肠道寄生虫病等多种胃肠积滞证均可用之。

根据中医"六腑以通为用""不通则痛""通则不痛"的理论,以攻下药为主,配伍清热解毒药、活血化瘀药等,用治急性胰腺炎、胆囊炎、胆石症、胆道蛔虫症、肠梗阻等急腹症,有良效。

大黄 Dahuang《神农本草经》

【来源】本品为蓼科多年生草本掌叶大黄、唐古特大黄或药用大黄的干燥根及根茎。前两种称为"北大黄",后一种称为"南大黄"。秋末茎叶枯萎或次春发芽前采挖,除去细根,刮去外皮,切瓣或段,绳穿成串干燥或直接干燥。生用、酒炒、酒蒸或炒炭用。

【性味归经】苦,寒。归脾、胃、大肠、肝、心包经。

【功效主治】

1.泻下攻积,用于胃肠积滞,大便秘结。本品苦寒沉降通泄,泻下攻积较强,为泻下攻积之要药。凡大肠积滞,大便秘结者均可应用,尤善治热结便秘,可单味运用,或与芒硝、厚朴、枳实同用,如大承气汤;治脾阳不足,冷积便秘者,常与附子、干姜等同用,如温脾汤;治湿热痢疾初起,腹痛里急后重者,常与黄连、木香等同用,如芍药汤;治食积泻痢,大便不爽,常与木香、槟榔、青皮等同用,如木香槟榔丸。

2.清热泻火、止血,用于火邪上炎之目赤、咽喉肿痛、牙龈肿痛及上部血热出血证。本品沉降苦寒,能清热泻火,凉血止血。治血热妄行之吐血、衄血、咯血,常与黄连、黄芩同用,如泻心汤;治火邪上炎之目赤、咽喉肿痛、口舌生疮,常与黄芩、栀子、连翘等同用。

3.清热解毒,用于热毒疮疡,丹毒及烧烫伤。本品苦寒沉降,能清热泻火解毒,并能使热毒下泄。治热毒痈肿疔疮,常与金银花、连翘、紫花地丁等同用;治肠痈腹痛,常与牡丹皮、桃仁等同用,如大黄牡丹汤;治烧烫伤,可单用大黄粉,蜂蜜或鸡蛋清调敷,或配地榆粉,用麻油调敷。

4.活血祛瘀,用于瘀血诸证。本品有活血祛瘀作用,常与活血祛瘀药配伍使用。治瘀热结聚下焦之蓄血证,常与桃仁、芒硝等配伍,如桃核承气汤;治妇女经闭,月经不调及产后瘀滞腹痛,常与当归、芍药、益母草等同用;治跌打损伤,瘀肿疼痛,可与桃仁、红花、穿山甲等配伍,如复元活血汤。

5.清泄湿热,用于黄疸,淋证。本品苦寒降泄,长于清泄湿热。治湿热黄疸,常与茵陈、栀子等同用,如茵陈蒿汤;治湿热淋证,常与木通、车前子、栀子等配伍,如八正散。

【用量用法】3~15 g,煎服。用于泻下不宜久煎。外用适量,研末敷于患处。生大黄泻下力较强,泻下通便宜生用,后下,或用开水泡服。久煎则泻下力减弱。酒大黄善清上焦血分热毒,用于目赤咽肿,齿龈肿痛。熟大黄泻下力缓,泻火解毒,用于火毒疮疡。大黄炭凉血化瘀止血,用于血热有瘀出血症。

【使用注意】本品苦寒,易伤胃气,脾胃虚弱者慎用;孕妇及月经期、哺乳期慎用。

【歌诀】

> 泻下攻积之大黄,清热泻火解毒强。
>
> 活血祛瘀清湿热,炮制不同功效异。

芒硝 Mangxiao《名医别录》

【来源】本品为硫酸盐类矿物芒硝族芒硝经加工精制而成的结晶体。主要成分为含水硫酸钠($Na_2SO_4 \cdot 10H_2O$)。

【性味归经】咸、苦,寒。归胃、大肠经。

【功效主治】

1.泻下通便,润燥软坚,用于实热积滞,大便燥结。本品性寒清热,味咸润燥软坚,对实热积滞,大便燥结尤为适宜。常与大黄相须为用,如大承气汤、调胃承气汤。

2.清热消肿,用于口疮,咽痛,目赤及疮痈肿痛。本品外用能清热消肿。治咽喉肿痛、口疮,可与冰片、硼砂等研末吹患处,如冰硼散,也可置西瓜中制成西瓜霜用;治目赤肿痛,可用玄明粉化水滴眼;治乳痈初起、肠痈、丹毒、皮肤疮痈等,可用本品配冰片外敷。

【用量用法】6~12 g。一般不入煎剂,待汤剂煎得后,溶入汤液中服用。外用适量。

【使用注意】孕妇慎用;不宜与硫黄、三棱同用。贮藏时需密闭,在 30 ℃ 以下保存,防风化。

【歌诀】

> 苦咸软坚之芒硝,泻下通便通大肠。
>
> 又擅清热消肿疮,用法注意要牢记。

🐭 **知识链接**

　　芒硝因加工方法不同分为朴硝、芒硝、玄明粉。将天然矿物溶于热水中,滤过置冷却后析出的结晶,称"皮硝"。皮硝与萝卜片共煮后,取上层液冷却后析出的结晶,称"芒硝";下层的结晶称"朴硝"。以青白色、透明块状结晶、清洁无杂质者为佳。芒硝经风化失去结晶水而成白色粉末称玄明粉(元明粉)。

　　以上三者功效基本相同,其中朴硝杂质较多,多作外用,治疗疮痈肿毒、乳痈初起等证;芒硝质地较纯,主要用于实热积滞、大便燥结;玄明粉质地最纯,作用也缓和,多用治口腔、眼部疾患。

番泻叶 Fanxieye《饮片新参》

【来源】本品为豆科植物狭叶番泻或尖叶番泻的干燥小叶。生用。

【性味归经】甘、苦,寒。归大肠经。

【功效主治】

泻下通便,用于便秘。本品苦寒降泄,能泻下导滞,清导实热。治热结便秘、习惯性便秘及老人便秘,大多单味泡服。小剂量可起缓泻作用,大剂量则攻下。治热结便秘,腹满胀痛者,可与枳实、厚朴等配伍,以增强泻下导滞之力。近年来,广泛应用于X线腹部摄片及腹部、肛门疾病手术前,以清洁肠道。

此外,本品能泻下行水消胀,用于对腹水肿胀,可用本品泡服,或与牵牛子、大腹皮等同用。

【用量用法】2~6 g,煎服。后下。或开水泡服。

【使用注意】孕妇慎用。

【歌诀】

番泻泻下通便神,兼能行水消肿胀。

芦荟 Luhui《药性论》

【来源】本品为百合科植物库拉索芦荟叶的汁液浓缩干燥物,习称"老芦荟"。切成小块,生用。

【性味归经】苦,寒。归肝、胃、大肠经。

【功效主治】

1.泻下通便,用于热结便秘。本品苦寒降泄,能泻下通便,兼清肝火。治热结便秘,兼见心肝火旺、烦躁失眠者,常与朱砂同用,如更衣丸。

2.清肝,用于肝经实火证。本品能清泄肝火。治肝经火盛之便秘溲赤、烦躁易怒、头晕头痛、惊痫抽搐等证,常配龙胆、青黛等同用,如当归龙荟丸。

3.杀虫,用于小儿疳积。本品能杀虫疗疳。治虫积腹痛、面色萎黄、形瘦体弱的小儿疳积证,常与使君子、人参、白术等配伍,如肥儿丸。

此外,取其杀虫之效,可外用治癣疮。

【用量用法】2~5 g。宜入丸散。外用适量,研末敷患处。

【使用注意】脾胃虚弱,食少便溏及孕妇慎用。

【歌诀】

泻下通便之芦荟,清泄肝火治火旺。

特异臭气味极苦,杀虫疗疳入肥丸。

> ### 知识链接
>
> 研究表明,本品主含蒽醌,其主要成分为芦荟大黄素苷、芦荟大黄素等。所含芦荟蒽醌衍生物具有刺激性泻下作用,伴有腹痛和盆腔充血,严重时可引起肾炎。以芦荟研粉或制成浸膏可治鼻衄、痤疮,饮用芦荟汁可以预防感冒及扁桃腺炎,以芦荟制成芦荟膏对皮肤粗糙、雀斑都有疗效。

8.2　润下药

本节药物多为植物种子或种仁,富含油脂,味甘质润,多入脾、大肠经,药性平和,能润滑大肠促使大便易于排出。适用于年老体弱、津枯、产后血虚、热病伤津及失血等所致的肠燥便秘。

使用时还应根据不同病情,配伍其他药物。若热盛津伤而便秘者,配清热养阴药;血虚便秘者,须配伍补血药;兼有气滞者,配伍行气药。

需要注意的是,能润下的药物,除本节收载的外,还散见于其他章节,如桃仁、苦杏仁、柏子仁、瓜蒌仁、当归、何首乌、肉苁蓉、决明子等,可参阅相应章节。

火麻仁 Huomaren《神农本草经》

【来源】本品为桑科植物大麻的干燥成熟果实。秋季果实成熟时采收,除去杂质,晒干。生用或炒用。用时打碎。

【性味归经】甘,平。归脾、胃、大肠经。

【功效主治】

润肠通便,用于肠燥便秘。本品甘平,质润多脂,能润肠通便,兼有滋养作用。治老人、产妇及体弱津血不足之肠燥便秘,可单用煮粥服;也可与熟地黄、苦杏仁、当归等配伍,如益血润肠丸;治肠胃燥热之便秘,常与大黄、厚朴等同用,如麻子仁丸。

【用量用法】10~15 g,煎服。

【歌诀】

大麻种实为麻仁,润肠通便兼滋养。

> ### 知识链接
>
> 本品主含脂肪油,其主要成分为亚油酸、亚麻酸及油酸。所含脂肪油在肠中遇碱性肠液后产生脂肪酸,刺激肠壁,使蠕动增强,从而达到通便作用。本品还能降低血压、降血脂。火麻仁虽甘,平,但食入量大,可引起中毒,表现为恶心,呕吐,腹泻,四肢麻木,烦躁不安,昏迷等。

郁李仁 Yuliren《神农本草经》

【来源】本品为蔷薇科植物欧李、郁李,或长柄扁桃的干燥成熟种子。前两种习称"小李仁",后一种习称"大李仁"。夏、秋二季采收成熟果实,除去果肉和核壳,取出种子,干燥。生用。

【性味归经】辛、苦、甘,平。归大肠、小肠经。

【功效主治】

1.润肠通便,用于肠燥便秘。本品润肠通便作用类似火麻仁,兼行肠中气滞。治大肠气滞,肠燥便秘,常与火麻仁、柏子仁、苦杏仁等同用,如五仁丸。

2.利水消肿,用于水肿腹满,脚气浮肿。本品能利水消肿。常与赤小豆、桑白皮等同用,如郁李仁汤。

【用量用法】6~12 g,煎服。打碎入煎。

【使用注意】孕妇慎用。

【歌诀】

> 润肠通便之李仁,利水消肿可选用。

8.3 峻下逐水药

本类药物大多苦寒,有毒,药力峻猛,有强烈的泻下作用,使体内潴留的水液从肠道排出,部分药物还兼有利尿作用。适用于全身水肿、胸腹积水及停饮等而正气未衰者。

本类药易伤正气,使用时应中病即止,不可久服。体虚者慎用,孕妇忌用。还要注意药物炮制、剂量、用法及禁忌等,以确保用药安全、有效。

甘遂 Gansui《神农本草经》

【来源】本品为大戟科植物甘遂的干燥块根。春季开花前或秋末茎叶枯萎后采挖,撞去外皮,晒干。醋炙后用。

【性味归经】苦,寒;有毒。归肺、肾、大肠经。

【功效主治】

1.泻水逐饮,用于水肿,臌胀,胸胁停饮等证。本品苦寒性降,善行经隧之水湿,泻下逐饮力峻,服药后可致连续泻下,使体内潴留水饮排出体外。凡水肿、大腹臌胀、胸胁停饮,正气未衰者,均可用之。可单用研末服,或与牵牛子等同用,如二气汤;或与大戟、芫花为末,枣汤送服,如十枣汤。

2.逐痰涎,用于风痰癫痫。本品能泻水逐痰涎。可用甘遂为末,入猪心煨后,与朱砂末为丸服,如遂心丹。

3.消肿散结,用于痈肿疮毒。本品有消肿散结作用。可用甘遂末水调外敷。

【用量用法】0.5~1.5 g。炮制后入丸散服。外用适量,生用。内服宜醋制,以减低毒性。

【使用注意】孕妇禁用;不宜与甘草同用。

【歌诀】

> 苦寒有毒之甘遂,泻水逐饮消痰涎。
>
> 兼有消肿散结力,内服醋制减毒性。

牵牛子 Qianniuzi《名医别录》

【来源】本品为旋花科植物裂叶牵牛或圆叶牵牛的干燥成熟种子。秋末果实成熟、果壳未开裂时采割植株,晒干,打下种子,除去杂质。生用或炒用。

【性味归经】苦,寒;有毒。归肺、肾、大肠经。

【功效主治】

1.泻下逐水,用于水肿,臌胀。本品苦寒,其性降泄,使水湿从大、小便排出。治水肿臌胀,大、小便不利者,可单用研末服,也可与甘遂、京大戟等同用,如舟车丸。

2.泻肺逐饮,用于痰壅喘咳。本品对肺气壅滞,痰饮咳喘,面目浮肿者,多与苦杏仁、葶苈子等同用,如牵牛子散。

3.去积杀虫,用于虫积腹痛。本品能驱虫,并能泻下通便以排出虫体。治蛔虫、绦虫等多种肠道寄生虫,常与槟榔、使君子等同用。

【用量用法】3~9 g,煎服。入丸散,1.5~3 g。炒用药性减缓。

【使用注意】孕妇禁用;不宜与巴豆、巴豆霜同用。

【歌诀】

> 泻下逐水之牵牛,泻肺逐饮消虫积。

巴豆 Badou《神农本草经》

【来源】本品为大戟科植物巴豆的干燥成熟果实。秋季果实成熟时采收,堆置2~3 d,摊开,干燥。用仁或制霜。

【性味归经】辛,热;有大毒。归胃、大肠经。

【功效主治】

1.峻下冷积,用于寒积便秘。本品辛热,能峻下冷积,开通肠道闭塞。治寒邪食积,阻结肠道,大便不通,腹满胀痛,病起急骤,气血未衰者,可单用巴豆霜装胶囊服,或配大黄、干姜为丸服,如三物备急丸。

2.逐水退肿,用于腹水臌胀。本品能逐水退肿。可用巴豆、苦杏仁炙黄为丸服。近代用本品配绛矾、神曲为丸,即含巴绛矾丸,用治晚期血吸虫病性肝硬化腹水。

3.祛痰利咽,用于喉痹痰阻及寒实结胸。本品能祛痰利咽以利呼吸。治喉痹、痰涎壅塞气道,呼吸急促,甚至窒息欲死者,可用巴豆霜灌服或鼻饲,引起吐泻痰涎,开通气道以利呼吸;治白喉及喉炎引起的喉梗阻,用巴豆霜吹入喉部,引起呕吐,排出痰涎;治痰涎壅塞、胸膈窒闷、肢冷汗出之寒实结胸者,常与贝母、桔梗同用,如三物小白散。

4.外用蚀疮,用于痈疽,疥癣恶疮。本品外用能蚀腐肉、疗疮毒。治痈疽成脓未溃者,常与乳香、没药、木鳖子等制成膏剂外贴患处,如验方咬头膏;治恶疮疥癣,单用本品炸油,以油调雄黄、轻粉末,外涂疮面即可。

【用量用法】外用适量,研末涂患处,或捣烂以纱布包擦患处。内服多制用。巴豆霜0.1~0.3 g,多入丸散用。外用适量。

【使用注意】孕妇禁用;不宜与牵牛子同用。

【歌诀】

> 辛热大毒之巴豆,峻下冷积逐水饮。
> 祛痰利咽治喉痹,外用蚀疮治痈疽。

知识链接

本品含巴豆油,其中主要成分为巴豆油酸、巴豆酸和甘油酯。巴豆油外用,对皮肤有强烈刺激作用。口服半滴至1滴,即能产生咽及胃黏膜的烧灼感及呕吐,短时期内可有多次大量水泻,伴有剧烈腹痛和里急后重。

本品毒性强烈,主要是巴豆毒蛋白及巴豆油。巴豆毒蛋白是一种细胞原浆毒,能溶解红细胞,并使局部细胞坏死;巴豆油系一种峻泻剂,对胃肠道黏膜具有强烈的刺激和腐蚀作用,严重者可引起出血性胃肠炎。其中毒症状为:咽喉肿痛、呕吐、剧烈腹泻,头痛,头晕,口渴无尿,脱水,休克,呼吸困难,痉挛,昏迷,黄疸等。解救方法:以温水洗胃,动作力求轻巧。并给予冷牛乳、蛋清或冷米汤内服,以保护胃黏膜和其他对症治疗。

其他泻下药

药 名	功 效	主 治	要 点	使用注意
京大戟	泻下逐饮、消肿散结	水肿,臌胀,胸胁停饮;痈疮肿毒,瘰疬痰核等	苦辛寒有毒,药力较猛,善泻水逐饮,消肿散结	体弱及孕妇忌用。不宜与甘草同用
芫花	泻水逐饮、祛痰止咳、杀虫疗疮	胸胁停饮,水肿,臌胀;咳嗽痰喘;痈疽肿毒,秃疮,顽癣	辛苦温而有毒,作用强烈,既善泻肺逐饮,又能祛痰止咳;外用又可杀虫疗疮	体虚者及孕妇忌用。不宜与甘草同用
商陆	泻下利水、消肿散结	水肿,臌胀;疮痈肿毒	苦寒有毒,作用较强,善泻下利尿,消肿散结	孕妇忌用
千金子	泻水逐饮、破血消癥	水肿,臌胀;癥瘕,经闭;顽癣、黑痣疣赘	辛,温;有毒	体虚及孕妇忌用

【点滴积累】

泻下药根据其性能特点和主要功效,分为攻下药、润下药和峻下逐水药。攻下药,苦寒沉降,泻下通便作用较强,主要用于大便秘结,胃肠积滞等里实证。润下药,富含油脂,能润肠通便,多用于肠燥便秘证。峻下逐水药,大多苦寒有毒,药力峻猛,服用后能引起剧烈腹泻,适用于水肿、臌胀等证。

大黄、芒硝均苦寒,能峻下热结,泻火消肿,治实热积滞,大便燥结之阳明腑实证多相须为用。但大黄善泻胃肠实热积滞,又善治湿热积滞;且能清泄湿热,活血祛瘀,用治血热吐衄、瘀血内停、黄疸、热淋等;对痈肿疮毒,水火烫伤,内服外用均可。而芒硝咸寒,尤宜于燥屎坚结难下;外用可治痈肿、疮毒、目赤肿痛等。

番泻叶、芦荟性寒,泻下通便,治热结便秘。其中,番泻叶力较强,主治热结便秘,又可行水消胀以治腹水臌胀。而芦荟善清泻肝火,杀虫疗疳,为热结便秘、惊痫抽搐及小儿疳积的常用之品。

火麻仁、郁李仁均为种仁,富含油脂,善于润肠通便,用治年老、体弱、久病及妇女经期、胎前产后血虚津枯、肠燥便秘者。火麻仁甘润,尚能补虚,津血不足的肠燥便秘用之效佳。郁李仁质润兼可利尿,治水肿、脚气,兼便秘者尤佳。

甘遂有毒,善泻水逐饮,治水肿臌胀及胸胁停饮,还能消肿散结,用治疮痈肿毒,瘰疬痰核。牵牛子苦寒有毒,善泻下逐水,治水肿,臌胀;又能泻肺气逐痰饮,治痰饮咳喘;且去积杀虫,治胃肠湿热积滞、虫积腹痛。巴豆性温热,有大毒,善峻下冷积,治寒积便秘,水肿臌胀;又祛痰利咽,治寒实结胸及喉痹痰阻;外用可蚀疮去腐。

【目标检测】

一、单选题

1. 攻下药性味多为(　　)。
　　A. 辛温　　　　　　B. 苦寒　　　　　　C. 辛寒　　　　　　D. 甘温

2. 使用攻下药时,常配伍的药物是(　　)。
　　A. 解表药　　　　　B. 清热药　　　　　C. 行气药　　　　　D. 消食药

3. 大黄能泻下攻积,最宜用于(　　)。
　　A. 寒积便秘　　　　B. 热结便秘　　　　C. 阴虚便秘　　　　D. 便秘兼气滞

4. 大黄攻下通便,入汤剂应(　　)。
　　A. 后下　　　　　　B. 同煎　　　　　　C. 先煎　　　　　　D. 另煎

5. 芒硝的性味是(　　)。
　　A. 苦寒　　　　　　B. 咸苦寒　　　　　C. 咸甘寒　　　　　D. 辛寒

6. 芒硝与大黄的相同适应证是(　　)。
　　A. 咽痛、目赤肿痛　B. 出血证　　　　　C. 血瘀证　　　　　D. 热结便秘、腹痛

7. 番泻叶的功效是(　　)。
　　A. 泻下导滞　　　　B. 泻下冷积　　　　C. 活血祛瘀　　　　D. 杀虫

8. 芒硝入汤剂宜(　　)。
　　A. 先煎　　　　　　B. 冲入药汁内　　　C. 包煎　　　　　　D. 另煎

9. 可用于便秘,小儿疳积的药物是(　　)。
　　A. 大黄　　　　　　B. 芦荟　　　　　　C. 芒硝　　　　　　D. 火麻仁

10. 能泻下软坚的药物是(　　)。
　　A. 大黄　　　　　　B. 甘遂　　　　　　C. 郁李仁　　　　　D. 芒硝

二、配伍选择

A. 胃热烦渴　　B. 痰壅喘咳　　C. 产后瘀阻腹痛,恶露不尽　　D. 痰热癫痫发狂
E. 肝经实火证

1. 大黄的适应证是(　　)。

2. 牵牛子的适应证是(　　)。

3. 芦荟的适应证是(　　)。

A. 润肠通便　　B. 泻水逐饮　　C. 祛痰利咽　　D. 清热解毒　　E. 泻下软坚

4. 火麻仁的功效是(　　)。

5. 大黄的功效是(　　)。

三、多选题

1.大黄的主治（　　）。

　A.热毒疮疡、烧伤　　　　B.血热妄行之吐血、衄血、咯血　　　C.痰热咳嗽

　D.火热上炎目赤咽痛　　　E.血瘀证

2.芒硝的功效是（　　）。

　A.清热　　　　B.活血　　　　C.泻下　　　　D.逐水　　　　E.软坚

3.芦荟主治（　　）。

　A.肠燥便秘　　B.肝经实火　　C.小儿疳积　　D.热结便秘　　E.水肿，臌胀

4.巴豆的功效是（　　）。

　A.祛痰利咽　　B.降逆止呕　　C.逐水退肿　　D.蚀腐疗疮　　E.峻下冷积

5.属峻下逐水的是（　　）。

　A.甘遂　　　　B.芦荟　　　　C.芫花　　　　D.大黄　　　　E.千金子

6.泻下药主治（　　）。

　A.胃肠积滞　　　　　B.水肿停饮　　　　　C.热淋，小便涩痛

　D.大便秘结　　　　　E.黄疸

四、填空题

1.大黄的功效有_____、_____、_____、_____。

2.芒硝的性味是_____，功效是_____，适应证是_____、_____。

3.泻下药按其作用特点及使用范围的不同,可分为_____、_____、_____三类,其中以_____作用最为猛烈。

4.大黄的攻下宜_____用,入汤剂应_____或_____,久煎则_____。

5.火麻仁的性味是_____,主要功效是_____,用治_____。

五、简答题

1.何谓泻下药？分为几类？其主要适应证有哪些？

2.比较大黄与芒硝的功效及应用的异同。

3.简述大黄的用量用法。

4.试述泻下药的使用注意。

第9章 祛风湿药

1）含义

凡以祛风湿为主要功效,常用以治疗风湿痹证的药物,称为祛风湿药。

2）性能特点

本类药物多辛香,苦燥走散,部分药物具有甘味,主归肝、肾经,有的归脾经。功善祛除留着肌表、经络的风湿,部分药物具有止痹痛、通经络、强筋骨等作用,适用于风湿痹痛、筋脉拘挛、麻木不仁、腰膝酸痛、下肢痿弱等证。此外,本章药物中如川乌、草乌等为大毒之品。

3）功效与主治

分 类	功 效	适应证
祛风湿散寒药	祛风湿止痛	风寒湿痹,症见肢体关节疼痛,筋脉拘挛,痛有定处
祛风湿清热药	祛风湿清热	风湿热痹,关节红肿热痛
祛风湿强筋骨药	祛风湿强筋骨	风湿日久,肝肾虚损,腰膝酸软等,也可用于肾虚腰痛

4）配伍应用

痹证病因为风寒湿邪侵入人体,因邪气偏胜之不同,分为行痹、着痹、痛痹、热痹。然痹证日久,将累及肝肾,筋骨不健。因此,使用本类药物时,须根据痹证的性质、部位及病程长短的不同,作适当的选择和相应的配伍。如风邪偏盛的行痹,宜选散风邪力强的祛风湿药,并佐活血养营之品;湿邪偏重的着痹,宜选除湿力强的祛风湿药,并佐以健脾利湿、燥湿之品;寒邪偏重的痛痹,宜选温通止痛力强的祛风湿药,并佐以散寒温阳通络之品;关节红肿热痛的热痹,宜选寒凉能清除热邪的祛风湿药,并佐以清热凉血解毒药;病邪在表者,当配散风胜湿药;病邪入里有血瘀者,应配活血化瘀药;久病体虚,肝肾虚损者,当选祛风湿强筋骨的药物,并配伍补肝肾、益气血的药物,扶正以祛邪。

5）使用注意

痹证多为慢性疾患,需长期用药治疗。为服用方便,可制成酒剂或丸剂,酒还能增强祛风湿药的功效。部分药物辛香苦燥,易耗伤阴血,故阴虚血亏者应慎用。对于有大毒的药物如川乌、草乌等,必须严格炮制,控制剂量,正确煎煮以防中毒。

难点解释

祛风湿:是指能祛除滞留经络、肌肉、筋骨、关节的风湿之邪,用于风湿痹证,为治风湿痹痛证的一种方法。能舒缓筋急,解除关节拘急、屈伸不利的作用称为舒筋;能通利脉络,缓解风湿痹痛、肢体麻木,或中风半身不遂、口眼歪斜等作用称为活络;能强壮或强健筋骨,治疗痹痛日久,肝肾亏虚见腰膝酸痛,两脚痿弱等作用称为强筋骨。

痹:病名。①指风寒湿邪侵袭经络,痹阻气血,引起以关节肌肉酸痛拘急为主症的一类疾病。②泛指病邪闭阻肢体、经络、脏腑所致的各种疾病。

9.1　祛风湿散寒药

本节药物性味多辛苦温,入肝脾肾经。辛散祛风,苦燥湿,温通祛寒。有较好的祛风湿、散寒、止痛等作用,且止痛作用明显,主要适用于风寒湿痹,症见肢体关节疼痛,筋脉拘挛,痛有定处等。使用这类药物时,应根据疾病之性质,适当配伍散寒药,或清热药,并配伍活血、通经之品,以期获良效。

独活 Duhuo《神农本草经》

【来源】本品为伞形科植物重齿毛当归的干燥根。春初苗刚发芽或秋末茎叶枯萎时采挖,除去须根和泥沙,烘至半干,堆置2~3 d,发软后再烘至全干。切片生用。

【性味归经】辛、苦,温。归肾、膀胱经。

【功效主治】祛风湿,止痹痛,解表。

1.祛风湿,止痹痛,用于风寒湿痹痛。本品辛散苦燥,温通,入肾而性善下行,善祛风湿、止痹痛,为治风寒湿痹之主药。尤以下部寒湿之腰膝酸痛用之为宜。治行痹或痛痹,常与附子、防风等配伍;治痹证日久,肝肾不足,腰膝酸软,关节屈伸不利者,常与桑寄生、杜仲、人参等配伍,如独活寄生汤。

2.解表,用于风寒夹湿表证。本品能散风祛湿止痛,又能解表。治风寒表证或风寒表证夹湿,多与羌活、防风、藁本等配伍,如羌活胜湿汤。

【用量用法】3~10 g,煎服。

【使用注意】本品辛散温燥,气血亏虚者慎用。

【歌诀】

祛风胜湿痹痛止,兼能解表治风湿。

下部寒湿之腰痛,选用独活不忘记。

> **知识链接**
>
> 　　古时羌活、独活不分。《神农本草经》只有独活,并谓独活一名羌活。陶弘景虽言"羌活形细而多节……气息极猛烈……独活色微白而形虚……",但临床应用却仍合为一种。自宋元以后,本草记载及临床应用才将羌活从独活中分出。
>
> 　　羌活与独活,均能祛风湿,止痛,解表,治风寒湿痹、风寒挟湿表证,头痛。其中,羌活气味浓烈,性燥,发散力强,常用于上半身风寒湿痹、太阳经头痛及项背强痛;而独活性较缓,发散力不及羌活,多用治风寒湿痹在下半身者。若风寒湿痹,一身尽痛,两者常合用。

威灵仙 Weilingxian《新修本草》

【来源】本品为毛茛科植物威灵仙、棉团铁线莲或东北铁线莲的干燥根及根茎。前一种应用较广,后两种在部分地区使用。秋季采挖,除去泥沙,晒干。生用。

【性味归经】辛、咸,温。归膀胱经。

【功效主治】

1.祛风湿,通经络,用于风湿痹痛。本品辛散温通,性猛善走,通行十二经,既能祛风湿,又能通经络而止痹痛,为治风湿痹痛之要药。可单用为末,温酒调服;或配伍羌活、防风、川芎等同用。

2.治骨鲠,用于诸骨鲠喉。本品味咸,能软坚、消骨鲠。可单用或加砂糖、米醋煎汤,缓慢咽下,有一定疗效。

【用量用法】6~10 g,煎服。治骨鲠可用 30~50 g。外用,适量。

【使用注意】本品辛散走窜,气血虚弱者慎用。

【歌诀】

> 祛风通络之威灵,擅行走通十二经。
>
> 若有骨鲠要急治,米醋煎汤慢咽之。

川乌 Chuanwu《神农本草经》

【来源】本品为毛茛科植物乌头的干燥母根。6 月下旬至 8 月上旬采挖,除去子根、须根及泥沙,晒干。生用或炮制后用。

【性味归经】辛、苦,热,有大毒。归心、脾、肝、肾经。

【功效主治】

1.祛风除湿,用于风寒湿痹。本品辛散苦燥,性热散寒,功善祛风除湿、温经散寒,有明显的止痛作用,为治风寒湿痹证之佳品。治寒湿之头痛、身痛、历节疼痛及不可屈伸者,常与麻黄、甘草、白芍等同用,如乌头汤;治中风之关节屈伸不利、筋脉挛痛者,常与乳香、没药、地龙等配伍,如小活络丹。

2.散寒止痛,用于寒湿诸痛。本品散寒止痛力强。治心腹冷痛、寒疝腹痛及手足厥冷,可单用本品,与蜂蜜煎服,如大乌头煎。

此外,本品还能麻醉止痛,用于手术局部麻醉或外伤瘀痛,多与蟾酥、生南星等配伍,如外敷麻药方。

【用量用法】一般炮制后用。

【使用注意】生品内服宜慎。孕妇禁用。不宜与半夏、瓜蒌、瓜蒌子、瓜蒌皮、天花粉、川贝母、浙贝母、平贝母、伊贝母、湖北贝母、白蔹、白及同用。酒浸、酒煎服易致中毒,应慎用。

【歌诀】

辛热大毒之川乌,风寒湿痹为最宜。

散寒止痛亦常用,使用注意要牢记。

知识链接

草乌,为毛茛科植物北乌头的干燥块根。性能、功效、应用、用法用量、使用注意与川乌同,而毒性更强。一般宜炮制后用,炮制方法同川乌。

木瓜 Mugua《名医别录》

【来源】本品为蔷薇科植物贴梗海棠的干燥近成熟果实。夏、秋二季果实绿黄时采收,置沸水中烫至外皮灰白色,对半纵剖,晒干。木瓜习称"皱皮木瓜"。安徽宣城产者称"宣木瓜",质量较好。生用。

【性味归经】酸,温。归肝、脾经。

【功效主治】

1. 舒筋活络,用于风湿痹证。本品酸温,善舒筋活络,且能祛湿除痹,尤为湿痹、筋脉拘挛之要药。治筋急项强,不可转侧,常与乳香、没药等配伍,如木瓜煎;治脚膝疼重,不能远行久立者,常与独活、羌活、附子配伍,如木瓜丹。

2. 除湿和胃,用于吐泻转筋。本品能除湿和中而止吐泻,舒筋活络而缓挛急,为治湿浊中阻、升降失常之呕吐泄泻、腹痛转筋之要药,常与半夏、吴茱萸、黄连等同用,如木瓜汤、蚕矢汤。

此外,本品尚能消食、生津,可用治消化不良、津伤口渴。

【用量用法】6~9 g,煎服。

【使用注意】胃酸过多者不宜用。

【歌诀】

酸温木瓜祛风湿,舒筋活络又和胃。

尚能生津和消食,胃酸过多不宜吃。

蕲蛇 Qishe《雷公炮炙论》

【来源】本品为蝰科动物五步蛇除去内脏的干燥全体。多于夏、秋二季捕捉,剖开蛇腹,除去内脏,洗净,用竹片撑开腹部,盘成圆盘状,干燥后拆除竹片。以黄酒润透去皮骨,切段用。

【性味归经】甘、咸,温;有毒。归肝经。

【功效主治】

1.祛风,通络,用于风湿顽痹,中风口眼㖞斜,半身不遂。本品性温,具走窜之性,能内走脏腑,外达肌表,透骨搜风,药力颇强,为截风要药;又能通经络,凡风湿痹证无不宜之,尤善治风湿顽痹,经络不通,麻木拘挛,以及中风口眼㖞斜,半身不遂者,常与独活、防风、天麻等配伍,如白花蛇酒。

2.定惊止痉,用于小儿急慢惊风,破伤风,麻风,疥癣,皮肤瘙痒等。本品既祛外风,又能息内风,为治惊风抽搐之要药。治小儿急慢惊风、破伤风之抽搐痉挛,多与乌梢蛇、蜈蚣同用,如定命散;治麻风疥癣,多与荆芥、天麻、薄荷等配用,如驱风膏;治皮肤瘙痒,常与地肤子、蝉衣等配伍。

【用量用法】3~9 g,煎服。研末吞服,一次 1~1.5 g,一日 2~3 次。或酒浸、熬膏、入丸散服。

【使用注意】阴虚内热者忌用。

【歌诀】

> 甘咸有毒之蕲蛇,祛风通络擅止痉。
>
> 风湿顽痹要选用,酒浸熬膏入丸散。

知识链接

金钱白花蛇,系眼镜蛇科银环蛇的干燥幼蛇。性味、归经、功效、应用与蕲蛇相似而力较强,但用量稍轻。煎服,3~4.5 g;研粉吞服,1~1.5 g。

乌梢蛇 Wushaoshe《药性本草》

【来源】本品为游蛇科动物乌梢蛇除去内脏的干燥全体。多于夏、秋二季捕捉,剖开腹部或先剥皮留头尾,除去内脏,盘成圆盘状,干燥。切段入药,或酒炙后入药。

【性味归经】甘,平。归肝经。

【功效主治】

1.祛风,通络,用于风湿顽痹,中风、半身不遂。本品性平善走窜,能搜风邪,透关节,通经络,常用于风湿痹痛,尤以痹证日久不愈者最宜。治风痹,手足缓弱,麻木拘挛,不能伸举,常与全蝎、防风等配伍,如乌蛇丸;治顽痹瘫痪,挛急疼痛,制酒饮,如乌蛇酒;治中风口眼㖞斜,半身不遂,当配伍活血、通络之品。

2.止痉,用于小儿急慢惊风,破伤风。本品能祛风定惊止痉,为治惊风抽搐之要药。治小儿惊风,可与麝香、皂荚等同用,如乌蛇散;治破伤风,常与蕲蛇、蜈蚣同研末,如定命散。

3.祛风止痒,用于麻风,疥癣,皮肤瘙痒。本品能祛风而止痒。治麻风,可单用或与白附子、大风子等配伍,如乌蛇丸;治疥癣瘙痒,与枳壳、荷叶同用,如三味乌蛇散;治皮肤瘙痒,常与地肤子、防风等同用。

此外,本品又可治瘰疬、恶疮。

【用量用法】9~12 g,煎服。研服,每次 2~3 g。或入丸剂、酒浸服。外用,适量。

【使用注意】血虚生风者慎用。

【歌诀】

乌梢蛇擅祛风湿,通络止痉止痒灵。

 知识链接

　　蛇蜕,为多种蛇蜕下的干燥表皮膜。性味甘、咸,平。功能祛风、定惊、止痒、退翳。用于小儿惊风、皮肤瘙痒、目翳等。1.5~3 g,煎服。研末,每次0.3~0.6 g。

　　蕲蛇、金钱白花蛇、乌梢蛇三味均为动物类药物,性均走窜,内走脏腑,外达皮肤,能祛风,通络,止痉,为治痉挛抽搐的常用药;又"透骨搜风"之力强,善治风湿顽痹。其中,金钱白花蛇最强,蕲蛇次之,乌梢蛇最弱;金钱白花蛇与蕲蛇偏温燥,有毒,乌梢蛇性平无毒,力较弱。

伸筋草 Shenjincao《本草拾遗》

【来源】本品为石松科植物石松的干燥全草。夏、秋二季茎叶茂盛时采收,除去杂质,晒干。切段生用。

【性味归经】微苦、辛,温。归肝、脾、肾经。

【功效主治】

1.祛风除湿,用于风湿痹痛,肢体麻木。本品辛散、苦燥、温通,能祛风湿、舒筋络、活血脉。治风寒湿痹,关节酸痛,屈伸不利,常单用煎服,或与威灵仙、木瓜、独活等配伍;治肢体麻木,可与木瓜、独活、鸡血藤等同用。

2.舒筋活络,用于跌打损伤。本品能舒筋活血,消肿止痛。治跌打损伤所致,瘀血肿痛,多与桃仁、红花、苏木、乳香等配伍。

【用量用法】3~12 g,煎服。

【使用注意】孕妇及月经过多者慎用。

【歌诀】

苦辛温之伸筋草,祛风除湿又活络。
肢体麻木常选用,跌打损伤亦可治。

9.2　祛风湿清热药

　　本节药物性味多为辛苦寒,辛行散,苦降泄,寒清热,入肝、脾、肾经。具有祛风除湿,通络止痛,清热消肿之功,主要用于风湿热痹,关节红肿热痛等。经配伍亦可用于风寒湿痹。

防己 Fangji《神农本草经》

【来源】本品为防己科植物粉防己的干燥根。习称"粉防己"。秋季采挖,洗净,除去粗皮,晒至半干,切段,个大者再纵切,干燥。切片,生用。

【性味归经】苦,寒。归膀胱、肺经。

【功效主治】

1.祛风湿,止痛,用于风湿痹证。本品辛能宣散,苦寒降泄,能祛风除湿,清热止痛。治热痹之骨节烦痛、屈伸不利,常与滑石、薏苡仁、蚕沙等同用,如宣痹汤;治风寒湿痹之关节冷痛,常与附子、桂心等配伍,如防己汤。

2.利水消肿,用于水肿,小便不利,脚气肿痛。本品降泄下行,能清湿热、利小便,尤宜于下肢水肿,小便不利者。治风水身重汗出恶风者,常与黄芪、白术、甘草等配伍,如防己黄芪汤;治一身悉肿、小便短少者,常与茯苓、黄芪、桂枝等药合用,如防己茯苓汤;治湿热壅滞之腹胀水肿,常与椒目、葶苈子、大黄配用,如己椒苈黄丸;治脚气肿痛,常与木瓜、牛膝、枳壳等煎服。

【用量用法】5~10 g,煎服。

【使用注意】本品大苦大寒,阴虚体弱者慎用。

【歌诀】

> 防己实为粉防己,木防药典不收载。
>
> 祛风止痛利水肿,寒热痹证均可配。

知识链接

防己分汉防己与粉防己两种。历史上最早使用的防己,是马兜铃科植物汉中防己。现时所用的"汉防己",绝大多数为防己科的粉防己。商品名"木防己"者,实际上至少包括三个不同的植物来源在内,其中最主要的为马兜铃科的广防己,其次为主产于陕西、甘肃的"汉中防己",再次为防己科的木防己。在上述数种之中,应用最广泛且质佳者,当推粉防己。由于木防己(广防己)含马兜铃酸,用量过大,可引起急性肾功能衰竭,甚至死亡。现在药典不再收载。

秦艽 Qinjiao《神农本草经》

【来源】本品为龙胆科植物秦艽、麻花秦艽、粗茎秦艽或小秦艽的干燥根。前三种按性状不同分别习称"秦艽"和"麻花艽",后一种习称"小秦艽"。春、秋二季采挖,除去泥沙;秦艽和麻花艽晒软,堆置"发汗"至表面呈红黄色或灰黄色时,摊开晒干,或不经"发汗"直接晒干;小秦艽趁鲜时搓去黑皮,晒干。

【性味归经】苦、辛,平。归胃、肝、胆经。

【功效主治】

1.祛风湿,止痹痛,用于风湿痹痛。本品苦寒辛散,质偏润而不燥,为风药中之润剂。功能祛风湿、止痹痛,无论寒热新久均可配伍应用。但其性微寒,兼清热,故对热痹尤宜。治风湿热痹之关节红肿热痛,常与防己、络石藤、忍冬藤等配伍;治风寒湿痹,常与天麻、羌活、川芎等配伍,如秦艽天麻汤。

2.通络止痛,用于中风不遂。本品能祛风湿,舒筋络,善"活血荣筋"。治中风半身不遂,口眼㖞斜,舌强不语等,可单用大量水煎服;治血虚中风者,常与当归、白芍、熟地黄等同用,如秦芃汤。

3.退虚热,用于骨蒸潮热,小儿疳热。本品能退虚热,除骨蒸。治骨蒸潮热,常与地骨皮、鳖甲、知母等配伍,如秦艽鳖甲散;治小儿疳热,常与地骨皮、胡黄连、银柴胡等配伍。

4.清湿热,用于湿热黄疸。本品能清肝胆湿热而退黄,治湿热蕴结肝胆之黄疸,可单用,或与茵陈蒿、栀子、虎杖等同用,如山茵陈丸。

【用量用法】3~10 g,煎服。大剂量可用至 30 g。

【使用注意】脾胃虚寒者慎用。

【歌诀】

> 秦艽来源有多种,祛风除湿止痹痛。
>
> 擅退虚热除骨蒸,兼能清热而退黄。

豨莶草 Xixiancao《新修本草》

【来源】本品为菊科植物豨莶、腺梗豨莶或毛梗豨莶的干燥地上部分。夏、秋二季花开前及花期均可采割,除去杂质,晒干。生用,或加黄酒蒸制用。

【性味归经】辛、苦,寒。归肝、肾经。

【功效主治】

1.祛风除湿,通经活络,用于风湿痹痛,中风半身不遂。本品辛散苦燥,善祛筋骨间风湿,通经络,利关节。生用性寒,善清湿热,治湿热痹痛,常与臭梧桐同用,如豨桐丸;酒制后寒性大减,常用于风湿痹痛,筋骨无力,四肢麻痹,或中风半身不遂,可单用酒蒸为丸,温酒吞服,如豨莶丸。

2.清热解毒,用于疮疡肿毒,湿疹瘙痒。本品辛散祛风,能清热解毒、祛风湿止痒。治疮疡肿毒及湿疹瘙痒,内服外用均可。

此外,本品能降血压,可治高血压病。

【用量用法】9~12 g,煎服。外用适量。治风湿痹痛、半身不遂宜制用,治疮疡、湿疹宜生用。

【使用注意】本品生用与制用。其药性与功效有别,应根据主治证的寒热而选择使用。

【歌诀】

> 祛风通络之豨莶,清热解毒肿毒宁。

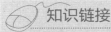 知识链接

豨莶草生用性寒,善清热解毒,除风痒,故宜于风湿热痹,关节红肿热痛以及湿热疮疡、风疹瘙痒等证;酒蒸制后甘温,能祛风除湿,补益肝肾,用治风湿四肢麻痹,腰膝酸软及中风半身不遂。现代研究表明,本品降压作用良好,适用于高血压兼肢体麻木者。但作用缓慢,久服方效。

9.3　祛风湿强筋骨药

本节药物多甘苦温,主入肝、肾经,除祛风湿外,兼有补肝肾、强筋骨的作用,主要用于风湿日久,肝肾虚损,腰膝酸软,脚弱无力等;也可用于肾虚腰痛,骨痿,软弱无力者。

桑寄生 Sangjisheng《神农本草经》

【来源】本品为桑寄生科植物桑寄生的干燥带叶茎枝。冬季至次春采割,除去粗茎,切段,干燥,或蒸后干燥。生用。

【性味归经】苦、甘,平。归肝、肾经。

【功效主治】

1.祛风湿,益肝肾,强筋骨,用于风湿痹痛,腰膝酸软等。本品祛风湿,擅补肝肾、强筋骨,为治风湿痹痛,腰膝酸软之常品,常与独活、杜仲、牛膝等配伍,如独活寄生汤。

2.安胎,用于胎漏下血,胎动不安。本品能补肝肾,养血,固冲任,安胎。常与川续断、菟丝子、阿胶等药配用,如寿胎丸。

【用量用法】9~15 g,煎服。

【使用注意】无。

【歌诀】

> 苦甘平之桑寄生,祛风除湿补肝肾。
> 牢记独活寄生汤,还有安胎固冲任。

五加皮 Wujiapi《神农本草经》

【来源】本品为五加科植物细柱五加的干燥根皮。夏、秋二季采挖根部,洗净,剥取根皮,晒干。生用。

【性味归经】辛、苦,温。归肝、肾经。

【功效主治】

1.祛风湿,用于风湿痹痛。本品辛散苦燥,功善祛风除湿,兼能补益肝肾,尤宜于老人及久病体虚者。治风湿痹痛,腰膝疼痛,筋脉拘挛,可单用浸酒服,即五加皮酒;亦可与木瓜、松节等配伍,如五加皮散。

2.补肝肾,强筋骨,用于腰膝软弱,小儿行迟。本品具有良好的补肝肾、强筋骨作用。治腰膝软弱,常与怀牛膝、杜仲、淫羊藿等配伍;治小儿行迟,常配牛膝、龟甲、续断等同用。

3.利水,用于水肿,脚气浮肿。本品能温肾,利水。治水肿,常与茯苓皮、陈皮、大腹皮等配伍,如五皮饮;治脚气浮肿,可与大腹皮、木瓜、土茯苓等同用。

【用量用法】5~10 g,煎服。或酒浸、入丸散服。

【使用注意】阴虚火旺、舌干口苦者忌服。

【歌诀】

> 五加皮来源五加科,祛风除湿筋骨壮,兼能利水疗脚气。

考古代本草所载的五加皮,同属植物作为五加皮的有:无梗五加、红毛五加、刺五加、糙叶五加、藤五加等。而刺五加,《中国药典》已将其作为独立的品种收载。现在使用的五加皮药材,分南五加皮和北五加皮。北五加皮为萝藦科植物杠柳的根皮,《中国药典》以"香加皮"收载。南五加皮与北五加皮科属不同,功效有异,且北五加皮有毒,不应混用。

狗脊 Gouji《神农本草经》

【来源】本品为蚌壳蕨科植物金毛狗脊的干燥根茎。秋、冬二季采挖,除去泥沙,干燥;或去硬根、叶柄及金黄色绒毛,切厚片,干燥,为"生狗脊片";蒸后晒至六七成干,切厚片,干燥,为"熟狗脊片"。生用或砂烫用。

【性味归经】苦、甘,温。归肝、肾经。

【功效主治】

1.祛风湿,用于风湿痹证。本品能温散风寒湿邪,补肝肾,强腰膝,能行能补,对肝肾不足,兼有风寒湿邪之腰痛脊强,不能俯仰者最为适宜。常与杜仲、续断、海风藤等配伍,如狗脊饮;治腰痛,可与萆薢、菟丝子等同用,如狗脊丸。

2.补肝肾,强腰膝,用于肾虚尿频,遗尿,白带过多。本品尚能温补固摄。治肾虚不固之尿频、遗尿,可与益智、山药、桑螵蛸等配伍;治冲任虚寒,白带过多,可与鹿茸、白蔹等同用,如白蔹丸。

此外,狗脊绒毛能止血,外敷可用于金疮出血。

【用量用法】6~12 g,煎服。

【使用注意】肾虚有热之小便不利,或短涩黄赤慎用。

【歌诀】

狗脊甘温强腰膝,祛风除湿补肝肾。
用治风湿肾虚病,绒毛尚可止出血。

其他祛风湿药

药　名	功　效	主　治	要　点	使用注意
金钱白花蛇	同蕲蛇	同蕲蛇	药力比蕲蛇强,用量稍轻	有毒,多研末服,每次 0.5 g。亦可浸酒服
海风藤	祛风湿,通络止痛	风寒湿痹;跌打损伤	辛散苦燥温通,专入肝经	
青风藤	祛风湿,通经络,利小便	风湿痹证;水肿,脚气		

续表

药　名	功　效	主　治	要　点	使用注意
徐长卿	祛风止痛,活血通络,止痒	风湿痹痛及其他各种痛证;跌打损伤;风疹,湿疹,顽癣;解蛇毒	辛香行散温通,入肝胃经,既善祛风止痛、活血通络,又祛风止痒,可解蛇毒	
千年健	祛风湿,强筋骨	风寒湿痹	苦燥辛散温通,最宜风湿痹痛兼肝肾亏虚者。多入药酒,尤宜老人	阴虚内热者慎服

【点滴积累】

祛风湿药多辛香苦燥,能祛除留着肌表、经络的风湿,兼有止痹痛、通经络、强筋骨的作用,适用于风湿痹证。

独活辛散苦燥、温通,善祛风散寒、胜湿止痛、发表,主治风寒湿痹、风寒表证、表证夹湿及头风头痛等证,尤以腰以下风寒湿痹为宜。威灵仙性温善走,通行十二经络,治痹痛无论上下均可,以寒者为佳;又能消骨鲠,治诸骨鲠喉。蕲蛇、金钱白花蛇、乌梢蛇均为动物药,均入肝经,性善走窜,能祛风,通络,止痉,为治痉挛抽搐的常用药;"透骨搜风"之力强,善治风湿顽痹。但蕲蛇、金钱白花蛇性温,有毒力强,久痹顽癣及麻风多用;而乌梢蛇性平无毒力缓,风痹癣痒多用。木瓜性温,味酸力强,长于祛湿,益筋血而舒筋活络,主治久湿顽痹、筋脉拘挛,兼治脚气肿痛;能除湿和中,治吐泻转筋。木瓜还能生津开胃,治津伤口渴、消化不良。川乌辛苦性热,毒大力强,擅祛风除湿、散寒止痛,善治寒湿顽痹、寒湿头痛、心腹冷痛及跌打损伤。入煎剂应先煎、久煎,不可过量或久服。生品毒大,内服宜慎。伸筋草苦辛性温,善祛风除湿,舒筋活络,痹痛拘挛属风湿俱盛兼寒者为宜;又能活血消肿,治跌打肿痛。

防己味苦辛性寒,既能祛风湿、止痛,又能利水消肿,最善治风湿热痹,并治风寒湿痹、水肿、脚气肿痛及小便不利等证。秦艽味苦辛,药力平和,长于舒经络,治风湿热痹或痹证兼热者,兼治风寒湿痹;还能退虚热、清利湿热,治骨蒸潮热、小儿疳热等。豨莶草性寒,能祛风湿、通经络、降血压,兼止痒,善祛筋骨间的风湿,生用治热痹,制用治寒痹;又能清热解毒,治疮疡肿毒。

桑寄生、五加皮性温,均能祛风湿、补肝肾、强筋骨,善治风湿痹痛兼肝肾不足之腰膝酸软者。桑寄生长于养血而补肝益肾,还能固冲任安胎。五加皮补肝肾力较强,治肝肾亏虚之小儿行迟;还能利水,治水肿、小便不利。狗脊性温,善祛风湿、补肝肾、强筋骨,治风湿痹痛,擅治肝肾不足之腰脊强痛俯仰不利者;还能治肾虚尿频、遗尿及白带过多。

【目标检测】

一、单选题

1.祛风湿药均能(　　　)。

　A.温肝散寒祛风　　　B.温里散寒祛风　　　C.祛风散寒除湿　　　D.疏风散热

2.独活的功效是(　　　)。

  A.祛风湿,止痹痛,解表   B.祛风湿,止痹痛,消骨鲠

  C.祛风除湿,散寒止痛   D.祛风除湿,活血通络

3.治诸骨鲠喉,最宜用(　　　)。

  A.独活   B.威灵仙   C.白花蛇   D.木瓜

4.蕲蛇的功效是(　　　)。

  A.祛风通络,定惊止痉   B.祛风除湿,散寒止痛

  C.祛风除湿,活血通络   D.祛风通络,利水

5.木瓜的功效是(　　　)。

  A.祛风除湿,活血通络   B.祛风除湿,散寒止痛

  C.祛风通络,定惊止痉   D.舒筋活络,除湿和胃

6.既能祛风湿,强筋骨,又能利尿的药物是(　　　)。

  A.桑寄生   B.千年健   C.狗脊   D.五加皮

7.既能治风湿痹痛,又能治胎漏下血,胎动不安的药物是(　　　)。

  A.五加皮   B.千年健   C.桑寄生   D.狗脊

8.川乌的功效是(　　　)。

  A.祛风除湿,散寒止痛   B.祛风除湿,活血通络

  C.祛风除湿,消肿止痛   D.祛风通络,定惊止痉

9.防己的性味是(　　　)。

  A.苦甘温   B.苦辛   C.苦辛寒   D.苦辛温

10.威灵仙的功效是(　　　)。

  A.祛风湿,止痹痛,消骨鲠   B.祛风湿,通经络,消骨鲠,安胎

  C.祛风除湿,消骨鲠   D.祛风湿,止痹痛,解表

11.川乌的性味是(　　　)。

  A.辛、咸,温,有大毒   B.辛、甘,平,有大毒

  C.苦、甘,温,有大毒   D.辛、苦,热,有大毒

二、配伍选择

A.蕲蛇   B.乌梢蛇   C.威灵仙   D.川乌

1.入汤剂应先煎的药物是(　　　)。

2.能通行十二经络的药物是(　　　)。

A.祛风湿,补肝肾,强腰膝   B.祛风除湿,通经活络,清热解毒

C.祛风除湿,舒筋活络   D.祛风湿,通络止痛,杀虫止痒

E.祛风湿,强筋骨,止痹痛

3.伸筋草的功效是(　　　)。

4.狗脊的功效是(　　　)。

5.豨莶草的功效是(　　　)。

三、多选题

1.五加皮的适应证是(　　　)。

  A.风湿痹痛,四肢拘挛   B.肝肾不足,腰膝软弱   C.小儿行迟

  D.水肿   E.小便不利

2.防己主治(　　)。

　　A.痹证　　　　　B.水肿　　　　　C.痰饮证　　　　D.骨蒸潮热　　　E.湿热黄疸

3.秦艽所治病证有(　　)。

　　A.风湿痹痛,筋脉拘挛　　　　B.湿疹瘙痒　　　　　C.疥癣

　　D.骨蒸潮热　　　　　　　　E.湿热黄疸

4.川乌的适应证是(　　)。

　　A.风寒湿痹　　　B.水肿　　　　　C.痰饮　　　　　D.诸寒疼痛　　　E.外伤瘀痛

5.豨莶草的功效有(　　)。

　　A.祛风湿　　　B.利水消肿　　　C.通经活络　　　D.清热解毒　　　E.凉血消肿

四、填空题

1.治行痹,最宜配伍_____药用;治着痹,宜配伍_____药用。

2.威灵仙的性味是_____、具有_____、_____、_____等功效。

3.蕲蛇的功效是_____、_____。

4.秦艽的功效是_____、_____、_____、_____。

5.独活的性味是_____,具有_____、_____、_____等功效。

6.桑寄生的功效是_____、_____、_____、_____。

五、简答题

1.何谓祛风湿药? 祛风湿分为哪几类?

2.比较羌活与独活的异同。

3.比较五加皮与桑寄生的异同。

4.简述蕲蛇的功效。

5.试述川乌性味、功用、用量用法及使用注意。

第10章 化湿药

1) 含义

凡以化湿为主要功效,常用以治湿阻中焦证的药物,称为化湿药,因本类药物多气味芳香,故又称芳香化湿药。

2) 性能特点

本类药多辛香温燥,部分药物兼有苦味:辛能行散,芳香能化湿醒脾,苦能燥湿,温燥之性可燥湿健脾。主归脾、胃经。以化湿醒脾,开胃和中为主要功效,部分药物兼能行气。主要适应于湿浊困脾或脾虚生湿的湿阻中焦证。此外部分药物可芳香解暑,用于暑温、湿温证。辛散温通属升浮之性,化湿药属升浮之药。

3) 功效与主治

归 经	功 效	适应证
脾胃	化湿,行气	湿阻中焦证之脘腹胀满,体倦,恶心,呕吐,口甘多涎,食少便溏,舌苔厚腻等

4) 配伍应用

使用本类药物应根据不同证候作适当配伍。若寒湿者,与温里药配伍;属湿热者,须与清热燥湿药配伍;脾虚生湿者,须配健脾药;兼有食积者,配伍消食药;湿阻中焦证多伴有中焦气滞,故本类药物多配伍行气药。

5) 使用注意

本类药多辛温香燥,易伤阴耗气,故阴虚血燥、气虚者慎用。气味芳香者,多含挥发性成分,入煎剂宜后下,不宜久煎,以免减低药效。

知识链接

湿阻中焦证:湿邪困阻中焦脾胃引起的证候。主要有两种情况:一是平素脾虚,运化水湿作用下降,产生内湿,即所谓脾虚生湿;二是外湿盛,困阻中焦,造成中焦脾胃运化作用下降,即所谓湿邪困脾。其病理或以实为主,或虚实夹杂,但多有脾虚表现。其证均可表现为中焦气机升降失常而产生:脘腹痞满、胀痛;中焦运化功能障碍:恶心、呕吐、食少便溏,舌苔厚腻等。

苍术 Cangzhu《神农本草经》

【来源】本品为菊科植物茅苍术或北苍术的干燥根茎。前者主产于江苏、湖北、河南等地,以江苏茅山一带产者质量最好,故称茅苍术;后者主产于内蒙古、山西、辽宁等地。春、秋二季采挖,晒干。生用或麸炒用。

【性味归经】辛、苦,温。归脾、胃、肝经。

【功效主治】

1.燥湿健脾,用于湿阻中焦证。本品苦温,有较强的燥湿之功,同时又兼有一定的健脾之力,为湿阻中焦证的要药。本品性温,对寒湿阻滞中焦之脘腹胀满、呕恶食少、吐泻、乏力、舌苔白腻最为适宜,常配伍厚朴、陈皮等同用,如平胃散。此外又可治湿浊内盛的痰饮、水肿等证。

2.祛风除湿,用于风湿痹证。苍术既内燥脾湿,又外散风湿。用于风湿或寒湿之关节肢体疼痛,常与防风、羌活、秦艽等同用;用于湿热痹证之关节红肿疼痛,可与生石膏、知母等同用;用于湿热下注之足膝疼痛、痿软无力、妇女带下、湿疹湿疮等,常与黄柏同用,如二妙散、三妙丸等;还可用于湿温发热、一身疼痛,可用生石膏、知母等同用,如苍术白虎汤。

3.散寒解表,用于风寒表证。本品辛散,能发散风寒,尤适用于外感风寒兼有湿浊之证。

此外,本品尚能明目,用于夜盲症及眼目昏涩。可入猪肝或羊肝内同煮食。

【用量用法】3~9 g,煎服。

【使用注意】本品苦温燥烈,阴虚内热,气虚多汗者忌服。

【歌诀】

> 苍术燥湿健脾强,舌苔浊腻最宜尝。
>
> 祛风胜湿治痹良,还能解表治夜盲。

厚朴 Houpo《神农本草经》

【来源】本品为木兰科厚朴或凹叶厚朴的干燥干皮、根皮及枝皮。主产于四川、湖北、安徽等地。4—6月剥取,根皮和枝皮直接阴干,干皮置沸水中微煮后,堆置阴湿处,"发汗"至内表面变紫褐色或棕褐色时,蒸软,取出,干燥,卷成筒状,生用。生用或姜汁炙用。

【性味归经】苦、辛,温。归脾、胃、肺、大肠经。

【功效主治】

1.燥湿,行气,消胀,用于湿阻中焦、气滞、食积、大便秘结之脘腹胀满。本品苦温能燥湿,辛温又长于行气,消胀,既可下有形之实满,又可除无形之湿满,是消胀除满之要药,凡胃肠气滞皆可配伍使用。治湿阻中焦、脾胃气滞之脘腹胀满闷痛,呕吐呃逆,常配伍苍术、陈皮等药,如平胃散。治饮食积滞、大便秘结,脘腹胀痛,配大黄、枳实等同用,如大、小承气汤等。

2.平喘,用于痰饮喘咳,梅核气。本品能燥湿消痰,降气平喘。用于痰饮阻肺,气逆不降的气喘咳嗽,常配伍麻黄、半夏、杏仁等同用,如厚朴麻黄汤;痰气凝结之梅核气,多配半夏、茯苓等,如半夏厚朴汤。

【用量用法】3~10 g,煎服。

【使用注意】体虚及孕妇慎用。

【歌诀】

> 厚朴燥湿又行气,导滞降逆平喘记。

广藿香 Guanghuoxiang《名医别录》

【来源】本品为唇形科植物广藿香的干燥地上部分。枝叶茂盛时采割,日晒夜闷,反复至干。生用或鲜用。

【性味归经】辛,微温。归脾、胃、肺经。

【功效主治】

1.化湿,用于湿阻中焦证。本品芳香辛散而不峻,微温化湿而不燥,作用于脾胃,具有良好的芳香化湿,醒脾和胃的功用,为芳化湿浊之要药,广泛用于湿阻中焦证。治湿浊内阻,中焦失和之脘腹胀满、作呕、便溏等,配伍苍术、厚朴、半夏等同用,如不换金正气散。

2.解表,用于暑湿证及湿温初起。本品内能芳化湿浊,外能发表解暑。长于治疗暑月外感风寒,内伤生冷之恶寒发热、头痛脘闷、呕恶吐泻等,常配伍紫苏、厚朴同用,如藿香正气散;治湿温初起,湿热并重,可与黄芩、滑石等配伍,如甘露消毒丹。

3.止呕,用于呕吐。尤适于湿阻之呕吐。偏寒湿者,多配伍丁香、豆蔻等同用;偏湿热者,多配伍黄连、竹茹等同用;妊娠呕吐,常配伍砂仁、紫苏梗等同用。

【用量用法】3~10 g,鲜品加倍,煎服。藿香叶偏于发表,藿香梗偏于和中。鲜藿香解暑力强,夏季沸水煎汤代茶饮,可作清暑饮料。

【使用注意】阴虚火旺者忌用。

【歌诀】

藿香化湿又止呕,发表解暑记清楚。

砂仁 Sharen《药性论》

【来源】本品为姜科植物阳春砂、绿壳砂或海南砂的干燥成熟果实。以阳春砂质量为优。生用。

【性味归经】辛,温。归脾、胃、肾经。

【功效主治】

1.化湿开胃,用于湿阻中焦、脾胃气滞证。本品辛散温通,能芳化湿浊,又理脾胃气滞,为醒脾和胃良药,凡湿阻、气滞所致脾胃不和之证皆可应用。治湿浊阻中,脾胃失和之脘痞呕恶、食少不饥,配伍厚朴、陈皮、豆蔻等化湿药同用;脾胃气滞之脘腹痞胀、呕恶食少,常与木香、枳实、白术等理气健脾药同用,如香砂枳术丸。

2.温脾止泻,用于脾胃虚寒之吐泻。单用研末吞服,或配干姜、附子等药同用。

3.理气安胎,用于气滞胎动不安及妊娠恶阻。本品理气和中,脾胃和则胎气安,故对妊娠中虚气滞之胎动不安有理气安胎之功。治妊娠气滞,胎动不安,可配白术、桑寄生、续断等同用,如泰山磐石散;治妊娠恶阻,呕逆不食,可单用本品炒熟研末吞服,名缩砂散。

【用量用法】3~6 g,煎服。宜后下。

【使用注意】阴虚火旺者忌用。

【歌诀】

砂仁芳香化湿良,行气消胀是特长。

温脾止泻效力强,行气安胎记周详。

佩兰 Peilan《神农本草经》

【来源】本品为菊科植物佩兰(兰草)的干燥地上部分。生用或鲜用。

【性味归经】辛,平。归脾、胃、肺经。

【功效主治】

1.化湿,用于湿阻中焦证。本品化湿之功似广藿香而次之,常与之相须使用。性平而不温燥,长于醒脾,善除中焦秽浊陈腐之气,为治脾经湿热,口中甜腻,口臭多涎之脾瘅证之要药,可单用,或配伍广藿香、厚朴、豆蔻等同用。

2.解表,用于外感暑湿及湿温初起。本品气味芳香,有发表解暑之功。治暑湿证,常与鲜广藿香、鲜荷叶、厚朴等同用;治湿温证,多与滑石、广藿香等同用。

【用量用法】3~10 g,煎服。鲜品加倍。

【使用注意】无。

【歌诀】

佩兰化湿同藿香,发表解暑辟浊商。

豆蔻 Doukou《开宝本草》

【来源】本品为姜科植物白豆蔻或爪哇白豆蔻的干燥成熟果实。按产地不同分为"原豆蔻"和"印尼豆蔻"。生用,用时捣碎。

【性味归经】辛,温。归肺、脾、胃经。

【功效主治】

1.化湿行气,用于湿阻中焦证、脾胃气滞证及湿温初起。本品辛散温通,气极芳香,功用似砂仁,既能化湿,又能行气,常与之相须用于湿阻中焦及脾胃气滞证。豆蔻又入上焦,宣散上焦湿邪,行上焦气滞,用于湿温初起之胸闷不饥、舌苔浊腻者。若湿盛者,可配薏苡仁、通草等同用,如三仁汤;若湿热者,可配黄芩、滑石等同用,如黄芩滑石汤。

2.温中止呕,用于呕吐。尤适用于胃寒湿阻气滞之呕吐,可单用为末,或与广藿香、半夏等同用;小儿胃寒吐乳,可与砂仁、甘草共研细末,时常掺入口中。

此外,豆蔻尚能解酒,用于嗜酒中虚,湿伤脾胃之头晕、呕吐、胸膈痞闷、食少体倦及醉酒,常与砂仁、葛花等同用。

【用量用法】3~6 g,煎服。入煎剂宜后下。

【使用注意】火升作呕者及气虚者不宜用。

【歌诀】

白蔻功效同砂仁,化湿行气止呕奇。

草果 Caoguo《饮膳正要》

【来源】本品为姜科植物草果的干燥成熟果实。秋季果实成熟时采收,除去杂质,晒干或低温干燥。将原药炒至焦黄色并微鼓起,去壳,取仁,用时捣碎;或将净草果仁姜汁炙用。

【性味归经】辛,温。归脾、胃经。

【功效主治】

1.燥湿散寒,用于寒湿中阻证。本品辛香温燥,辣味浓烈,有较强的燥湿散寒之功。治寒湿内阻之脘腹胀痛,痞满呕吐,常与砂仁、厚朴等同用。

2.除痰截疟,用于疟疾。尤适用于寒湿偏盛者,多配常山、知母同用,如常山饮;治山岚瘴气或秽浊湿邪所致之瘴疟及瘟疫,常与知母、槟榔等同用,如达原饮。

【用量用法】3~6 g,煎服。

【使用注意】本品温燥,阴虚有热者忌用。

【歌诀】

草果燥湿又截疟,
烹饪调料常用之。

草豆蔻 Caodoukou《名医别录》

【来源】本品为姜科植物草豆蔻的干燥近成熟种子。夏、秋二季采收,晒至九成干,或用水略烫,晒至半干,除去果皮,取出种子团,晒干。生用。

【性味归经】辛,温。归脾、胃经。

【功效主治】

1.燥湿行气,用于寒湿中阻证,脾胃气滞证。本品温燥之性较砂仁、豆蔻强,有较强的燥湿行气、温中散寒之功。治寒湿阻中之脘腹冷痛,不思饮食,常与白术、砂仁、陈皮等同用。

2.温中止呕,用于脾胃寒湿之吐泻。治寒湿阻胃,气逆作呕,与吴茱萸、半夏、生姜等配伍;治脾胃虚寒夹湿久泻,配炒白术、煨木香等同用,如草豆蔻汤。

【用量用法】3~6 g,煎服。打碎后下。

【使用注意】本品温燥,阴虚有热者忌用。

【歌诀】

草蔻驱寒又燥湿,温胃止呕记分明。

【点滴积累】

化湿药多辛温香燥或辛温苦燥,入中焦脾胃,能化湿或燥湿,主治湿阻中焦证。

苍术、厚朴皆辛温苦燥,能燥湿,用于湿阻中焦证,但苍术功偏燥湿,祛湿力强,尚能解表、健脾,可用于风湿痹证及外感风寒夹湿表证;厚朴功偏行气,能下气除满消胀,用于多种原因引起的脾胃气滞证。广藿香芳香辛散而不峻烈,微温化湿而不燥,内能芳化湿浊用于湿浊阻中证,外能发表解暑用于湿温暑湿证,尚能止呕用于湿阻之呕吐。砂仁辛散温通,即可化湿又能行气,是醒脾和胃良药,对脾胃不和无论是湿阻还是气滞皆可应用,又能温中止泻,理气安胎,用于中焦虚寒之吐泻及脾胃气滞之胎动不安、妊娠恶阻。佩兰化湿、解表,功类广藿香而力次之,性平不温燥,长于醒脾,为脾瘅证之要药。豆蔻气味芳香,功类砂仁能化湿、行气、温中止呕,用于湿阻中焦、脾胃气滞及胃寒呕吐等证。草果、草豆蔻药性皆较燥烈,能燥湿散寒,可用于寒湿阻中证,草果尚能截疟,草豆蔻又有行气及温中止呕作用,用于脾胃气滞及脾胃寒湿之吐泻。

【目标检测】

一、单选题

1.既能内燥脾湿,又能外祛风湿的中药是(　　　　)。
　　A.白术　　　　　　　B.苍术　　　　　　　C.厚朴　　　　　　　D.防风

2.外有风寒表证内兼湿阻中焦者宜选(　　　　)。
　　A.广藿香　　　　　　B.豆蔻　　　　　　　C.砂仁　　　　　　　D.厚朴

3.既能燥湿,又善行气消胀的药物是(　　　　)。
　　A.广藿香　　　　　　B.苍术　　　　　　　C.厚朴　　　　　　　D.砂仁

4.广藿香最善治(　　　　)。
　　A.胃虚呕吐　　　　　B.湿浊呕吐　　　　　C.胃寒呕吐　　　　　D.胃热呕吐

5.妊娠恶阻,脘腹胀痛,不思饮食,胎动不安者,宜首选(　　　　)。
　　A.苏叶　　　　　　　B.生姜　　　　　　　C.豆蔻　　　　　　　D.砂仁

6.口中甜腻,多涎,口臭常首选(　　　　)。
　　A.广藿香　　　　　　B.佩兰　　　　　　　C.苍术　　　　　　　D.砂仁

二、配伍选择

　　A.苍术　　　B.广藿香　　　C.砂仁　　　D.厚朴

1.能化湿解暑的药物是(　　　　)。

2.能化湿醒脾,温中止泻的是(　　　　)。

　　A.燥湿,行气,消胀,平喘　　　　B.化湿行气,温中止呕

　　C.燥湿散寒,除痰截疟　　　　　D.燥湿行气,温中止呕

3.厚朴的功效是(　　　　)。

4.豆蔻的功效是(　　　　)。

三、多选题

1.苍术可用于治(　　　　)。
　　A.湿阻中焦证　　B.暑湿证　　　　C.风寒夹湿表证　　　D.风湿痹证　　　E.夜盲证

2.具有止呕作用的中药有(　　　　)。
　　A.生姜　　　　　　B.广藿香　　　C.砂仁　　　　　　　D.草果　　　　　E.豆蔻

3.厚朴的功效是(　　　　)。
　　A.燥湿　　　　　　B.行气　　　　C.消胀　　　　　　　D.健脾　　　　　E.平喘

4.(　　　　)具有安胎作用。
　　A.广藿香　　　　　B.砂仁　　　　C.生姜　　　　　　　D.豆蔻　　　　　E.黄芩

5.砂仁的主治证有(　　　　)。
　　A.湿阻中焦　　　　B.虚寒吐泻　　C.脾胃气滞　　　　　D.胎动不安　　　E.痰饮喘咳

6.砂仁、豆蔻都具有的功效是(　　　　)。
　　A.化湿　　　　　　B.行气　　　　C.止呕　　　　　　　D.温中　　　　　E.化痰

四、填空题

1.化湿药因其大多气味芳香,入汤剂多_____。

2.化湿药多入_____经。

3._____功善下气除满,为消胀除满之要药。

五、简答题

1.简述化湿药的配伍及使用注意。

2.试比较苍术与厚朴性能特点及功用的异同。

3.广藿香与香薷化湿和中之功有何差异？

4.比较砂仁与豆蔻功用的异同。

第11章 利水渗湿药

1) 含义

凡能通利水道,渗泄水湿,治疗水湿内停病证为主要功用的药物,称为利水渗湿药。

水之与湿,异名同类,弥漫散在者为湿,凝聚停蓄者为水,但二者并无本质的区别,也难截然划分,故以水湿并提。本类药物服用后,能使小便通利,尿量增多,故又称为利尿药。

2) 性能特点

利水渗湿药味多甘淡,性多寒凉或平性;肾为水脏,主津液,肾的气化功能正常,水湿才能形成尿液。膀胱为州都之官,是贮尿、排尿的器官。而小肠受盛化物,接纳胃中水谷,使清者由脾传输到全身,浊者经阑门下入大肠,无用之水液渗入膀胱,达分清别浊,所以利水渗湿药主归肾及膀胱、小肠经,且作用趋向偏于下行,故有清热利湿的作用。

3) 功效与主治

根据利水渗湿药的性能特点,功效主要有利水消肿、利尿通淋、利湿退黄三个方面。

分 类	作用特点	适应证
利水消肿药	甘淡平,淡能渗泄,偏于利水渗湿	用于水肿,小便不利,腹水,以及泄泻、痰饮、带下等
利尿通淋药	多苦寒或甘寒,苦渗降泄,寒能清热,尤能清下焦湿热,长于利尿通淋	适用于以小便淋沥涩滞,灼热疼痛为主的热淋、石淋、血淋或膏淋,以及尿浊、湿疮、湿疹等
利湿退黄药	多苦寒,苦泄寒清而清热利湿退黄	适用于湿热黄疸

4) 配伍应用

本类药物偏于治标,据形成水湿的原因及症状,应做适当配伍。

(1)水肿骤起有表证者,配宣肺发汗药,宣肺则肺气通调下输膀胱,发汗则毛窍开疏从汗而解。

(2)湿热淋证,与清热药配伍。

(3)水肿日久,脾肾阳虚水肿者,配温补脾肾药以培其本。

(4)热伤血络而尿血者,配伍凉血止血药。

(5)由于气行则水行,气滞则水停,故常与行气药配伍。

5)使用注意

本类药物易耗伤津液,对阴亏津少、肾虚遗精遗尿者,宜慎用或忌用;有些药物有较强的通利作用,孕妇应慎用。

11.1 利水消肿药

茯苓 Fuling《神农本草经》

【来源】本品为多孔菌科真菌茯苓的干燥菌核。野生或人工培植。野生者以云南丽江产质量最优,称"云苓";栽培以安徽大别山产量最大,称"安苓"。野生茯苓常在7月至翌年3月采挖,人工种植于7~9月采挖。挖出后经堆置发汗,晾干,再发汗,再晾干,反复3~4次,最后晾至全干,去皮切片,生用。

【性味归经】甘、淡、平。归心、肺、脾、肾经。

【功效主治】

1.利水渗湿,用于水肿、小便不利、泄泻、痰饮、带下等证。本品甘能补脾,淡能渗泄,既能祛邪,又能扶正,使其利而不伤,补而不滞;且药性平和,作用和缓,无寒热之偏,可用治寒热虚实各种水肿,实为利水渗湿要药。治疗水湿内停所致之水肿、小便不利,常与猪苓、白术、泽泻等配伍,如五苓散;若治脾肾阳虚水肿,常与附子、白术、生姜等温里助阳药配伍,如真武汤;若治湿热带下,宜与黄柏、车前子、泽泻等清热利湿药。若治疗脾虚湿盛的泄泻、水肿等,本品既能利水渗湿,又能健脾补中,可达标本兼治之功,如《和剂局方》参苓白术散。

2.健脾补中,用于脾虚诸证。本品有健脾之功,促进脾胃的运化功能。适用于脾气虚弱,运化失调之证。治疗脾胃虚弱,食少纳呆,倦怠乏力,常与人参、白术、甘草配伍,即四君子汤;治脾虚停饮,水湿停蓄,痰饮咳满,胸胁支满,目眩心悸,常与桂枝、白术、甘草同用,即苓桂术甘汤;治脾虚湿盛之泄泻,常与山药、白术、薏苡仁等同用,如参苓白术散。

3.宁心安神,用于心悸、失眠之心神不宁之证。本品益心脾而宁心安神。治心脾两虚,气血不足之心悸、失眠、健忘,常与人参、当归、酸枣仁等配伍,如归脾汤;治疗心肝血虚,虚烦不寐,常与酸枣仁、柏子仁等养心安神药配伍。

知识链接

赤茯苓:为茯苓菌核近外皮部的淡红色部分。性味功效基本同茯苓,虽健脾安神较茯苓弱,但能清热利水,多用于膀胱湿热之小便不利、淋浊、泻痢等。水煎服,10~15 g。

茯苓皮:为茯苓菌核的黑色外皮。性味同茯苓,长于利水消肿,能行皮肤水湿。适用于皮肤水肿,常配五加皮、陈皮等,如五皮饮。用量15~30 g。

茯神:为茯苓生长中抱有松根的部分。性味同茯苓,宁心安神之功更佳,适用于心神不安、惊悸、健忘、失眠等。用量与茯苓同。

【用量用法】10～15 g,煎服。

【使用注意】虚寒精滑者忌用。

【歌诀】

> 茯苓甘淡利水湿,健脾补中脾虚宜。
>
> 宁心安神选茯神,心脾两虚宜服食。

知识链接

近年来,有关茯苓单用或与其他药配伍治疗各型肿瘤、糖尿病、高脂血症、精神分裂、婴幼儿腹泻的报道与日俱增,并以证实主要药效物质基础是茯苓多糖和三萜类物质。

猪苓 Zhuling《神农本草经》

【来源】本品为多孔菌科真菌猪苓的干燥菌核。生用。

【性味归经】甘、淡,平。归肾、膀胱经。

【功效主治】

利水渗湿,用于水肿、小便不利、泄泻、淋浊、带下、黄疸、脚气等证。本品功专通水道,利小便,祛水湿,作用较茯苓强。具有较强的利水渗湿作用,凡水湿停滞者均可选用。治疗脾虚湿盛水肿,泄泻,常与茯苓、泽泻、白术等健脾渗湿药配伍;治水热互结伤阴所致的小便不利,常与泽泻、滑石、阿胶等清热养阴药配伍,如猪苓汤。

【用量用法】6～12 g,煎服。

【使用注意】无水湿者忌用。

【歌诀】

> 猪苓仅能利水湿,单用配方均神奇。

知识链接

猪苓主要含麦角甾醇,生物素,猪苓酸,猪苓多糖,猪苓聚糖,猪苓酮等。①猪苓水煎剂有较强利尿作用。②猪苓多糖有抗肿瘤、防治肝炎作用。③猪苓水及醇提取物分别有促进免疫及抗菌作用。

【相似药物】

名　称	相同点		不同点	
	功　效	应　用	功　效	应　用
茯苓	利水渗湿	均可用于水肿、小便不利、泄泻、痰饮、带下等证	健脾补中、宁心安神	性平和,能补能利,既善渗泄水湿,又能健脾宁心
猪苓				利水作用较强,无补益作用

泽泻 Zexie《神农本草经》

【来源】本品为泽泻科植物泽泻的干燥块茎。冬季茎叶开始枯萎时采挖,洗净,干燥,除去须根及粗皮。切片,生用;麸炒或盐水炒用。

【性味归经】甘、淡,寒。归肾、膀胱经。

【功效主治】

1.利水渗湿,用于水肿、小便不利、泄泻、带下、痰饮等证。本品利水渗湿作用较茯苓强。适用于水湿为患的病证。治疗水肿,小便不利,常与猪苓、茯苓等利水消肿药配伍,即《伤寒论》五苓散;治疗膀胱气化不利、水湿内停所致小便不利、水肿腹胀、呕逆泄泻、渴不思饮等证,常用成药五苓片,泽泻与猪苓、茯苓、桂枝同用,共奏温阳化气、利湿行水之功;治痰饮内停、水湿上犯所致的眩晕,本品利水渗湿以消除生痰之因,常与白术等健脾利水药配伍。

2.泄下焦热,用于湿热带下、淋浊、遗精。本品性寒能泄肾与膀胱之热,下焦湿热者尤为适宜。治疗下焦湿热之黄白带下、小便淋浊,常与龙胆草、黄芩、木通、车前子等配伍;治肾阴不足,相火偏亢的遗精、潮热,常与熟地、山药、牡丹皮等滋肾阴、泻相火之品配伍,如六味地黄丸。

【用量用法】6~10 g,煎服。

【歌诀】

泽泻利水渗湿邪,清利湿热泻火奇。

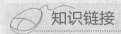

知识链接

现代临床报道以本品或随证配伍,可治疗美尼尔病、高血压病、高脂血症、脂肪肝、单纯性肥胖、糖尿病、耳源性眩晕等疾患。

薏苡仁 Yiyiren《神农本草经》

【来源】本品为禾本科植物薏苡的干燥成熟种仁。秋季果实成熟时采割植株,晒干,打下果实,再晒干,除去外壳及种皮。生用或炒用。

【性味归经】甘、淡,凉。归脾、胃、肺经。

【功效主治】

1.利水渗湿,用于水湿所致的水肿、小便不利、泄泻、带下等证。本品甘补淡渗,功似茯苓而力稍弱,适用于水湿滞留的多种病证,而对脾虚湿滞者尤为适宜。治脾虚湿盛之水肿腹胀、食少泄泻,脚气浮肿等,常与茯苓、白术、黄芪等利水健脾药配伍。

2.健脾止泻,用于脾虚泄泻。本品有渗湿、健脾止泻作用。治疗脾虚湿盛所致食少泄泻,常与人参、茯苓、白术、山药等健脾渗湿药配伍,如参苓白术散。

3.清热排脓,用于肺痈,肠痈。本品能清肺与大肠之热,且能排脓消痈,故为治肺痈、肠痈的常用药。治肺痈胸痛,咳吐脓痰,常与苇茎、冬瓜仁、桃仁等清肺、化瘀之药配伍,如苇茎汤;治肠痈腹痛,可与附子、败酱草等配伍,如薏苡附子败酱散。

4.除痹,用于湿痹筋脉拘挛。本品渗湿除痹,能舒筋脉,缓和拘挛。治疗湿痹而筋脉拘挛疼痛者,常与独活、防风、苍术等祛风湿药同用。

【用量用法】9~30 g,煎服。清利湿热宜生用,健脾止泻宜炒用。本品力缓,用量宜大。除入汤、丸、散剂外,亦可作粥食用,为食疗佳品。

【使用注意】津液不足者慎用。

【歌诀】

> 苡仁利水渗湿弱,健脾补中炒用服。
>
> 除湿治痹舒筋雄,清热排脓内痈服。

11.2 利尿通淋药

车前子 Cheqianzi《神农本草经》

【来源】本品为车前科植物车前或平车前的干燥成熟种子。生用或盐水炙用。

【性味归经】甘,微寒。归肝、肾、肺、小肠经。

【功效主治】

1.利尿通淋,用于湿热淋证,水肿。本品善能清热利尿通淋,为治湿热下注,蕴结膀胱所致的小便淋沥涩痛的要药。治疗热淋,常与清热利湿,利尿通淋之品配伍。如《和剂局方》八正散,以之与瞿麦、萹蓄、大黄、滑石、川木通、栀子、甘草、灯心草同用,共奏清热、利尿、通淋之功;治血淋,常与小蓟、白茅根、蒲黄等凉血止血药同用;治疗石淋,常与金钱草、海金沙、滑石等通淋排石药同用;对水湿停滞水肿,小便不利,常与茯苓、猪苓、泽泻等利水消肿药配伍。

2.渗湿止泻,用于泄泻。本品能利水湿,分清浊而止泻,即利小便以实大便。适用于湿盛于大肠而小便不利之水泻,可单用本品研末,米饮送服;或与白术、茯苓、泽泻等配伍。

3.清肝明目,用于目赤肿痛,目暗昏花。本品性寒入肝,善清肝热,并能明目。治肝经风热所致目赤肿痛,常与菊花、夏枯草、决明子等清肝明目药配伍;若治肝肾阴亏,两目昏花,常与菟丝子、熟地黄等滋补肝肾药配伍。

4.清肺化痰,用于痰热咳嗽。本品入肺经,能清肺化痰止咳。治疗肺热咳嗽,痰多黄稠,常与瓜蒌、浙贝母、黄芩等清肺化痰药配伍。

【用量用法】9~15 g,煎服。入煎剂宜包煎。

【使用注意】车前子包煎时,布不宜包得过紧,以免车前子在煎煮膨胀后,影响有效成分的析出,降低疗效。

【歌诀】

> 利尿通淋车前仁,利湿止泻配苓泽。
>
> 清肝明目治目疾,清肺止咳化痰药。

知识链接

　　淋证是指小便频数短涩,淋沥刺痛,小腹拘急引痛为主症的病证。根据病因和症状特点不同,可分为热淋、血淋、石淋、气淋、膏淋、劳淋六证。

滑石 Huashi《神农本草经》

【来源】本品为硅酸盐类矿物滑石族滑石,主要成分为水硅酸镁[$Mg_3(Si_4O_{10})(OH)_2$]。采挖后,除去泥沙及杂石。研粉或水飞用。

【性味归经】甘、淡,寒。归膀胱、肺、胃经。

【功效主治】

1.利尿通淋,用于湿热淋证。本品甘淡而寒,善于开通下窍,通利水道,清利膀胱湿热,对于湿热淋证,有利尿通淋之功,是治湿热淋证常用药。治疗湿热下注所致小便不利,淋沥涩痛,常与木通、车前子、栀子等清热利尿通淋之品配伍;治疗石淋,常与海金沙、金钱草、木通等利尿通淋排石药配伍。

2.清热解暑,用于暑湿、湿温。本品甘淡而寒,既能利水湿,又能解暑热,是夏季治疗暑湿热证常用药。治疗暑热夹湿之暑湿证,身热烦渴,小便短赤,常与甘草配伍,即《伤寒标本》六一散;治疗湿温初起之发热身重,胸闷,常与薏苡仁、黄芩、杏仁等清热燥湿药配伍。

3.收湿敛疮,用于湿疮、湿疹、痱子。本品外用有清热收湿敛疮作用。为治疗湿疹、湿疮的常用外用药。治疗湿疹、湿疮,可单用或与黄柏、煅石膏、枯矾等为末,撒布患处。治痱子,则可与薄荷、甘草等配制成痱子粉外用。

现代以本品配伍他药或制成制剂,内服或外用,可治疗泌尿系结石、口疮、顽固性伤口不愈等。

【用量用法】10~20 g,煎服,宜布包煎。外用适量。

【使用注意】脾虚,热病伤津及孕妇忌用。

【歌诀】

滑石利尿通淋强,清解暑热敛疮痒。

【相似药物】

名 称	相同点		不同点	
	功 效	应 用	功 效	应 用
车前子	利尿通淋	用于小便不利、淋沥涩痛,为治疗湿热淋证之常品。入汤剂均宜包煎	渗湿止泻、清肝明目、清肺化痰	长于渗湿止泻,明目,祛痰;主治脾虚湿胜泄泻,目赤肿痛,目暗昏花,翳障,痰热咳嗽
滑石			清热解暑、收湿敛疮	长于清热解暑,收湿敛疮;主治暑湿,湿温,湿疮,湿疹,痱子

木通 Mutong《神农本草经》

【来源】本品为木通科植物木通、三叶木通或白木通的干燥藤茎。秋季采收,截取茎部,除去细枝,阴干。切片,生用。

【性味归经】苦,寒。归心、小肠、膀胱经。

【功效主治】

【应用】

1.利尿通淋,用于热淋涩痛,水肿。本品有清热利尿通淋作用。治膀胱湿热,小便短赤,淋沥涩痛,常与车前子、滑石等利尿通淋药配伍。治水肿,小便不利,常与泽泻、茯苓、大腹皮等利水消肿药配伍。

2.清心除烦,用于心烦、口舌生疮。本品能上清心经之火,下泄小肠之热。常治心火上炎,口舌生疮,或心火下移小肠,心烦、尿赤等证,常与竹叶、生地黄等清热利尿药配伍。治疗火热内盛所致口舌生疮、咽喉疼痛、心胸烦热、小便短赤、大便秘结,常用成药导赤丸,木通与黄连、栀子、大黄等同用,共奏清热泻火,利尿通便之功。

3.通经下乳,用于经闭、乳少。本品有通经下乳的作用,适用于血瘀经闭,乳少之证。治血瘀经闭,常与红花、桃仁、当归、丹参等活血调经药配伍。治产后乳汁不通或乳少,常与王不留行、穿山甲、通草等通经下乳之药配伍,或与猪蹄炖汤服。

此外,本品还能利血脉,通关节,常与秦艽、防己、薏苡仁等祛风湿清热药配伍,治疗湿热痹痛。

现代以本品或随证配伍,可治疗泌尿系结石、口疮、风湿性关节炎等。

【用量用法】3~6 g,煎服。

【使用注意】①本品用量不宜过大。②肾功能不全者及孕妇忌服。

【歌诀】

木通清热利尿良,清泻心火下乳尝。

知识链接

木通的品种较多,除木通外,还有关木通,为马兜铃科植物东北马兜铃的干燥藤茎;川木通,为毛茛科植物小木通或绣球藤的干燥藤茎。据考证,我国历代本草所记载使用的木通为木通科木通,而非关木通。关木通只是我国东北地区所习用。近年来,国内外有大量有关含关木通制剂引起肾脏损害等不良反应的报道,我国现已取消了关木通的药用标准,因此关木通已不能作药用,各地均以木通或川木通入药,以确保用药安全。

石韦 Shiwei《神农本草经》

【来源】本品为水龙骨科植物庐山石韦、石韦或有柄石韦的干燥叶。切碎生用。

【性味归经】甘、苦,微寒。归肺、膀胱经。

【功效主治】

1.利尿通淋,用于热淋、血淋、石淋。本品味苦微寒,上能清泄肺金,以清水之上源,下能清利膀胱而通淋,兼可止血,尤宜于血淋。若湿热蕴结,小便短赤,淋沥涩痛,腰腹疼痛,常与车前子、木通、滑石、瞿麦等同用,共奏清热利水、通淋排石之功。本品又有凉血止血之功,故治疗血淋涩痛,常与白茅根、小蓟等止血通淋药同用。

2.清肺止咳,用于肺热咳喘。本品能清肺热,止咳平喘。用于肺热咳喘气急,常与鱼腥草、黄芩、芦根等配伍。

3.凉血止血,用于血热出血。本品有凉血止血之效。治血热崩漏、吐血、衄血等,常与侧柏叶、蒲黄、丹皮、生地等配伍。

【用量用法】6~12 g,煎服。

【使用注意】无。

【歌诀】

> 利尿通淋选石韦,热淋石淋可服食。
>
> 凉血止血治出血,化痰止咳平喘息。

萆薢 Bixie《神农本草经》

【来源】本品为薯蓣科植物绵萆薢或福州薯蓣干燥根茎。生用。

【性味归经】苦,平。归肾、胃经。

【功效主治】

1.利湿浊,用于膏淋、白浊。本品善利湿而分清去浊,为治疗尿如米泔之膏淋要药。用于下焦湿浊所致的膏淋,小便混浊,白如米泔,常与茯苓、车前子、石韦等配伍,如萆薢分清饮。对于妇女湿热下注的带下证,本品有清利下焦湿热之功,常与薏苡仁、黄柏等清热除湿之品同用。

2.祛风湿,用于风湿痹证。本品能祛风除湿,通络止痛。善治腰膝痹痛,筋脉屈伸不利。若偏于寒湿者,常与附子、牛膝等温里散寒、活血之药配伍;若属湿热者,常与黄柏、忍冬藤、防己等清热除湿通络之品配伍。

现以本品或随证配伍,可治疗高脂血症、糖尿病、慢性前列腺炎等。

【用量用法】9~15 g,煎服。

【使用注意】本品利湿,易伤阴,故肾阴亏虚遗精滑泄者慎用。

【歌诀】

> 萆薢利湿善去浊,又祛风湿舒筋络。

海金沙 Haijinsha《嘉祐本草》

【来源】本品为海金沙科蕨类植物海金沙的干燥成熟孢子。秋季采收。晒干,生用。

【性味归经】甘、咸,寒。归膀胱、小肠经。

【功效主治】

利尿通淋,用于湿热淋证。本品功专利尿通淋止痛,尤善止尿道疼痛,为治诸淋涩痛之要药。治疗膀胱湿热所致小便混浊、淋沥作痛的常用成药金沙五淋丸中海金沙与萹蓄、车前子、黄柏等同用,共奏清热、通淋之效;治石淋,常与金钱草、鸡内金等利尿通淋排石之品配伍;治血淋,常与石韦、小蓟等利尿通淋、凉血止血之品配伍;治膏淋,常与萆薢等利尿通淋、化湿浊之品配伍。

现以本品或随证配伍,可治疗泌尿系结石、泌尿系感染、前列腺肥大、胆石症等。

【用量用法】6~15 g,煎服。入煎剂宜包煎。

【使用注意】肾阴亏虚者慎用。

【歌诀】

> 利尿通淋海金沙,热淋石淋血淋等。

11.3　利湿退黄药

茵陈 Yinchen《神农本草经》

【来源】本品为菊科植物滨蒿或茵陈蒿的干燥地上部分。春季幼苗高 6~10 cm 时采收或秋季花蕾长成时采割。春季采收的习称"绵茵陈",秋季采割的称"茵陈蒿"。生用。

【性味归经】苦、辛,微寒。归脾、胃、肝、胆经。

【功效主治】

1.利胆退黄,用于黄疸。本品苦泄下降,寒以清热,善清利脾胃肝胆湿热,使其从小便而下,故为治黄疸要药。治疗湿热黄疸,身目发黄,黄色鲜明,尿赤便秘者,常与栀子、大黄等清热泻火药配伍,即茵陈蒿汤;治疗肝胆湿热所致面目悉黄、胸胁胀痛、恶心呕吐、小便黄赤,急性、迁延性、慢性肝炎属上述证候的常用成药茵栀黄注射液,方中茵陈与黄芩、栀子同用,共奏清热解毒、利湿退黄之功;治疗寒湿阴黄,身目发黄,黄色晦暗,畏寒腹胀,常与附子、干姜等温里药配伍,如茵陈四逆汤。

2.清利湿热,用于湿温、湿疹、湿疮瘙痒。本品有清热利湿之功。治湿温邪在气分,发热困倦、胸闷腹胀、小便短赤,常与黄芩、滑石、木通等清热燥湿药配伍。治湿疮瘙痒,可与黄柏、苦参、蛇床子、地肤子等清热燥湿或杀虫止痒药同用,煎汤内服,或外洗。

【用量用法】6~15 g,煎服。外用适量,煎汤熏洗。

【使用注意】血虚萎黄者慎用。

【歌诀】

清利湿热退黄疸,茵陈一定为首选。

知识链接

研究发现,茵陈的三个主要利胆成分为蒿属香豆精、对羟基苯乙酮和茵陈香豆酸 A、B。现代以本品或随证配伍,可治疗病毒性肝炎、新生儿黄疸、高脂血症、胆石症、胆囊炎、冠心病、痤疮等。

金钱草 Jinqiancao《本草纲目拾遗》

【来源】本品为报春花科植物过路黄的干燥全草。春、秋二季采收,除去杂质,晒干。

【性味归经】甘、咸,微寒。归肝、胆、肾、膀胱经。

【功效主治】

1.除湿退黄,用于湿热黄疸。本品甘淡微寒,长于除湿热,退黄疸,为治湿热黄疸常用之药。又因本品有排石作用,故治肝胆结石所致的黄疸尤宜。常与茵陈蒿、大黄、郁金等利湿退黄、疏肝利胆之品配伍。

2.利尿通淋,用于石淋、热淋。本品能清泄膀胱湿热,通利下窍,清除小便淋涩,有利尿通淋,排除结石之功。治疗石淋尤为多用,可单用大剂量煎汤代茶饮,或与海金沙、鸡内金、石韦等利尿通淋排石药配伍。如治疗湿热下注所致的热淋、石淋,常与车前子、木通等利尿通淋药配伍。

3.解毒消肿,用于痈肿疔疮,毒蛇咬伤。本品内服和外用均有清热解毒作用。疮痈肿毒或毒蛇咬伤,可用鲜品捣取汁内服,或捣烂外敷;亦可与蒲公英、野菊花等清热解毒之品同用,以增强疗效。

现代以本品或随证配伍,可治疗泌尿系结石、泌尿系感染、胆石症、胆囊炎、急性黄疸型肝炎、带状疱疹等。

【用量用法】15～60 g,煎服。鲜品加倍。外用适量。

【歌诀】

清热利尿金钱草,利胆排石解毒好。

虎杖 Huzhang《名医别录》

【来源】本品为蓼科植物虎杖的干燥根茎及根。春、秋二季采挖,除去须根,洗净,趁鲜切短段或厚片,晒干。生用或鲜用。

【性味归经】微苦,微寒。归肝、胆、肺经。

【功效主治】

1.利湿退黄,用于湿热黄疸,淋浊,带下之证。本品苦寒,善于清泄中焦湿热,祛除肝胆淤滞,有利胆退黄之功。治疗湿热黄疸,常与茵陈蒿、金钱草、栀子等清热利湿退黄药配伍;本品苦寒,亦能清泄下焦湿热。故治疗下焦湿热所致的淋浊、带下,常与车前子、滑石、木通等清热利湿药配伍。

2.清热解毒,用于水火烫伤,痈肿疮毒,毒蛇咬伤。本品苦寒,能清热解毒,并入血分,亦能凉血泄热,活血定痛,有凉血清热解毒作用。治水火烫伤所致的肌肤灼痛或破溃流黄水者,可单用研末,麻油调敷;治热毒壅滞所致的痈肿疮毒,可单用鲜品捣烂外敷,或与连翘、紫花地丁等清热解毒药配伍,煎汤内服;治毒蛇咬伤,可取鲜品捣烂敷肿胀处,或煎浓汤内服。

3.散瘀止痛,用于血瘀经闭,痛经,跌打损伤。本品有活血散瘀、消肿止痛之功。治瘀血内阻所致的月经不调,痛经,经闭,常与桃仁、红花、益母草、延胡索等活血通经药配伍;治跌打损伤,瘀肿疼痛,常与乳香、没药、当归、三七等活血祛瘀,消肿定痛药配伍。

4.化痰止咳,用于肺热咳嗽。本品既能苦降泄热,又能化痰止咳。治热邪内盛,肺失宣降之肺热咳嗽,咯痰者,常与浙贝母、枇杷叶、杏仁等清肺化痰止咳药配伍。

现代以本品或随证配伍,可治疗病毒性肝炎、上消化道出血、高脂血症、胆石症、银屑病、小儿肺炎、霉菌性阴道炎、烧烫伤等。

【用量用法】9～15 g,煎服。外用适量,制成煎液或油膏涂敷。

【使用注意】本品活血祛瘀,孕妇忌服。本品略有泻下通便作用,脾虚便溏者不宜。

【歌诀】

虎杖活血化瘀血,清热燥湿治湿热。

泻火解毒通便秘,止咳化痰治热咳。

其他利水渗湿药

药 名	功 效	主 治	要 点	使用注意
泽漆	利水消肿、化痰止咳、解毒散结	用于水肿;咳喘;瘰疬、癣疮	本品苦寒降泄,有较强的利水消肿作用	本品有毒,不宜过量或长期使用
冬瓜皮	利水消肿、清热解暑	用于水肿、小便不利;暑热证		
玉米须	利水消肿、利尿通淋、利湿退黄	用于水肿、小便不利;湿热淋证;黄疸		
荠菜	清热利水、凉血止血	用于水肿;湿热泄泻,痢疾;肝热目赤、目生翳膜;血热出血		鲜品加倍,外用适量
冬葵子	利尿通淋、下乳、润肠	用于淋证;乳汁不通、乳房胀痛;便秘		孕妇慎用
萹蓄	利尿通淋、杀虫止痒	用于湿热淋证;虫证、湿疹、阴痒		鲜品加倍,外用适量
通草	清热利湿、通气下乳	用于湿热淋证、水肿;产后乳汁不下		
地耳草	利湿退黄、清热解毒、活血消肿	用于黄疸;痈肿;跌打损伤		鲜品加倍,外用适量
垂盆草	利湿退黄、清热解毒	用于黄疸;痈肿痔疮、喉痛、蛇伤、烫伤		鲜品加倍,外用适量

【点滴积累】

利水渗湿药主要用于水湿所致的各种病证,临床应用分为3类:利水消肿药、利尿通淋药和利湿退黄药。

利水消肿药中的茯苓、猪苓均能利水渗湿。然茯苓药性平和,兼有健脾安神之功,有利水而不伤正气之特点,为利水渗湿要药。而猪苓功专利水,其利水作用强于茯苓。泽泻、薏苡仁均利水渗湿、清热。然泽泻善治下焦湿热之水湿证及淋浊带下等证。而薏苡仁可治脾虚泄泻,并治肺痈、肠痈及湿热痹等。

利尿通淋药中的车前子、滑石均利尿通淋。然车前子既能清热利水,善治热淋涩痛;又能利水湿、分清浊而止泻,善治湿盛引起的水泻及水肿兼热者;并能清肝明目,清肺化痰。而滑石善治石淋热淋,且善清热解暑,为治暑湿、湿温、暑热烦渴之要药。木通、冬葵子均能清热利尿通淋,下乳。但木通为治心火上炎或下移小肠之口舌生疮、心烦尿赤之要药;并可通利血脉而通经、通痹。海金沙、石韦治各种淋证,尤以石淋血淋为佳。然海金沙尤善治尿道疼痛,为治诸淋涩痛之要药。而石韦兼能凉血止血,故治血淋尤宜。

利湿退黄药中的茵陈、金钱草、虎杖具有利胆退黄作用。茵陈为治黄疸要药。然金钱草又可利尿通淋,为治疗石淋要药。虎杖又可活血祛瘀,治血瘀经闭,痛经,跌打损伤;并可祛痰止咳,泻热通便,清热解毒。

【目标检测】

一、单选题

1.上能清心火,下能利湿热的药物为( )。

  A.通草   B.木通   C.滑石   D.车前子

2.下列( )不是茯苓的适应证。

  A.各种水肿   B.脾虚诸证   C.停饮   D.肺虚证

3.治疗黄疸的要药为( )。

  A.金钱草   B.茵陈   C.大黄   D.栀子

  E.虎杖

4.下列哪味药物性寒善泄下焦湿热? ( )

  A.冬瓜皮   B.薏苡仁   C.泽泻   D.猪苓

5.车前子在使用时应注意( )。

  A.应先煎   B.宜包煎   C.应后下   D.冲服

6.下列( )不是滑石的功效。

  A.利水通淋   B.清热解暑   C.清肝明目   D.收湿

7.既能利水渗湿,又能健脾宁心的药为( )。

  A.薏苡仁   B.茯苓   C.猪苓   D.泽泻

8.为治小便浑浊,或如米泔之膏淋要药的是( )。

  A.草薢   B.海金沙   C.瞿麦   D.萹蓄

9.下列( )可作粥食用,为食疗佳品。

  A.茯苓   B.薏苡仁   C.泽泻   D.车前子

10.既利尿通淋,又通经下乳的药物是( )。

  A.石韦   B.木通   C.虎杖   D.瞿麦

二、多选题

1.茯苓的功效是( )。

  A.利水渗湿   B.健脾补中   C.宁心安神   D.利尿通淋   E.通经下乳

2.下列具有下乳之功的是( )。

  A.木通   B.石韦   C.滑石   D.冬葵子   E.通草

3.可用于治黄疸证的药物是( )。

  A.玉米须   B.金钱草   C.虎杖   D.大黄   E.海金沙

4.可用于治淋证的药物是( )。

  A.车前子   B.茵陈   C.金钱草   D.木通   E.通草

5.下列入汤剂宜包煎的药物是( )。

  A.车前子   B.滑石   C.地肤子   D.冬葵子   E.海金沙

三、简答题

1.利湿退黄药与清热燥湿药均可治黄疸,其作用机制与主治证有何不同?

2.比较茯苓和猪苓的功效的异同点。

3.利水渗湿药为何常配行气药？

四、分析题

1.利水渗湿药与化湿药均能治疗湿证,其功效及主治证有何不同?

2.在中药学中,用治水湿病邪为主的章节有哪些? 各自作用机理及主治有何不同?

第12章 温里药

1) 含义

凡以温里散寒为主要功效,用治里寒证的药物,称为温里药,又称祛寒药。

寒邪为患,又有在表在里的不同,在表者为表寒证,当用发散风寒药以治疗;在里者为里寒证,当用温里祛寒的方法以治疗之,故温里药是治疗里寒证的药物。

2) 性能特点

本类药多辛温大热,辛能散,性热祛寒,偏走在里脏腑,祛散在里寒邪,振奋阳气而奏温里散寒之功。主归脾、胃经,有的兼入肺、肝、肾、心经。以温里散寒、温经止痛为主要功效,或兼助阳、回阳。主要适应于外寒入侵,直中脏腑或经脉,或自身阳气不足,阴寒内生所致的里寒证。另外,行散温通属升浮之性,温里药属升浮之药。部分药物具有毒性。

3) 功效与主治

归 经	功 效	适应证
脾胃	温中散寒止痛	脾胃受寒或中焦虚寒之脘腹冷痛、呕吐泻痢、食欲不振、舌淡苔白等
肝	温肝散寒止痛	肝经受寒之寒疝作痛,少腹冷痛、厥阴头痛或寒痹疼痛等
肺	温肺化饮	肺寒痰饮证之痰鸣咳喘、痰白清稀、舌淡苔白而滑等
肾	温肾助阳	肾阳不足证之阳痿宫冷、腰膝冷痛、夜尿频多、滑精遗尿等
心肾	温阳利水	心肾阳虚证,症见心悸怔忡、畏寒肢冷、小便不利、肢体浮肿等
心	回阳救逆	亡阳厥逆证,症见畏寒蜷卧、汗出神疲、四肢厥逆、脉微欲绝等

4) 配伍应用

使用本类药物应根据不同证候作适当配伍。若外寒内侵,而表邪未解者,须与发散风寒药配伍,以表里双解;寒凝气滞血瘀者,须配理气活血药;寒湿内阻者,须配化湿燥湿药;脾肾阳虚者,须配温补脾肾药;阳气脱失者,宜配大补元气药用。

5) 使用注意

本类药多辛热燥烈,易助火劫阴,故实热证、阴虚火旺、津血亏少者忌用,孕妇及气候炎热时慎用。有毒药物,应注意炮制、剂量及用法,避免中毒,以保证用药安全。

难点解释

1.温肺化饮:指以温热之性的药物温散肺寒,化痰饮,用治寒饮喘咳的方法。

2.助阳补火:指以温热之性的药物扶助脏腑阳气,补益肾阳命门之火,用治阳虚证的方法。

3.温中散寒:温暖中焦,祛除寒邪,用治脾胃受寒或中焦虚寒证的方法。

4.助阳止泻:指以温热之性的药物温脾阳,助肾阳,止泄泻,用治脾肾阳虚泄泻的方法。

5.回阳救逆:指以大辛大热之品峻补阳气,解除厥逆证候,挽救阳气欲竭之危象,用治亡阳证的方法。

附子 Fuzi《神农本草经》

【来源】本品为毛茛科植物乌头的子根的加工品。主产于四川及湖北、湖南等地。加工炮制为盐附子、黑附子(黑顺片)、白附片、淡附片等。

【性味归经】辛、甘,大热。有毒。归心、肾、肝、脾经。

【功效主治】

1.回阳救逆,用于亡阳证。本品辛甘大热,秉性纯阳燥烈,能回心阳以复脉,补命门之火以追回散失之元阳,故为回阳救逆之要药。用于久病阳衰,或阴寒内盛,或大吐、大泻、大汗所致的四肢逆冷、脉微欲绝,常配干姜、甘草同用,既能增强本品回阳救逆之功,又能抑制本品的毒性,以达降毒增效之利;若治久病气虚欲脱,或出血过多,气随血脱者,每配人参同用。

2.补火助阳,用于阳虚证。本品辛甘大热,能补火助阳,上可助心阳、中温脾阳、下善补肾阳,凡诸阳虚证,无不适宜,遂为治三脏阳虚诸证的佳品。治心阳不足之心悸气短、胸痹心痛、形寒肢冷,常配人参、桂枝、三七等温阳益气宽胸之药,以温通心阳;治脾肾阳虚,水湿内停之肢体浮肿、小便不利,常配茯苓、白术、生姜等温肾助阳、健脾利水药,如真武汤;治肾阳不足,命门火衰所致的形寒肢冷、腰膝酸痛、夜尿频多、阳痿宫寒,常配肉桂、山茱萸、熟地等温阳补肾药,如右归丸;治阳虚外感风寒的恶寒重、发热轻、倦怠嗜卧,表里皆寒者,常配麻黄、桂枝、细辛等发汗解表药。

3.散寒止痛,用于寒湿痹痛。本品温散走窜,为散阴寒、除风湿、止疼痛之猛药,尤善治寒痹剧痛者。每配白术、桂枝等药。

【用量用法】3~15 g,制用煎服。宜先煎,久煎,至口尝无麻辣感为度。

【使用注意】阴虚阳亢及孕妇忌用。反半夏、瓜蒌、瓜蒌子、瓜蒌皮、天花粉、川贝母、浙贝母、平贝母、伊贝母、湖北贝母、白蔹、白及同用。

【歌诀】

附子回阳救逆强,补火又能助肾阳。

温中散寒暖脾阳,祛寒止痛寒痹良。

【不良反应及处理】

附子有毒,内服不慎可引起中毒,中毒症状多在服药后 10 min~2 h 出现,轻者,口、舌及全身发麻,恶心呕吐,胸部有重压感,呼吸紧迫;重度者,口唇指端发绀,神志不清或昏迷,以致循环或呼吸衰竭而死亡。中毒解救,轻度中毒,可用绿豆 60 g,黄连 6 g,甘草 15 g,生姜 15 g,红糖适量,水煎服或鼻饲;严重中毒者,用大剂量阿托品解救。

干姜 Ganjiang《神农本草经》

【来源】本品为姜科姜的干燥根茎。生用。

【性味归经】辛,热。归脾、胃、心、肺经。

【功效主治】

1.温中散寒,用于脾胃寒证。本品能祛脾胃寒邪,又能助脾胃阳气,为温中散寒之要药。治外寒内侵脾胃之实寒呕吐,脘腹冷痛,常配伍高良姜等温中散寒药;治脾胃虚寒,脘腹冷痛,多配伍党参、白术等健脾益气药。

2.回阳通脉,用于亡阳证。本品归心经而能回阳通脉。常与附子相须配伍以增效。

3.温肺化饮,用于寒饮伏肺喘咳。症见形寒背冷、痰多清稀、咳嗽或咳喘者,常与麻黄、细辛、五味子等药配伍,如《伤寒论》的小青龙汤。

【用量用法】3~10 g,煎服。

【使用注意】孕妇慎用;阴虚内热、血热出血者忌用。

【歌诀】

> 干姜温中散寒强,回阳救逆与附尝。
>
> 温肺化饮咳喘良,温经止血炮姜长。

【相似药物】

名　称	相同点		不同点	
	功　效	应　用	功　效	应　用
生姜	温中散寒止呕	用于脾胃寒证之腹痛、呕吐等	发汗解表温肺化饮	生姜性温,主散表寒,温中止呕力胜,常用于胃寒呕吐;其温肺之效,重在止咳,治肺寒咳嗽证;又能解除表寒,治风寒表证
干姜			回阳通脉温肺化饮	干姜性热,善祛里寒,散寒止痛力强,常用于虚寒腹痛;其温肺之效,重在化饮,治寒饮伏肺喘咳证;又善回阳通脉,治亡阳证
炮姜			温经止血	炮姜性温,主归脾、肝经,温经止血,善治吐血、便血、崩漏等虚寒性出血证

肉桂 Rougui《神农本草经》

【来源】本品为樟科植物肉桂的干燥树皮。生用。

【性味归经】辛、甘,热。归肾、脾、心、肝经。

【功效主治】

1.补火助阳,用于肾阳虚证。本品长于温补命门之火而助阳,为治命门火衰之要药;又能引火归源,为治下元虚冷、虚阳上浮诸证之要药。治肾阳不足,命门火衰的畏寒肢冷、腰膝软弱、夜尿频多、阳痿宫冷、滑精早泄,常与附子、山茱萸等同用,如右归丸。

2.散寒止痛,用于寒凝疼痛证。本品辛甘大热,善入血分温通经脉,运行气血,消除瘀阻,又能散寒止痛,故为治寒凝诸痛之良药。根据具体病证的不同,可分别配伍相应的药物治疗脘腹冷痛,寒湿痹痛,胸痹心痛,寒疝腹痛等寒痛证。

3.温通经脉,用于寒凝血滞之痛经、闭经,或阳虚寒滞之阴疽。治寒凝血滞之痛经、闭经,常配活血调经、温经散寒药,如少腹逐瘀汤;治阴疽,可配鹿角胶、炮姜、麻黄等药。

【用量用法】1~5 g,煎服。入汤剂应后下;研末冲服,每次1~2 g。

【使用注意】有出血倾向者及孕妇忌用。不宜与赤石脂同用。

【歌诀】

> 肉桂温肾助肾阳,引火归元是特长。
>
> 温中散寒暖脾阳,祛寒止痛效力强。

吴茱萸 Wuzhuyu《神农本草经》

【来源】本品为芸香科植物吴茱萸、石虎或疏毛吴茱萸的干燥近成熟果实。生用或醋炙用。

【性味归经】辛、苦,热。有小毒。归肝、脾、胃、肾经。

【功效主治】

1.散寒止痛,用于寒凝肝脉诸痛证。本品善温散肝经之寒邪而止痛,为治寒郁肝脉诸痛之要药。治厥阴巅顶头痛,常配人参、生姜等药;治寒疝腹痛,常配小茴香、木香等药;治冲任虚寒、瘀血阻滞之痛经,常配桂枝、当归、川芎等药;治寒湿脚气肿痛,多配木瓜、紫苏叶、槟榔等药。

2.降逆止呕,用于呕吐吞酸。本品有温中散寒,疏肝降逆止呕,制酸止痛之效,尤以用治胃寒呕吐,肝郁化火、肝胃不和之呕吐吞酸为宜。治肝火犯胃所致呕吐吞酸,常配黄连同用;胃寒呕吐,多配半夏、生姜等药。

3.助阳止泻,用于虚寒泄泻。本品为脾肾阳虚,五更泄泻常用之品,每配补骨脂、五味子、肉豆蔻等药。

【用量用法】2~5 g。外用适量。

【使用注意】不宜多服久服,阴虚火旺者忌用。

【歌诀】

> 吴萸温中暖肝药,降逆止呕效力强。
>
> 温经散寒止痛求,外用调敷治效快。

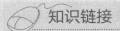

知识链接

　　春秋战国时代,吴茱萸原生长在吴国,称为吴萸。有一年,吴国将吴萸作为贡品进献给楚国,楚王见了大为不悦,不听吴臣解释,将其赶了出去。辛亏楚国有位精通医道的朱大夫追去留下了吴萸,并种在自家的院子里。一日,楚王受寒而旧病复发,胃疼难忍,诸药无效。此时,朱大夫将吴萸煎汤治好了楚王的病。当楚王得知此事后,立即派人前往吴国道歉,并号召楚国广为种植吴萸。为了让人们永远记住朱大夫的功劳,楚王把吴萸更名为吴茱萸。

丁香 Dingxiang《药性论》

【来源】本品为桃金娘科植物丁香的干燥花蕾。生用。

【性味归经】辛,温。归脾、胃、肺、肾经。

【功效主治】

1.温中降逆,用于胃寒呕吐、呃逆。本品功善温脾暖胃散寒降逆,为治胃寒呕呃之要药。治胃虚寒呃逆,常配柿蒂、生姜、人参等药;治胃寒呕吐,可配半夏、生姜等药;治脾胃虚寒呕吐,多配肉桂、吴茱萸、白术等温中健脾药。

2.温肾助阳,用于肾虚阳痿,宫冷。常配附子、肉桂、淫羊藿等药。

【用量用法】1～3 g,内服或研末外敷。

【使用注意】热证及阴虚内热者忌用。不宜与郁金同用。

【歌诀】

丁香温中善降逆,温肾助阳配方奇。

其他温里药

药　名	功　效	主　治	要　点	使用注意
小茴香	散寒止痛,理气和中	疝气痛,痛经;中焦寒凝气滞证	为治寒凝气滞之要药	阴虚火旺者慎用
花椒	温中止痛,杀虫止痒	中寒腹痛;虫积腹痛;湿疹、阴痒	长于温中燥湿、散寒止痛、止呕止泻	热病及阴虚火旺者忌用,孕妇慎用
高良姜	温中止痛,止呕	脘腹冷痛;胃寒呕吐	温中焦之寒止痛止呕	热病及阴虚火旺者忌用,孕妇慎用
胡椒	温中散寒,下气消痰	脾胃寒证;癫痫		

【点滴积累】

温里药多味辛而温热,温里散寒,主治里寒证。

附子、干姜均性味辛热,同具回阳救逆、温中散寒之功。但附子大热有毒,其回阳救逆之功大于干姜,为回阳救逆之要药;又善治肾阳不足、命门火衰之证和寒痹剧痛者。而干姜为温中散寒之要药,并能温肺化饮。肉桂具有补火助阳、散寒止痛的作用,作用较附子缓和,以温补命门火为主,又能引火归元,善治下元虚冷、虚阳上浮之证。吴茱萸具有散寒止痛、降逆的作用,为治寒滞肝脉诸痛之要药;又可治肝火犯胃,呕吐吞酸,助阳止泻。高良姜、花椒、胡椒均具有温中散寒止痛的作用,用治脘腹冷痛。

【目标检测】

一、单选题

1.( )不属附子的适应证。

    A.寒湿痹痛　　　　　B.阳虚水肿　　　　　C.阳虚胸痹　　　　　D.寒饮咳喘

2.治下元虚冷,虚阳上浮之上热下寒证宜选( )。

    A.细辛　　　　　　　B.吴茱萸　　　　　　C.肉桂　　　　　　　D.高良姜

3.治中寒肝逆头痛,寒郁肝脉疝痛之要药为( )。

    A.附子　　　　　　　B.干姜　　　　　　　C.肉桂　　　　　　　D.吴茱萸

4.附子回阳救逆常配( )。

    A.人参　　　　　　　B.肉桂　　　　　　　C.干姜　　　　　　　D.生姜

5.来源于同一植物的药是( )。

    A.肉桂与桂枝　　　　B.桑叶与桑寄生　　　C.羌活与独活　　　　D.柴胡与银柴胡

二、配伍选择

A.吴茱萸　　　　B.细辛　　　　C.附子　　　　D.肉桂

1.久治寒饮伏肺之要药( )。

2.治中寒肝逆,寒郁肝脉诸痛之要药( )。

3.治下元虚冷,虚阳上浮诸证之要药( )。

4.治亡阳欲脱,命门火衰之要药( )。

三、多选题

1.温里药味辛性温热,主要功效为( )。

    A.温里散寒　　　B.健脾利湿　　　C.温经止痛　　　D.补火助阳　　　E.破血通经

2.( )不属于附子的性能特点。

    A.辛甘温散　　　B.上助心阳　　　C.中补脾阳　　　D.下壮肾阳　　　E.平补阴阳

3.附子可治疗( )。

    A.亡阳欲脱证　　B.命门火衰证　　C.脾阳不振证　　D.心阳衰弱证　　E.寒湿痹痛证

4.( )不属于肉桂的性能特点。

    A.辛苦性温,主归肾经　　　　　　　　B.长于温补命门之火而益阳消阴

    C.引火归元,治虚阳上浮　　　　　　　D.兼入肺经,温肺散寒

    E.兼入心脾血分,温经通脉

5.吴茱萸的性能特点有( )。

    A.辛散苦降,性热散寒　　　　　　　　B.温中散寒止痛

    C.燥湿助阳止泻　　　　　　　　　　　D.疏肝下气,归肝脾肾经

    E.归心经而通脉回阳

6.吴茱萸可治疗（　　）。

　　A.中寒肝逆之头痛　　　　　　　　B.虚寒腹痛泄泻

　　C.寒湿脚气肿痛　　　　　　　　　D.寒郁肝脉疝痛

　　E.肝胃不和之呕吐吞酸

7.（　　）不属于肉桂的适应证。

　　A.湿阻中焦之痰饮水肿　　　　　　B.命门火衰之阳痿宫冷

　　C.肺肾两虚之咳喘　　　　　　　　D.经寒血滞之痛经闭经

　　E.虚阳上浮之上热下寒证

8.补火助阳,治肾阳不足,命门火衰宜选（　　）。

　　A.丁香　　　　　B.附子　　　　　C.细辛　　　　　D.肉桂　　　　　E.吴茱萸

9.散寒止痛,治虚寒腹痛泄泻宜选（　　）。

　　A.吴茱萸　　　　B.丁香　　　　　C.肉桂　　　　　D.附子　　　　　E.干姜

10.散寒止痛,治寒湿痹痛宜选（　　）。

　　A.木通　　　　　B.肉桂　　　　　C.附子　　　　　D.细辛　　　　　E.萹蓄

11.湿肺化饮,治寒饮咳喘的药有（　　）。

　　A.小茴香　　　　B.干姜　　　　　C.花椒　　　　　D.细辛　　　　　E.高良姜

12.祛寒止痛,善治寒疝腹痛宜选（　　）。

　　A.细辛　　　　　B.吴茱萸　　　　C.小茴香　　　　D.藿香　　　　　E.砂仁

四、填空题

1.在温里药中,回阳救逆第一药的是_____,善引火归元的是_____,善暖肝散寒的是_____,善温肺化饮的是_____,善治厥阴经头痛的是_____。

2.在温里药中,入汤剂宜后下的是_____,宜先煎的是_____,附子入煎剂先熬的目的是_____。

五、简答题

1.附子加工炮制不同,功效何异？使用附子时应注意哪些问题？

2.如何理解"附子无干姜不热"之说？

3.肉桂和桂枝同出一源,各取材于何部位？作用特点有何异同？

4.附子、乌头来源是否相同？其功用有何区别？

第13章 理气药

1) 含义

凡以舒畅气机为主要功效,用治气滞或气逆证的药物,称为理气药,又称行气药。其中,作用特强的又称破气药。

2) 性能特点

本类药多辛香苦温,辛能行散,苦能降泄,温能通行,故有行气、降气、解郁、散结等作用。气滞证多见于肝、脾、胃;气逆证多与肺、胃有关,故本类药物主归肝、脾、胃、肺经。以解郁止痛,行气消胀,顺气宽胸,或止呃平喘为主要功效,部分药物兼燥湿、化痰。主要适应于气机不畅的气滞证及气逆证。另外,行散属升浮之性,理气药属升浮之药。少量药物有小毒,如川楝子。

3) 功效与主治

功　效	归　经	适应证
行气消胀	脾胃	脾胃气滞之脘腹胀痛、不思饮食、呕吐泛酸、腹泻或便秘等
降逆止呃	胃	胃气上逆之呃逆、呕吐等
疏肝解郁	肝	肝气郁滞之胁肋胀痛、乳房胀痛、疝气疼痛、月经不调、痛经、闭经等
行气宽胸	肺	肺失宣降之胸闷不畅、咳嗽气喘等

4) 配伍应用

使用本类药物应根据药物特点,针对不同证候作适当选择与配伍。如脾胃气滞,除选用长于理脾和胃的行气药外,若因饮食积滞者,配消食药或泻下药;湿浊阻中者,配化湿药;脾胃气虚者,配补气健脾药;肝气郁滞证除了主选有疏肝理气的行气药,若因肝血不足者,配养血柔肝药;兼瘀血阻滞者,配活血化瘀药;月经不调者,配活血调经药;肺气壅滞者,多配化痰止咳平喘药。

5) 使用注意

本类药多辛温香燥,宜耗气伤阴,故气虚、阴亏者慎用。作用强烈的破气药孕妇忌用。气味芳香者,入煎剂不宜久煎。部分药物麸炒可缓和药性,如枳实;醋炙可增强入肝止痛作用,如香附等。

难点解释

1.行气消胀:指以辛散之性的药物疏通气机,消除胀满,以治疗气机不畅,胀满疼痛的方法。

2.降逆止呃:指用降胃气的药物治疗胃气上逆之呃逆的方法。

3.疏肝解郁:指用具有疏畅肝气的药物治疗肝气郁滞的方法。

4.行气宽胸:指以入心肺的辛散理气药物,行心肺之气滞,解除胸部闷胀,用治胸部气机郁滞之胸脘痞满、喘咳及胸痹的方法。

陈皮 Chenpi《神农本草经》

【来源】本品为芸香科植物橘及其栽培变种的干燥成熟果皮。陈皮又名橘皮。以陈久者良,故名陈皮。广东新会产者称新会皮、广陈皮。生用。

【性味归经】苦、辛,温。归脾、肺经。

【功效主治】

1.理气健脾,用于脾胃气滞证。本品辛散苦降,温和不峻,芳香醒脾,长于行气健脾,和胃止呕,为脾胃气滞证之要药,尤善治脾胃气滞之呕泻者及有寒湿阻滞者。脾胃气滞之脘腹胀满、食少吐泻等,常与木香、枳壳等同用;若寒湿阻滞之胃脘痞满、恶心呕吐,纳呆苔腻,配苍术、厚朴等同用,如平胃散;若脾胃虚弱之腹痛喜按、倦怠乏力、食后腹胀、纳呆便溏,配党参、白术、茯苓等同用,如六君子汤;若肝气乘脾,腹痛泄泻,配白术、白芍、防风等同用,如痛泻要方。

2.燥湿化痰,用于痰湿壅滞证。本品苦温而燥,可燥湿化痰、温化寒痰,同时,理气健脾,减少生痰之源,故又为治痰要药,尤善治湿痰、寒痰。治湿痰壅滞之胸闷咳嗽气促、痰多色白,常配半夏同用,如二陈汤;痰湿阻滞之呕恶,常配生姜,如橘皮汤;治寒痰咳嗽,痰多清稀者,可配干姜、细辛等同用。

此外,在补益方剂中少佐本品,可助脾气健运,使补而不滞。

【用量用法】3~10 g,煎服。

【使用注意】本品温燥,能耗气,故无气滞、痰湿者不宜用,气虚及吐血者慎用。

【歌诀】

陈皮理气健脾良,脾胃气滞最宜尝。

燥湿化痰湿痰攘,降逆止呕配方强。

青皮 Qingpi《本草图经》

【来源】本品为芸香科植物橘及其栽培变种的干燥幼果或未成熟果皮。生用或醋炙用。

【性味归经】苦、辛,温。归肝、胆、胃经。

【功效主治】

1.疏肝破气,用于肝气郁结诸重证。本品辛散苦泄,性峻烈,入肝胆,功能疏肝胆,破气滞,散结消坚止痛。治肝气郁滞之胸胁胀痛,常配柴胡、郁金等同用;肝郁之乳房胀痛、结块,配柴胡、橘叶等同用;肝郁化火,乳痈初起,配瓜蒌、蒲公英、金银花等同用;气滞血瘀胁下痞块(肝脾肿大),配鳖甲、三棱、莪术、丹参等同用;寒滞肝脉,疝气肿痛,配乌药、小茴香、橘核等同用。

2.消积化滞,用于食积气滞重证。本品善行降泄,入中焦,能破气消积化滞。治食积气滞之脘腹胀痛、食少吐泻、嗳腐吞酸者,常配神曲、山楂等消食药同用;食积气滞较重,腹痛大便不通者,可配大黄、槟榔等同用。

【用量用法】3～10 g,煎服。破气生用,麸炒缓和药性,疏肝止痛醋炙为佳。

【使用注意】本品性峻烈,易耗气伤正,故气虚者及孕妇慎用。

【歌诀】

青皮疏肝破气雄,消积化滞食积服。

【相似药物】

名　称	相同点		不同点	
	功　效	应　用	功　效	应　用
青皮	均能行气消积化滞	同治脾胃气滞、食积气滞之脘腹胀痛、食少吐泻等	疏肝胆,破气滞、散结止痛	力峻,沉降下行,入肝胆、脾胃,主治肝气郁滞诸证;消积化滞力较陈皮强,用于食积气滞重证
陈皮			健脾理气、燥湿化痰	陈皮力缓,温和不峻,质轻上浮,善理脾肺气滞,主治脾胃气滞,湿浊阻中,及寒痰、湿痰咳嗽,为治痰要药

枳实 Zhishi《神农本草经》

【来源】本品为芸香科植物酸橙及其栽培变种或甜橙的干燥幼果。生用或麸炒用。

【性味归经】苦、辛、酸,温。归脾、胃、大肠经。

【功效主治】

1.破气消积,用于食积气滞,脘腹痞满证。本品苦降下行,气锐力猛,为破气除痞,消积导滞之要药。治食积不化,脘腹胀痛痞满,常配山楂、神曲等同用;脾虚食积,食后腹胀,常与白术配伍,攻补兼施,如枳术丸;治湿热积滞,脘痞呕吐、泻痢后重,常与大黄、黄连等同用;治热结便秘,腹痛脉实,与大黄、芒硝等同用,如大承气汤。

2.化痰散痞,用于痰浊阻滞,胸膈痞满证。本品行气化痰能消痞。治寒邪痰饮停滞胸膈,胸中痞满气塞之胸痹轻证,可与陈皮、生姜等同用,如橘枳生姜汤;治痰浊痹阻胸阳,气逆不下之胸痹重证,配薤白、桂枝、厚朴等同用,如枳实薤白桂枝汤。

此外,本品配伍黄芪、党参等补气药,治疗气虚下陷的子宫脱垂、脱肛、胃下垂等脏器下垂及胃扩张等证,可增强疗效。

【用量用法】3～10 g,煎服。麸炒缓和药性。

【使用注意】本品力猛伤正,孕妇及脾胃虚弱者慎用。

【歌诀】

枳实破气消积药,化痰消痞功效雄。

补气升压新用途,升举内脏配方服。

香附 Xiangfu《名医别录》

【来源】本品为莎草科植物莎草的干燥根茎。生用或醋炙用。

【性味归经】辛、微苦、微甘,平。归肝、三焦经。

【功效主治】

1.疏肝理气,用于肝郁气滞诸痛证。本品性平不寒,气味芳香,有疏肝解郁,除三焦气滞之功,是疏肝解郁,行气止痛的要药。肝郁气滞诸痛者,不分寒热虚实均可配伍使用。治肝郁气滞之胸胁胀痛,常与柴胡、川芎等同用,如柴胡疏肝散;治寒滞肝脉之疝气腹痛,配吴茱萸、小茴香、乌药等同用;治气、血、痰、湿、食等所致之胸膈满闷、呕吐吞酸、饮食不消,常用本品配川芎、苍术、神曲等同用,如越鞠丸;若寒凝气滞,肝气犯胃之脘腹胀痛者,可配高良姜同用,如良附丸。

2.调经止痛,用于肝郁月经不调、痛经、乳房胀痛等。本品行气解郁,气血通利,疏泄调达,则月经自调,疼痛可止,故为妇科调经止痛之要药,被李时珍誉为"气病之总司,女科之主帅"。治月经不调、痛经、经闭,常配柴胡、当归等配伍;治乳房结块,与青皮、橘核等同用。

【用量用法】5~10 g,煎服。

【使用注意】无。

【歌诀】

> 香附理气解肝郁,气病总司之称属。
> 调经止痛效力雄,女科主帅美名留。

木香 Muxiang《神农本草经》

【来源】本品为菊科植物木香的干燥根。生用或煨用。

【性味归经】辛、苦,温。归脾、胃、大肠、胆经。

【功效主治】

行气、调中、止痛,用于脾胃气滞,大肠气滞,肝郁气滞诸证。本品通理三焦,为行气止痛之要药,尤善理胃肠气滞,兼能健脾消食,为胃、肠气滞疼痛之要药。

治脾胃气滞之脘腹胀痛、呕逆,常配砂仁、藿香等同用,如木香调气散;脾虚气滞之脘腹胀满、食少便溏,配党参、白术等同用,如香砂六君子汤;食积不消之脘腹胀痛,可与枳实、白术等同用,如香砂枳术丸。

治湿热泻痢,里急后重,常配黄连同用,如香连丸;食积泻痢,多与槟榔、枳实等配伍,如木香槟榔丸。

治肝胃气滞之胸腹胀痛,常配香附、陈皮、砂仁等同用,如木香调气散;治湿热郁蒸、肝胆气滞之胁肋胀痛,口苦,或黄疸,常配伍柴胡、郁金、茵陈等同用。

此外,本品理气健脾消食,常用于补益方剂中,可使补而不滞。

【用量用法】3~6 g,煎服。生用行气力强;煨用性缓,长于止泻。

【使用注意】本品性味香燥,阴虚津亏火旺者慎用。

【歌诀】

> 木香行气止痛强,治痢止泻是特长。

佛手 Foshou《滇南本草》

【来源】本品为芸香科植物佛手的干燥果实。生用。

【性味归经】辛、苦,温。归肝、脾、胃、肺经。

【功效主治】

1.疏肝和胃,行气止痛,用于肝郁气滞、肝胃不和诸证。本品芳香辛散,长于舒肝和胃,行气止痛,兼有陈皮与青皮之功效,而无青皮之峻、陈皮之燥。治肝郁不舒、脾胃气滞之胸胁胀痛、脘腹痞闷、呕吐食少,常与香附、木香、青皮等同用。

2.燥湿化痰,用于痰湿壅肺证。尤适于久咳多痰、胸胁作痛,可配半夏、陈皮等同用。

【用量用法】3~10 g,煎服。

【使用注意】无。

【歌诀】

佛手疏肝理气良,和胃止痛化痰尝。

川楝子 Chuanlianzi《神农本草经》

【来源】本品为楝科植物川楝的干燥成熟果实。用时捣破,生用或麸炒用。

【性味归经】苦,寒,有小毒。归肝、小肠、膀胱经。

【功效主治】

1.行气止痛,疏肝泄热,用于肝郁化火诸痛证。本品善清肝火,泄郁热,又行气止痛。治肝郁化火所致之胸胁疼痛,常配延胡索同用,如金铃子散;治肝火犯胃之脘腹胁肋疼痛,疝气疼痛有热者,可配柴胡、白芍等同用;治寒疝腹痛,配小茴香、吴茱萸等同用,如导气汤。

2.杀虫,用于虫积腹痛。尤适于蛔虫腹痛,可与槟榔、使君子等同用。

此外,本品尚能疗癣,焙黄研末,制成软膏外涂,可治头癣。

【用量用法】3~10 g,煎服。外用适量。炒用降低寒性。

【使用注意】本品苦寒,有小毒,不可过量或持续服用,脾胃虚弱者不宜用。

【歌诀】

川楝疏肝理气药,清肝止痛驱虫雄。

沉香 Chenxiang《名医别录》

【来源】本品为瑞香科植物白木香含有树脂的木材。锉末或磨粉,生用。

【性味归经】辛、苦,微温。归脾、胃、肾经。

【功效主治】

1.行气止痛,用于寒凝气滞之胸腹胀痛证。本品芳香辛散,温通祛寒,善去胸腹阴寒,又行气止痛。治寒凝气滞胸腹胀痛,配木香、乌药等同用,如沉香四磨汤;治脾胃虚寒之脘腹冷痛,配附子、干姜等同用,如沉香桂附丸;治命门火衰,脐腹疼痛,可配附子、丁香等同用,如接真汤。

2.温中止呕,用于胃寒呕吐。本品性善沉降,为温中降逆、止呕呃之良药。治胃寒呕吐清水,配陈皮、荜澄茄等同用;治胃寒呃逆,经久不愈者,可配丁香、豆蔻、紫苏同用为散,柿蒂煎汤送服,如沉丁二香散。

3.温肾纳气,用于肾不纳气之虚喘证。本品能暖肾散寒、纳气平喘。治下元虚冷、肾不纳气之喘息,常配熟地、补骨脂、蛤蚧、胡桃肉等同用;治男子精冷早泄,配附子、阳起石、补骨脂同用,如黑锡丹。

【用量用法】2~6 g,煎服。入煎剂后下,或磨汁冲服,或入丸、散剂。

【使用注意】本品沉降,气虚下陷、阴虚火旺者慎用。

【歌诀】

> 沉香行气又止痛,寒凝气滞疼痛用。
>
> 温胃止呕配豆蔻,降气纳气平喘嗽。

大腹皮 Dafupi《开宝本草》

【来源】本品为棕榈科植物槟榔的果皮。锉末或磨粉,生用。

【性味归经】辛,微温。归脾、胃、大肠、小肠经。

【功效主治】

1.行气宽中,用于湿阻气滞之脘腹胀闷、大便不爽。本品能行胃肠之气滞,有宽中下气之功。常配藿香、厚朴、茯苓等同用,如藿香正气散。

2.行水消肿,用于脚气、水肿。本品既散无形之气滞,又泄有形之水湿,有行水消肿之功。治水湿外溢之面目浮肿,皮肤水肿,配陈皮、生姜皮、五加皮等同用,如五皮饮;治脚气、腹胀肿满、小便不利,配槟榔、牵牛子、郁李仁等同用。

【用量用法】3~10 g,煎服。

【使用注意】气虚者慎用。

【点滴积累】

理气药多辛散温通,能疏通气机或降气。入肝者能疏肝理气,用于肝气郁滞证;入脾胃者能疏通脾胃气滞,用于各种原因引起的脾胃气滞证;入肺心者,能行气宽胸,用于胸膈痞闷,胸痹证等。

陈皮、青皮皆能行气消积化滞,用于脾胃气滞,食积气滞等,但陈皮力缓,作用温和,有一定燥湿之功,可用于湿浊阻中,且可入肺,能燥湿化痰,治湿痰、寒痰咳嗽,为治痰要药;青皮力峻,沉降下行,入肝胆、脾胃,用于肝气郁滞证,消积化滞力较陈皮强,用于食积气滞之重证。枳实行气力峻,能破气消积用于食积气滞、脘腹痞满证,又可化痰散痞,用于痰浊阻滞,胸膈痞闷证,为消积散痞要药。香附长于入肝,为疏肝理气之要药,又散调经止痛,用于肝郁气滞诸痛证及妇女肝郁之月经不调、痛经、乳房胀痛等,被称为"气病之总司,女科之主帅"。木香既入脾胃,又入大肠,能理一切胃肠气滞,调中,且止痛之力佳。佛手善于疏肝和胃,行气止痛,用于肝郁气滞及肝胃不和诸证,又入肺,类于陈皮,可燥湿化痰,用于痰湿壅肺证。川楝子苦寒有小毒,长于入肝,能行气止痛,疏肝泄热,用于肝郁化火诸痛证,且可杀虫,用于虫积腹痛。沉香既入中焦能行气止痛、温中止呕,用于寒凝气滞之胸腹胀痛、胃寒呕吐,又入肾,能温肾纳气,用于肾不纳气之虚喘证。大腹皮既散无形之气滞,又泄有形之水湿,用于湿阻气滞之脘腹胀闷、大便不爽,水肿、脚气等。

【目标检测】

一、单选题

1.治疗脾胃气滞,痰湿壅滞证,宜首选(　　)。

A.青皮　　　　　B.陈皮　　　　　C.枳实　　　　　D.枳壳

2.木香治痢,是因其能(　　　)。

A.清热解毒　　　　B.调中宣滞　　　　C.清利湿热　　　　D.行气止痛

3.(　　　)生用能行气止痛,煨用可止泻。

A.香附　　　　B.木香　　　　C.葛根　　　　D.陈皮

4.青皮能用于癥瘕积聚是由于其能(　　　)。

A.活血化瘀　　　　B.破虚逐瘀　　　　C.破气散结　　　　D.软坚化痰

5."气病之总司,女科之主帅"指的是(　　　)。

A.香附　　　　B.红花　　　　C.益母草　　　　D.当归

6.治疗肝郁气滞月经不调,痛经,乳房胀痛,宜首选(　　　)。

A.木香　　　　B.柴胡　　　　C.香附　　　　D.陈皮

7.功能破气除痞、化痰消积的药物是(　　　)。

A.陈皮　　　　B.香附　　　　C.青皮　　　　D.枳实

8.下元虚冷、肾不纳气之虚喘,当选用(　　　)。

A.枳实　　　　B.丁香　　　　C.附子　　　　D.沉香

二、配伍选择

A.香附　　　　B.陈皮　　　　C.木香　　　　D.青皮

1.凡胃肠气滞皆可选用的药物是(　　　)。

2.既疏肝破气,又消积化滞的药物是(　　　)。

A.行气止痛、杀虫　　　　B.行气止痛、化痰　　　　C.行气导滞、利水

D.行气止痛、调经　　　　E.行气散结、消食

3.香附的功效是(　　　)。

4.川楝子的功效是(　　　)。

A.川楝子　　　　B.香附　　　　C.大腹皮　　　　D.木香　　　　E.沉香

5.既能行气,又能行水消肿的是(　　　)。

6.肝郁胁痛而兼有热象者宜用(　　　)。

三、多选题

1.理气药性多辛温香燥,(　　　)患者不宜使用。

A.阳虚者　　　　B.痰湿盛者　　　　C.气虚者　　　　D.阴亏者　　　　E.气滞者

2.(　　　)是陈皮的适应证。

A.脾胃气滞、脘腹胀满　　　　B.湿浊中阻、纳呆便溏　　　　C.脾胃气虚、消化不良

D.痰湿壅滞、咳嗽痰多　　　　E.肺胃阴伤、咽干口渴

3.(　　　)可用于肝郁气滞证。

A.陈皮　　　　B.青皮　　　　C.香附　　　　D.川楝子　　　　E.佛手

4.(　　　)是香附的主治证。

A.食积之脾胃气滞　　　　B.肝郁气滞之胁肋胀痛

C.痛经、经闭　　　　D.肝气郁滞之月经失调

E.湿热泻痢之里急后重

5.(　　　)是沉香的治疗作用。

A.肾虚作喘　　　　B.胃寒呕吐　　　　C.胸腹胀痛　　　　D.脾虚泄泻　　　　E.脘腹冷痛

6.（　　）不是川楝子的功效。

　　A.疏肝郁　　　　B.清肝火　　　　　C.利水消肿　　　D.杀虫　　　　E.化痰

7.（　　）是佛手的功效。

　　A.疏肝解郁　　　B.行气消痞　　　　C.理气和中　　　D.燥湿化痰　　E.芳香化湿

8.木香可用于（　　）。

　　A.脾胃气滞证　　B.肝郁气滞证　　　C.大肠气滞证　　D.湿痰咳嗽　　E.黄疸

9.陈皮适用于（　　）。

　　A.风寒咳嗽　　　B.肺热咳嗽　　　　C.阴虚燥咳　　　D.湿痰咳嗽　　E.寒痰咳嗽

10.枳实的适应证有（　　）。

　　A.食积气滞　　　B.热结便秘　　　　C.湿热泻痢　　　D.痰滞气阻　　E.脏器下垂

四、填空题

1.理气药多味_____,性_____。陈皮主入_____,_____经。

2.理气药中,有"气病之总司,女科之主帅"之称的是_____。

3.香附的功效是_____、_____;陈皮的功效是_____、_____;枳实的功效有_____、_____。

五、简答题

1.陈皮与青皮来源相同,性能功用有何异同?

2.简述枳实的功效及主治证。

3.简述香附的功效及主治证。

4.试总结本章药物哪些偏理脾胃气滞?哪些偏理肝郁气滞?

第14章 消食药

1）含义

凡以消导食积，促进消化，治疗饮食积滞为主要作用的药物，称为消食药，又称消食导滞药。

2）性能

消食药多味甘性平，主归脾、胃二经。

3）功效与主治

具有消食化积导滞，开胃和中之功；部分药物还有健脾之效。主治宿食停留，饮食不消所致食积证。症见脘腹胀满、嗳气吞酸、恶心呕吐、不思饮食、大便失常；以及脾胃虚弱，消化不良等症。

4）使用注意

本类药多属渐消缓散之品，适用于病情较缓，积滞不甚者；但仍不乏有耗气之弊，故气虚无积滞者慎用。

山楂 Shanzha《新修本草》

【来源】本品为蔷薇科植物山里红或山楂的干燥成熟果实。秋季果实成熟时采摘，切片，干燥。生用或炒用。

【性味归经】酸、甘，微温。归脾、胃、肝经。

【功效主治】

1.消食健胃，用于饮食积滞证等。本品酸甘，微温而不热，善消食化积，能治一切食积证，焦山楂为消化油腻肉食积滞之要药。治疗肉食积滞之脘腹胀满，嗳腐吞酸，腹痛便溏，常用中成药大山楂丸，方以山楂为主药，辅以六神曲，麦芽共奏消食导滞和胃之功；治疗脾胃虚弱所致腹胀，不思饮食，消化不良等，常用健胃消食片，方以山楂为主，配太子参健胃消食。

2.行气散瘀，用于多种瘀血证。本品性温，归肝经，入血分，能温通气血，有活血祛瘀止痛之功。治疗气滞血瘀引起胸痹心痛，头晕头痛等症，常用中成药心可舒，方中山楂与丹参、三七相伍以行气活血，散瘀止痛；治疗血虚血瘀所致心悸胸闷，头痛目胀等，常用中成药血脂宁丸，方中山楂配何首乌、决明子，活血散瘀，降压降脂；治疗产后瘀阻，腹痛，恶露不尽或痛经，常与益母草、当归等同用。

3.用于泻痢腹痛。本品酸甘，归脾胃经，能健脾消食，酸敛止泻，甘缓止痛。治疗泻痢腹痛，可单用焦山楂水煎服，或用山楂炭研末服；也可配木香、槟榔等同用；治痢疾初起，里急后重，常配黄连、苦参等同用。

4.化浊降脂,用于冠心病、高血压、高血脂等。生用泡茶饮或制剂均有较好疗效,也可与银杏叶、丹参同用。

【用量用法】9~12 g,煎服,大剂量30 g。生山楂消食散瘀,焦山楂止泻止痢。

【歌诀】

> 消食导滞用山楂,乳积肉积首选它。
>
> 活血化瘀功效佳,抑菌降脂降血压。

> **知识链接**
>
> 山楂含多种黄酮类化合物、三萜类化合物、山楂酸、糖类、维生素E等。能增强胃中消化酶的分泌,促进消化;所含脂肪酶可促进脂肪分解;所含多种有机酸能提高蛋白酶的活性,使肉食易被消化。还有收缩子宫、强心、抗心律失常、增强冠脉流量、扩张血管、降低血压、降血脂等作用。另外,对痢疾杆菌、大肠杆菌均有较强的抑制作用。

神曲 Shenqu《药性论》

【来源】本品为面粉和其他药物混合后经发酵而成的加工品。

【性味归经】甘、辛,温。归脾、胃经。

【功效主治】

消食和胃,用于饮食积滞证。本品辛以行散消食,甘温以健脾开胃,和中止泻,可用治多种食积证。治疗脾胃不和,宿食不消引起的不思饮食,脘腹胀满,恶心嗳气等,常用中成药香砂枳术丸,方中神曲配山楂、木香、砂仁等药行气化滞,健脾和胃;治疗小儿消化不良,虫积腹痛,面黄肌瘦,食少腹胀,泄泻等,常用中成药肥儿丸,其中神曲、麦芽与使君子、胡黄连等相伍共奏健胃消积,驱虫;又因本品略能解表退热,故尤适宜治疗外感表证兼食滞者。

此外,凡丸剂中如有金石,贝壳类药物而难以消化吸收者,前人用本品糊丸以助消化,如磁朱丸。方中磁石、朱砂难以消化,故加神曲助消化吸收,同时健脾防金石所伤。

> **知识链接**
>
> 神曲为一种发酵制剂,其制法是以面粉或麸皮与杏仁泥、赤小豆粉以及鲜青蒿、鲜苍耳、鲜辣蓼自然汁六种成分混合拌匀,使干湿适宜,做成小块,放入筐中,复以麻叶,保温发酵一周,长出菌丝时取出,切成小块,晒干即成。生用或炒用,又名六神曲。

【用量用法】6~15 g,煎服。

【歌诀】

> 神曲本是酵母剂,消食健胃功效甚。
>
> 配入金石药丸内,以助消化防伤胃。

麦芽 Maiya《药性论》

【来源】本品为禾本科植物大麦的成熟果实经发芽干燥的炮制加工品。将麦粒用水浸泡后,保持适宜温、湿度,待幼芽长至约 5 mm 时,晒干或低温干燥。生用或炒黄用。

【性味归经】甘、平。归脾、胃经。

【功效主治】

1.行气消食,健脾开胃,用于米面薯芋食滞证。本品味甘性平,能健胃消食,尤能促进淀粉性食物的消化。主治米面薯芋类积滞不化,常与山楂、神曲同用;治疗小儿乳食停滞,腹胀便秘,疳积等症,常用小儿消食片,麦芽配神曲、山楂、鸡内金以健脾和胃,消积化滞;若治疗脾虚失运脘腹胀满,食后更甚,食少便溏,常用中成药健脾丸,方用麦芽、山楂配伍白术,陈皮等药健脾理气,消食除胀,使之补而不滞。

2.回乳消胀,用于哺乳妇女断乳和乳房胀痛等。本品能回乳消胀,适用于哺乳期妇女断乳或乳汁郁积所致乳房胀痛。单用生麦芽或炒麦芽 120 g,或生、炒麦芽各 60 g,煎服。若治疗乳汁郁积之乳房胀痛,可与柴胡、青皮等同用疏肝解郁。

【用量用法】10～15 g,煎服,大剂量 30～120 g。回乳炒用 60 g。

【使用注意】哺乳期妇女忌用。

【歌诀】

麦芽消食健胃药,回乳疏肝效力雄。

课堂互动

哺乳期妇女欲给小儿断乳时如何使用麦芽?

鸡内金 Jineijin《神农本草经》

【来源】本品为雉科动物家鸡的干燥沙囊内壁。杀鸡时,剖开沙囊,剥下内壁,洗净,晒干。

【性味归经】甘、平。归脾、胃、小肠、膀胱经。

【功效主治】

1.健胃消食,用于食积,小儿疳积。本品味甘性平,既有较强的消食化积之功,又能健运脾胃,故可用于米面薯芋乳肉等多种食积证。病情轻者,单味研末服用即有效,配伍山楂、麦芽等可增强消食导滞作用。治疗脾胃不和所致的消化不良,食滞疳积,小儿腹胀便秘,常用中成药小儿消食片,方中鸡内金与山楂、麦芽、神曲共奏健脾和胃,消食化滞之功。

2.涩精止遗,用于肾虚遗精、遗尿。本品可固精缩尿止遗,可单用鸡内金炒焦研末,温酒送服。也可与芡实、菟丝子等同用。若治肾虚遗尿,常与桑螵蛸,覆盆子等同用。

3.通淋化石,用于砂石淋证,胆结石。本品入膀胱经,有化坚消石之功。治疗小便淋沥涩痛,尿中有砂石等症,常用中成药肾石通冲剂,方中鸡内金配伍金钱草、瞿麦等共奏清热利湿,活血止痛,化石排石之功;治疗胆结石,常用中成药肝胆结石片,其方鸡内金、神曲与香附、吴茱萸等相伍以疏肝利胆,行气止痛消石。

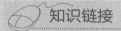 知识链接

淋:病名。也称淋病或淋证。指小便涩痛,滴沥不尽,常伴见溲行急迫,短数者。

【用量用法】3~9 g,煎服;研末服,每次 1.5~3 g。研末用效果比煎剂好。

【歌诀】

内金消食健胃强,涩精缩尿化石良。

相似药物

山楂、神曲、麦芽、鸡内金均能消食开胃。

山楂:消食力强,尤善肉积。又能行气止痛,活血祛瘀。

神曲:善消面食积。还能健脾和胃。

麦芽:善消米、面、薯等积滞。又能回乳消胀。

鸡内金:消食化积之力较强,善消米面薯芋乳肉等多种食积证。兼能涩精止遗,通淋化石。

莱菔子 Laifuzi《日华子本草》

【来源】本品为十字花科植物萝卜的干燥成熟种子。夏季果实成熟时割取全株,晒干,搓出种子,除去杂质,再晒干。

【性味归经】辛、甘、平。归肺、脾、胃经。

【功效主治】

1.消食除胀,用于食积气滞证。本品味辛行散,消食化积之中,尤善行气消胀,适用于食积气滞证。常与山楂、神曲、陈皮同用,如保和丸。治疗食积气滞所致的脘腹胀满疼痛,嗳气吞酸,常用中成药保和丸,其中莱菔子与山楂、陈皮配伍消食导滞除胀。

2.降气化痰,用于痰盛喘咳。本品既能降气平喘,又能化痰,尤宜治咳喘痰壅。治疗痰盛喘咳,胸闷兼食少者,常用中成药痰饮丸,方中莱菔子与紫苏子、白芥子、白术等药相伍共奏温脾暖肾,助阳化饮之功。

【用量用法】5~12 g,煎服。生用吐风痰,炒用消食下气化痰。

【使用注意】本品辛散耗气,故气虚及无食积,痰滞者慎用。不宜与人参同用。

【歌诀】

莱菔消食又行气,食积气滞最能治。

降气祛痰治喘证,耗气不与人参配。

【点滴积累】

消食药主要应用于饮食积滞或脾胃虚弱、消化不良之证。

山楂、莱菔子消食化积之力较强,其中山楂善消油腻肉积,多用于肉食积滞,又能行气散瘀,治疗瘀阻腹痛、痛经,炒焦可止痢;莱菔子消食兼有很好的行气除胀之功,故食积气滞、脘腹胀满者首选,又能降气化痰,治疗咳喘痰多之证。鸡内金消食运脾,对脾虚湿积滞之证尤为适宜,并能固精止遗,治疗遗精遗尿;消食化坚,治疗结石病。神曲消食兼能解表,多用于食积兼有表证者;麦芽、谷芽消食和中,多用于米、面、薯等淀粉性食积,麦芽又能回乳消胀,谷芽又可健脾开胃。

【目标检测】

一、单选题

1.麦芽的功效为(　　)。
　　A.行气消食,回乳,消胀　　　　　　　　B.消食化积,健脾开胃
　　C.消食化积,降气化痰　　　　　　　　　D.消食化积,退乳消胀

2.既能消食化积,又能活血散瘀的药物是(　　)。
　　A.麦芽　　　　　　　　B.谷芽　　　　　　　　C.神曲　　　　　　　　D.山楂

3.能化结石的消食药物是(　　)。
　　A.山楂　　　　　　　　B.鸡内金　　　　　　　C.莱菔子　　　　　　　D.神曲

4.善消肉食和乳食积滞的药物是(　　)。
　　A.鸡内金　　　　　　　B.神曲　　　　　　　　C.麦芽　　　　　　　　D.山楂

5.既能消食和胃,又能解表的药物是(　　)。
　　A.神曲　　　　　　　　B.苏叶　　　　　　　　C.鸡内金　　　　　　　D.山楂

二、简答题

1.消食药在应用时为何常配伍健脾药、行气药和泻下药等?

2.莱菔子行气、降气、耗气各有何临床意义?

第15章 止血药

1) 含义

凡以直接制止体内外出血,治疗出血证的药物,称为止血药。

止血药均以止血为主要功效,能加速凝血的过程,缩短出血凝血时间,而直接制止出血。

2) 性能特点

本类药物大多味苦涩或甘,其性寒、温有异,均入血分,以归心、肝、脾经为主。味苦既可清泄血分之热,又能散瘀血之阻滞,味涩能收敛血流而止血,味甘可缓和药性,具有减缓血行,制止体内外出血之功,适用于各种出血病证,如咳血、咯血、吐血、衄血、便血、尿血、崩漏、紫癜及外伤出血等。

3) 功效与主治

根据止血药药性寒、温、敛、散之不同特点,可分为凉血止血药、化瘀止血药、收敛止血药和温经止血药四类。使用时,应根据出血证的不同病因和病情进行合理选择。

分　类	功　效	适应证
凉血止血药	凉血止血	主要用于血热妄行的出血证,症见血色鲜红、烦躁口渴、面赤、舌红、脉滑或数等
收敛止血药	收敛止血	主要用于出血而无瘀滞者及外伤出血证,症见出血不止、神疲乏力、舌淡脉细等
化瘀止血药	化瘀止血	主要用于瘀血内阻,血不循经的出血证,症见血色紫暗、或有瘀块,伴有局部疼痛,痛处不移等
温经止血药	温经止血	主要用于脾不统血,冲脉失固的虚寒性出血证,症见血色淡而稀薄、出血日久、面色微黄、舌淡、乏力、畏寒肢冷、脉细或迟等

4) 配伍应用

止血药的应用应根据出血的病因、出血的性质和出血的部位不同,选择相应的止血药,并进行必要的配伍。

①血热妄行的出血者,应选凉血止血药,并配伍凉血止血药。

②瘀血所致出血者,应选化瘀止血药,并配伍活血行气药。

③虚寒性出血者,应选温经收敛止血药,并配伍温里和健脾助阳之品。

④"下血必升举,吐衄必降气",便血、崩漏多属脾气下陷,冲任不固所致,应配伍升阳举陷之品。

5）使用注意

①使用凉血止血药和收敛止血药,有凉遏恋邪、留瘀之弊,因此,对出血兼有瘀血或出血初期,不宜单独使用凉血止血药和收敛止血药,以防恋邪留瘀。

②本类药物因其性寒凉,易于凉遏留瘀,当中病即止,不宜过量久服,原则上不宜用于虚寒性出血。

③部分止血药炒炭后可增强止血效果,但不可拘泥,有些药物生用止血效果更佳。临床应以提高疗效为用药原则。

课堂互动

前人有"血见黑止"一说,应怎样理解? 如何正确运用?

15.1　凉血止血药

大蓟 Daji《名医别录》

【来源】本品为菊科植物蓟的干燥地上部分或根。夏、秋二季开花时采收地上部分,除去杂质,晒干。生用或炒炭用。

【性味归经】甘、苦,凉。归心、肝经。

【功效主治】

1.凉血止血,用于血热出血证。本品寒凉而入血分,能凉血止血。治血热妄行之吐血、咯血、衄血、崩漏、尿血等,可单用浓煎服,或用鲜品捣汁服均可,也可配小蓟、侧柏叶等同用,以增强凉血止血之效,如十灰散。

2.散瘀解毒消痈,用于热毒痈肿等。本品能凉血解毒,散瘀消痈,为痈肿疮毒常用之品。可单用鲜品捣汁服,或捣敷患处,也可配其他清热解毒药同用。

难点解释

衄血:鼻孔出血,也泛指五官和肌肤等出血。如鼻衄、齿衄。

凉血止血:用药性寒凉,能清热凉血,清血分之热而止血的药物,治疗热入血分、迫血妄行所致各种出血证的治法。

化瘀止血:又称祛瘀止血,即祛除瘀血以止血的方法,用于瘀血内阻而致血不循经的出血证的治法。

【用量用法】9~15 g,煎服;鲜品可用至30~60 g,外用捣敷患处。

【歌诀】

大蓟功用似小蓟,相须小蓟功效强。

兼有散瘀消痈肿,偏好瘀滞出血证。

1.小蓟、大蓟各30 g,清水洗净,放入碗中捣烂,挤出液汁,慢火炖开加糖服下,治疗上消化道出血有效。

2.大蓟100 g,瘦肉30~60 g,水煎分2次服用,每日一剂,连服3个月一个疗程,治疗肺结核有效。

此外,近年来临床用本品治疗高血压、急慢性肝炎,有降血压、利胆退黄的作用。

小蓟 Xiaoji《名医别录》

【来源】本品为菊科植物刺儿菜的干燥地上部分。夏、秋二季开花时采割,除去杂质,晒干。生用或炒炭用。

【性味归经】甘、苦,凉。归心、肝经。

【功效主治】

1.凉血止血,用于血热出血证。本品苦甘性凉,入心、肝二经。功似大蓟而力稍弱,用于血热妄行之多种出血证,常与大蓟相须为用。因兼能利尿,故治尿血、血淋尤宜,常配蒲黄、栀子、白茅根、大蓟等同用,如小蓟饮子。

2.散瘀解毒消痈,用于热毒痈肿等证。本品又散瘀解毒消肿,为疗疮痈肿毒之常用药。可单用鲜品捣烂外敷,也可配乳香、没药等同用。

小蓟含生物碱、三萜、黄酮、有机酸等。能促进血液凝固,炒炭后其止血作用增强;还有降低胆固醇、利胆、利尿、强心、升压、抑菌等作用。

近代临床以本品单用煎服,治传染性肝炎;以小蓟、鲜苎麻根捣烂外敷,可治风湿性关节炎,有消肿止痛之效。

【用量用法】5~12 g,煎服;鲜品可用至30~60 g,外用捣敷患处。

【歌诀】

凉血止血用小蓟,解毒消肿疗疮疖。

清肝降压利胆明,又能利尿治血淋。

【相似药物】

名 称	相同点		不同点	
	功 效	应 用	功 效	应 用
大蓟	凉血止血、解毒消痈	治疗血热妄行之各类出血证及热毒疮疡	散瘀	功力较强,尤宜于血热兼有瘀滞的出血证
小蓟			利尿	药力较弱,擅治尿血、血淋

地榆 Diyu《神农本草经》

【来源】本品为蔷薇科植物地榆或长叶地榆的干燥根。后者习称"绵地榆"。春季将发芽或秋季植株枯萎后采挖,除去须根,洗净,干燥,或趁鲜切片,干燥。生用或炒炭用。

【性味归经】苦、酸、涩,微寒。归肝、大肠经。

【功效主治】

1.凉血止血,用于血热出血证。本品味苦沉降,酸涩收敛,微寒凉血,主入肝、大肠经。为治下焦血热所致便血、痔血、崩漏等出血病证之要药。治便血、痔血,常与槐花相须;崩漏下血,常配生地、蒲黄等同用;下痢脓血、里急后重者,多配伍黄连、木香等同用。

2.解毒敛疮,用于水火烫伤,湿疹,痈疽肿毒等证。本品解毒敛疮,为治烫伤之佳品,单用研末,或配大黄研末,麻油调敷;湿疹及皮肤溃烂,多配苦参、大黄,以药汁湿敷,或配煅石膏、枯矾研末加凡士林调涂患处;痈疽初起未成脓者,煎汁浸洗;已成脓者,单用其叶或配清热解毒药捣烂外敷。

【用量用法】9～15 g,煎服,大剂量可用至30 g。可入丸散剂。外用适量。解毒敛疮生用,止血炒炭用。

【使用注意】本品含鞣质,大面积烧伤,不宜外涂,以防引起中毒性肝炎。

【歌诀】

地榆凉血又止血,下部出血最适宜。

解毒收湿敛疮明,烧伤烫伤功效奇。

> **知识链接**
>
> 地榆含地榆苷、地榆皂苷、鞣质。对烧、烫伤有较好的治疗作用,能减少渗出和感染,形成保护膜,加速恢复;地榆水煎剂有较强抗炎作用,对伤寒杆菌、脑膜炎双球菌、钩端螺旋体等有抑制作用,对痢疾杆菌作用较强。

槐花 Huaihua《日华子本草》

【来源】本品为豆科植物槐的干燥花及花蕾。夏季花开放或花蕾形成时采收,及时干燥,除去枝、根及杂质。前者习称"槐花",后者称"槐米"。生用、炒用或炒炭用。

【性味归经】苦,微寒。归肝、大肠经。

【功效主治】

1.凉血止血,用于血热出血证。本品功似地榆,善治下部血热出血。治血热所致便血、痔血,常与地榆相须,如榆槐脏连丸;治疗大肠热盛,出血鲜红,多配栀子同用,如槐花散。

2.清肝泻火,用于肝火上炎所致的头痛、目赤肿痛等证。可单用煎汤代茶,用于预防和治疗肝阳上亢型高血压,配伍黄芩、菊花、夏枯草等清肝明目药,以增强降压效果。

【用量用法】5～10 g,煎服。外用适量。清热降火多生用;止血多炒炭用。

【歌诀】

槐花凉血止血佳,便血痔血常用它。

清肝泻火降压夸,单用配方效不差。

【相似药物】

名　称	相同点		不同点	
	功　效	应　用	功　效	应　用
地榆	凉血止血	治疗血热出血证，且善于清大肠之火，多用于大肠火盛之便血、痔血，两药常相须为用	解毒敛疮	善清下焦血分之热，且兼收敛之功，止血力强，尤善治疗妇女崩漏、月经过多。另治烧、烫伤，湿疹疗效等
槐花			清肝泻火	善清肝火上炎之头痛、目赤。

白茅根 Baimaogen《神农本草经》

【来源】本品为禾本科植物白茅的干燥根茎。春、秋二季采挖，洗净，晒干，除去须根及膜质叶鞘，捆成小把。切段生用或炒炭用。

【性味归经】甘，寒。归肺、胃、膀胱经。

【功效主治】

1.凉血止血，用于血热出血证。尤善治上部火热出血。治鼻衄，鲜品捣汁服用；咯血，多与藕同取鲜品煮汁服；因其性寒降，能利尿，又为膀胱湿热之尿血、血淋常用，可单味大剂量煎服，或配大蓟、小蓟等同用，如十灰散。

2.清热利尿，用于水肿，小便不利及湿热黄疸。治水肿、小便不利，单用或配车前子、赤小豆等同用；治疗湿热黄疸，多配茵陈、栀子等同用。

【用量用法】9~30 g，煎服；鲜品可用 30~60 g，以鲜品为佳，可捣汁服。多生用，止血也可炒炭用。

【歌诀】

茅根凉血又止血，利尿生津止呕咳。

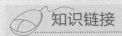 知识链接

白茅根含甘露醇、葡萄糖、白茅素等。有促凝血、止血作用，对痢疾杆菌有抑制作用。还能利尿、解热镇痛和抗炎作用。近代临床用本品治疗急性肾炎、水肿、血尿、乳糜尿及肾病综合征有效。

侧柏叶 Cebaiye《名医别录》

【来源】本品为柏科植物侧柏的干燥枝梢和叶。多在夏、秋季二采收，阴干。生用或炒炭用。

【性味归经】苦、涩，寒。归肺、肝、脾经。

【功效主治】

1.凉血止血，用于各种出血证。本品苦涩性寒，兼收敛止血之功，为治各种出血病证之要药，尤以血热出血疗效最佳。治血热妄行之吐血、衄血，常配鲜生地、鲜艾叶等同用，如四生丸；

治疗肠风、痔血或血痢,可配槐花、地榆等同用;治疗虚寒性出血,血色紫暗者,则与艾叶、炮姜等温经止血药同用。

2.祛痰止咳,用于肺热咳嗽痰多。本品有清泄肺热、祛痰止咳之功。肺热咳嗽可单用,或配黄芩、瓜蒌等同用。

3.乌发生发,用于血热脱发及须发早白。以本品为末,和麻油涂之,或制成酊剂外涂有生发黑发之效。

【用量用法】6~12 g,煎服。外用适量。炒炭偏止血;生用偏祛痰止咳。

【歌诀】

凉血止血侧柏叶,清肺化痰又止咳。

生发乌发效奇特,烧伤烫伤外擦宜。

> **知识链接**
>
> 侧柏叶主要含有挥发油,对流感病毒、疱疹病毒均有抑制作用。近代临床用本品治疗老年慢性支气管炎及小儿百日咳有效。此外,以侧柏叶60 g,加60%乙醇溶液适量,浸一周后外擦头皮,可止痒生发,治疗脱发。

15.2 化瘀止血药

三七 Sanqi《本草纲目》

【来源】本品为五加科植物三七的干燥根和根茎。秋季开花前采挖,洗净,分开主根、支根及根茎,干燥。支根习称"筋条",根茎习称"剪口"。捣碎或碾细粉生用。

【性味归经】甘、微苦,温。归肝、胃经。

【功效主治】

1.散瘀止血,用于体内外各种出血证。本品甘微苦而性温,主入肝胃二经血分。长于止血,又能化瘀。有止血不留瘀,化瘀不伤正之特点。可广泛用于各种体内外出血证,兼瘀者尤为适宜。单用内服或外敷,即有良效,也可配花蕊石、血余炭等同用,如化血丹。

2.消肿定痛,用于跌扑瘀肿疼痛。本品善活血消肿定痛,为外伤瘀滞肿痛第一要药。可单用内服或外敷,也可配乳香、没药、当归、红花、土鳖虫等同用。

> **知识链接**
>
> 三七是我国特有的名贵中药材。自古以来就被公认为具有显著的活血化瘀,消肿定痛之功,有"金不换""南国神草"之美誉。因枝分三枝,叶为七片,故称为"三七"。民间常将本品与猪肉炖服,治虚损劳伤。

【用量用法】3~9 g,煎服;多研末吞服,每次 1~3 g。或入丸散剂。外用适量。

【歌诀】

三七散瘀止血药,出血伴瘀最适合。

活血消肿止痛雄,骨科外伤之要药。

知识链接

三七含6种皂苷元,21种皂苷、黄酮苷、氨基酸等。止血成分为三七氨酸。能缩短出、凝血时间;能抑制血小板聚集及溶栓;对各种药物诱发的心律失常有保护作用;能降低血压及心肌耗氧量;能扩张脑血管,增加脑血管流量;提高免疫功能。近代临床用三七治疗冠心病、心绞痛、脑出血后遗症、缺血性脑血管病、高脂血症有效。

茜草 Qiancao《神农本草经》

【来源】本品为茜草科植物茜草的干燥根及根茎。春、秋二季采挖,除去泥沙,干燥。生用或炒炭用。

【性味归经】苦,寒。归肝经。

【功效主治】

1.凉血止血,用于血热夹瘀出血证。本品苦寒降泄,专入肝经,既善凉血止血,又活血通经,有止血不留瘀的特点。治血热妄行之吐血、衄血、便血、尿血,常配大蓟、侧柏叶等同用,如十灰散;治疗肠风便血,多配黄芩、槐角等同用;治疗血热崩漏,多与三七、生蒲黄等同用,如宫宁颗粒。

2.祛瘀通经,用于血瘀经闭,跌打损伤,风湿痹痛等证。本品为妇科调经之要药,治血瘀经闭,多配当归、红花等同用;治疗跌打损伤,可泡酒服,或配三七、乳香等同用;治疗风湿痹痛,可单用浸酒服,或配鸡血藤、延胡索等同用。

【用量用法】6~10 g,煎服。炒炭长于止血;生用或酒炒长于活血通经。

【歌诀】

茜草凉血止血药,活血化瘀生用速。

蒲黄 Puhuang《神农本草经》

【来源】本品为香蒲科植物水烛香蒲、东方香蒲或同属植物的干燥花粉。夏季采收蒲棒上部的黄色雄花序,晒干后碾轧,筛去花粉。生用或炒炭用。

【性味归经】甘,平。归肝、心包经。

【功效主治】

1.止血,用于各种出血证。本品味甘性平,入肝、心包经。为止血化瘀之良药,无寒热之偏,不论寒热出血皆可选用,以实证出血夹瘀者尤宜。治血热出血,可单味冲服,或与白茅根、大蓟等同用;治疗虚寒性出血,血色暗淡者,配炮姜、艾叶等同用;外敷可治创伤出血。

2.化瘀,用于瘀滞诸痛证。本品因有较好的化瘀止痛作用,妇科尤为常用。治瘀滞胸痛、胃脘疼痛及产后瘀阻腹痛、痛经等证,常与五灵脂相须为用,如失笑散。

3.通淋,用于血淋尿血。本品有化瘀止血、利尿通淋之功,也为血淋之常用品。属热结膀胱者,常配郁金同用,如蒲黄散。

【用量用法】5~10 g,煎服,包煎。外用适量。止血宜炒;化瘀利尿多生用。

【使用注意】孕妇慎服。

【歌诀】

> 蒲黄化瘀止血药,炒炭止血力更雄。
>
> 生用活血止痛求,利尿通淋血淋服。

【相似药物】

名 称	相同点		不同点	
	功 效	应 用	功 效	应 用
三七	化瘀止血	有止血不留瘀,化瘀不伤新血之优点	消肿定痛	三七为止血、化瘀、止痛之良药,善治体内外多种出血证,又常治跌打损伤,为伤科要药。近代用治冠心病、心绞痛,疗效显著
蒲黄			利尿通淋	蒲黄性平,血瘀出血不论寒热均可用之;生用活化瘀止血,并兼利尿,尤善治尿血及血淋;炒炭则收涩止血,略兼化瘀,出血重证而瘀血不甚者宜之

15.3 收敛止血药

白及 Baiji《神农本草经》

【来源】本品为兰科植物白及的干燥块茎。夏、秋二季采挖,除去须根,洗净,置沸水中煮或蒸至无白心,晒至半干,除去外皮,晒干。生用。

【性味归经】苦、甘、涩,微寒。归肺、肝、胃经。

【功效主治】

1.收敛止血,用于体内外各种出血证。本品味苦甘涩,质黏而性寒,主入肺、胃、肝经。为收敛止血之要药。长于治肺、胃出血证。治体内外出血证,单用研末,糯米汤调服;治疗干咳咯血者,多配枇杷叶、阿胶等同用;治疗吐血、便血,常配乌贼骨同用,如乌及散;治疗外伤出血,研末外掺或水调外敷。

2.消肿生肌,用于疮疡肿毒,烫伤及肛裂、手足皲裂等证。本品有消肿生肌敛疮之功,为外疡消肿生肌之常用药。治痈肿初起,单用或与金银花、乳香等同用,如内消散;治疗痈肿已溃,久不收口,多与黄连、贝母等研粉外敷,如生肌干脓散;治疗烫伤、肛裂、手足皲裂,多研末外用,麻油调敷。

【用量用法】6~15 g,煎服,大剂量可至 30 g;研末吞服,每次 3~6 g;外用适量。

【使用注意】不宜与乌头类药材同用。

【歌诀】

白及收敛止血良,肺胃出血最宜尝。

消肿生肌治疮疡,手足皲裂外涂强。

> ◯ 知识链接
>
> 白及主要含黏液质,其主要成分为白及甘露聚糖。能显著缩短出、凝血时间;对胃黏膜损伤有保护作用;能促进烫伤疮面愈合;对人型结核杆菌、白色念珠菌等有抑制作用。治肺结核咯血及胃、十二指肠溃疡出血有良效,能促进病灶愈合。与三七配伍,既加强止血之功,又避免留瘀之弊;外用为生肌敛疮之佳品。

仙鹤草 Xianhecao《滇南本草》

【来源】本品为蔷薇科植物龙芽草的干燥地上部分。夏、秋二季茎叶茂盛时采割,除去杂质,干燥。生用或炒炭用。

【性味归经】苦、涩,平。归心、肝经。

【功效主治】

1.收敛止血,用于多种出血证如吐血、咯血、衄血、尿血、便血、崩漏等。其性味涩性平,有较强的收敛止血的作用,无论寒热虚实均可应用。治血热妄行之出血证,常配鲜生地、牡丹皮等同用;治疗虚寒出血证,配艾叶、党参等同用。

2.止痢,用于泻痢。本品有收涩止泻、止血之效,尤宜于血痢及久病泻痢。治疗久泻久痢,单用即效;治疗血痢,常配地榆、铁苋菜等同用。

3.补虚,本品能补虚强壮,用于脱力劳伤。常与大枣同用,或配党参、龙眼肉等同用。

4.截疟,用于疟疾,滴虫性阴道炎。治疟疾可单用煎服,于发作2h前服用,或配伍青蒿等;治疗滴虫性阴道炎,可煎取浓汁,冲洗阴道。

5.解毒,用于疮痈肿毒等。单味外用即可,也可配伍金银花、蒲公英等清热解毒之品同用。

【用量用法】6~12g,煎服,大剂量可用至30~60g。外用适量。

【歌诀】

收敛止血仙鹤草,解毒杀虫功效好。

消除疲劳配大枣,调补气血精神爽。

【相似药物】

名 称	相同点		不同点	
	功 效	应 用	功 效	应 用
白及	收敛止血	可用于咯血、吐血、尿血、便血等多种出血证	消肿生肌	主归肺、胃经,用于肺、胃出血证,又兼有消肿生肌之功,用于疮痈肿痛及手足皲裂等
仙鹤草			止痢、补虚、截疟、解毒	味涩收敛止血作用力强,广泛用于各种出血证。又可止痢、脱虚、杀虫

棕榈 Zonglü《本草拾遗》

【来源】本品为棕榈科植物棕榈的干燥叶柄。采棕时割取旧叶柄下延部分和鞘片,除去纤维状的棕毛,晒干。煅炭用。

【性味归经】苦、涩,平。归肺、肝、大肠经。

【功效主治】

收敛止血,用于各种出血证。本品炒炭后收敛性强,为收敛止血要药。治多种出血证,崩漏多用,以无瘀滞者为宜。可为末,淡酒送服,或配血余炭、侧柏叶等同用;治疗血热妄行之咯血、吐血者,配大蓟、牡丹皮等同用,如十灰散;治疗崩漏下血,属脾不统血,冲任不固者,多配黄芪、白术、乌贼骨等同用,以益气固崩;治疗便血,配艾叶等同用,如棕灰散。

【用量用法】3~9 g,煎服。

【使用注意】出血兼有瘀滞,湿热下痢初起者慎用。

【歌诀】

收敛止血棕榈炭,出血无瘀用之便。

知识链接

棕榈主要含大量纤维素及鞣质等。炒炭后能缩短出、凝血时间而有明显止血作用,临床应以煅炭入药为宜。

血余炭 Xueyutan《神农本草经》

【来源】本品为人发制成的炭化物。取头发,除去杂质,碱水洗去油垢,清水漂净,晒干,焖煅成炭,放凉。

【性味归经】苦,平。归肝、胃经。

【功效主治】

1.收敛止血,化瘀,用于各种出血证。本品有与棕榈炭相似的收涩止血作用,而药力稍次,又能化瘀,故有止血不留瘀之特点。治吐血、衄血,常配三七、花蕊石同用,如化血丹;治疗崩漏下血,可单用与酒服;治疗血淋,配生地、蒲黄等同用;治疗便血、痔血,多配槐花、侧柏叶等同用。

2.利尿,用于小便不利。治小便不利或点滴不通,多配滑石、冬葵子等同用,如滑石白鱼散。

【用量用法】5~10 g,煎服;研末每次 1.5~3 g。外用适量。

【歌诀】

血余止血散瘀血,利尿主要治血淋。

【相似药物】

名　称	相同点		不同点	
	功　效	应　用	功　效	应　用
棕榈	收敛止血	治疗多种出血证,常相须为用		收敛性强,以治疗出血而无瘀滞为宜,多用于妇科崩漏下血
血余炭			化瘀、利尿	因兼有化瘀,故有止血而不留瘀的特点,对出血兼有瘀滞者最宜

藕节 Oujie《药性论》

【来源】本品为睡莲科植物莲的干燥根茎节部。秋、冬二季采挖根茎（藕），切去节部，洗净，晒干，除去须根。生用或炒炭用。

【性味归经】甘、涩，平。归肝、肺、胃经。

【功效主治】

收敛止血，化瘀，用于各种出血证。本品味涩性平，能收敛止血兼有化瘀之功，有止血而不留瘀之特点，但药力较弱，须配伍止血药同用。因主归肺、胃，临床尤多用于吐血、咯血、衄血等上部出血病症。鲜品其性偏凉，血分有热更宜；血热出血，多配生地黄、大蓟等同用；虚寒出血，常配艾叶、炮姜等同用。

【用量用法】9～15 g，煎服，大剂量可用至30 g；鲜品30～60 g，捣汁饮用。

【歌诀】

藕节收敛止血药，炒炭多种出血服。

生者散瘀凉血雄，热瘀出血效无穷。

15.4　温经止血药

艾叶 Aiye《名医别录》

【来源】本品为菊科植物艾的干燥叶。夏季花未开时采摘，除去杂质，晒干。生用、捣绒或制炭用。

【性味归经】辛、苦，温；有小毒。归肝、脾、肾经。

【功效主治】

1.温经止血，用于虚寒性出血证。本品辛香苦燥性温，有小毒，主入肝脾肾经。为温经止血之要药。善治虚寒性出血，尤善治崩漏、胎漏下血，常配阿胶、地黄等同用，如胶艾汤；治疗脾阳亏虚，统摄无权之吐衄、便血，多配党参、干姜等同用；治疗血热出血，可用鲜品配生地、生荷叶等同用，如四生丸。

2.散寒止痛，用于虚寒性腹痛。本品长于温经脉，止冷痛，为妇科温经散寒，调经止痛之要药。治妇女宫寒不孕、经行腹痛，常配香附、吴茱萸等同用，如艾附暖宫丸；治疗脾胃虚寒引起的腹中冷痛，多配干姜、陈皮等同用，或单味煎服，或炒热后熨敷脐部。

3.外用祛湿止痒，用于皮肤瘙痒、湿疹、疥癣等。治疗皮肤湿疹、疥癣，单用或配黄柏、花椒等煎水外洗，或配枯矾研末外敷。

> **知识链接**
>
> 艾灸，乃中国古老的医术之一，属中医外治法，距今已有几千年历史。温灸养生是将艾绒制成艾条、艾柱等，用以烧灸穴位，可使热气内注，具有温煦气血、透达经络的作用。帮助人体温通经脉，温补元气，调和气血，润泽面色，使人散发健康神采。

【用量用法】3~9 g,煎服。外用适量,供灸治或熏洗用。温经止血宜用醋艾炭。

【歌诀】

> 艾叶温经止血药,虚寒出血最宜服。
>
> 散寒止痛效力雄,煎汤外洗瘙痒除。

炮姜 Paojiang《珍珠囊》

【来源】本品为干姜的炮制加工品。以干姜砂烫至鼓起,表面为棕褐色,或炒炭至外表色黑,内至棕褐色。

【性味归经】辛,热。归脾、胃、肾经。

【功效主治】

1.温经止血,用于虚寒性出血证。本品为治疗脾阳虚,脾不统血之出血证之要药。治疗血痢不止,可单用为末,米汤送服;治疗吐血、便血,多配人参、附子等同用;治疗崩漏下血,多配棕榈炭、乌梅炭等同用。

2.温中止痛,用于虚寒腹痛,腹泻。治寒凝腹痛,常与高良姜同用,如二姜丸;治疗寒邪直中之水泻,单用有效;治疗中焦虚寒,腹痛吐泻,多配人参、白术等同用;治疗脾肾阳虚,腹痛久泻,多配炮附子、煨肉豆蔻等同用;治疗产后血虚寒凝,小腹疼痛,多与当归、川芎等同用,如生化汤。

【用量用法】3~9 g,煎服。

【相似药物】

名　称	相同点		不同点		
	功　效	应　用	来　源	功　效	应　用
生姜	温中散寒	治疗脾胃寒证	姜之鲜品	止呕	发散力强,长于发散表寒。治疗风寒表证及胃寒呕吐证的常用药
干姜			姜之干燥品	回阳救逆、温肺化饮	辛散力弱,长于温中散寒,为治疗脾胃寒证之要药,并能治疗亡阳证和痰多咳嗽证
炮姜			干姜的炮制品(砂烫)	温经止血、温中止痛	辛散作用大减,味变苦涩,以温经止血见长,多用于虚寒性出血证

灶心土 Zaoxintu《名医别录》

【来源】本品为久烧木柴或杂草的土灶内底部中心的焦黄土块。

【性味归经】辛,温。归脾、胃经。

【功效主治】

1.温中止血,用于脾虚出血。本品为温经止血之要药。脾虚不统血之各种出血证,均可用之。对吐血、便血疗效更佳,常配附子、阿胶等同用,如黄土汤。

2.降逆止呕,用于虚寒性呕吐,反胃及妊娠呕吐。治脾胃虚寒呕吐,常配半夏、干姜等同用;反胃、妊娠呕吐,可单用研细,米汤送服,或配姜汁、砂仁等同用。

3.温脾止泻,用于脾胃虚寒之脘腹疼痛,久泻不止。治脾虚久泻,常配附子、白术等同用。

【用量用法】15~30 g,布包先煎;或用60~120 g,煎汤代水。

其他止血药

药 名	功 效	主 治	要 点	使用注意
苎麻根	凉血止血,解毒	用于血热出血,胎动不安,热毒疮痈等		外用适量,捣敷
花蕊石	化瘀止血	用于吐血、咯血及外伤出血等	本品味酸、涩,其功专于止血	孕妇忌服
紫珠	收敛止血,清热解毒	用于各种内外出血;烧烫伤及热毒疮疡		
刺猬皮	收敛止血,固精缩尿,化瘀止痛	用于便血、痔血等出血证;遗精、遗尿等;胃痛、反胃		

【点滴积累】

止血药以止血为主要作用,用于体内外各种出血证。根据药性和功效的不同分为凉血止血药、收敛止血药、化瘀止血药和温经止血药四类。

凉血止血药,其药性寒凉,主用于血热妄行的出血证。大蓟、小蓟、地榆、槐花、白茅根、侧柏叶、苎麻根均能凉血止血,治疗血热出血证。其中大蓟、小蓟又能散瘀解毒消痈,治疗热毒痈肿。小蓟、白茅根兼能利尿,善治尿血、血淋。地榆、槐花善治下焦血热的便血、痔血。侧柏叶兼能祛痰止咳,苎麻根还能清热安胎。

收敛止血药,其味多苦涩,能收敛止血,适宜于出血而无瘀滞及实邪者。白及善治肺胃出血证。仙鹤草为止血专药,兼能补虚,治疗脱力劳伤。棕榈炭功专止血,尤善止崩漏。血余炭兼能化瘀,有止血而不留瘀之优点。

化瘀止血药,既能止血,又能化瘀,"止血而不留瘀"是该类药物的共同特点,多用于瘀血内阻所致的出血证。三七为止血要药,可治疗各种体内外出血证,还能活血化瘀,消肿止痛,又为伤科要药。茜草化瘀止血又能凉血,对血热夹瘀的出血证尤为适宜。蒲黄活血止痛,善治瘀血疼痛。

温经止血药,药性温热,适用于虚寒性出血证。艾叶善治下焦虚寒的崩漏,为妇科经带胎产之要药。炮姜偏治中焦虚寒的吐血、便血。

使用凉血止血药、收敛止血药要注意防止留瘀。

【目标检测】

一、单选题

1.大蓟与小蓟除凉血止血外,均有的功效是(　　　　)。

　　A.清泻肝火　　　　B.清热安胎　　　　C.散瘀消痈　　　　D.化痰止咳

2.在下列药物中,(　　　　)是收敛止血药。

　　A.仙鹤草　　　　B.白茅根　　　　C.三七　　　　D.地榆

3.(　　　　)均为凉血止血药。

　　A.大蓟、艾叶　　　　　　　　B.三七、小蓟

C.地榆、槐花　　　　　　　　　　　　　　D.白及、棕榈炭

4.下列药物中,具有止血不留瘀,祛瘀不伤正之特点的药物是(　　)。

　　A.仙鹤草　　　　　B.三七　　　　　　C.地榆　　　　　　D.灶心土

5.既能凉血止血,又可解毒敛疮的药物是(　　)。

　　A.大蓟　　　　　　B.地榆　　　　　　C.蒲黄　　　　　　D.三七

6.下列哪味药,以止血为其主要作用(　　)。

　　A.益母草　　　　　B.牛膝　　　　　　C.郁金　　　　　　D.茜草

7.大蓟、小蓟均具有的功效是(　　)。

　　A.温经止血　　　　B.化瘀止血　　　　C.凉血止血　　　　D.收敛止血

8.蒲黄入煎剂应(　　)。

　　A.先煎　　　　　　B.后下　　　　　　C.包煎　　　　　　D.另煎

9.治疗痔疮出血,首选(　　)。

　　A.三七　　　　　　B.仙鹤草　　　　　C.血余炭　　　　　D.地榆

10.用于虚寒性出血病证最佳药物是(　　)。

　　A.蒲黄　　　　　　B.艾叶　　　　　　C.紫珠　　　　　　D.茜草

11.既能收敛止血,又能消肿生肌的药物是(　　)。

　　A.蒲黄　　　　　　B.血余炭　　　　　C.三七　　　　　　D.白及

12.大面积烧伤不宜外涂以免引起中毒性肝炎的药物是(　　)。

　　A.蒲黄　　　　　　B.槐角　　　　　　C.栀子　　　　　　D.地榆

二、多选题

1.具有化瘀止血作用的药物有(　　)。

　　A.紫珠　　　　B.三七　　　　C.蒲黄　　　　D.茜草　　　　E.花蕊石

2.(　　)病证可用艾叶治疗。

　　A.虚寒性腹痛　　　　　　B.寒凝痛经　　　　　　　C.宫寒不孕

　　D.虚寒性胎漏下血　　　　E.湿疹

3.兼能利尿的药物有(　　)。

　　A.小蓟　　　B.白茅根　　　C.芦根　　　D.血余炭　　　E.苎麻根

4.止血药的作用包括(　　)。

　　A.凉血止血　　B.收敛止血　　C.化瘀止血　　D.温经止血　　E.益气止血

5.侧柏叶的功效有(　　)。

　　A.凉血止血　　B.祛痰止咳　　C.生发乌发　　D.清热利尿　　E.清肝明目

三、简答题

1.简述大蓟和小蓟的功效主治异同点。

2.简述各类止血药的特点。

3.临床如何随证选用止血药?

第16章 活血化瘀药

1) 含义

凡以通畅血行,消散瘀血为主要作用,治疗瘀血证的药物,称为活血化瘀药,又称活血祛瘀药,简称活血药或化瘀药。其中作用强烈的药,又有破血药、逐瘀药之称。

2) 性能特点

本类药物多辛、苦而温,辛散温通,善于走散通行,苦以泄滞,而有活血化瘀的作用。少数药物寒凉对血热而瘀滞者更为适宜。味咸能软坚散结,并通过活血化瘀的作用而具有止痛、调经、疗伤消肿、破血消癥等作用。又因肝藏血,心主血,活血化瘀药主归肝、心二经。而前人有"恶血必归于肝",故本类药物更强调归肝经。

3) 功效与主治

活血化瘀药有活血行气止痛、活血祛瘀调经、活血消肿疗伤、破血逐瘀消癥四个方面的作用。主治血行不畅和瘀血证。如瘀血阻滞所致之胸、腹、头诸痛;积聚癥瘕;中风半身不遂,肢体顽麻;关节痹痛日久;跌扑损伤,骨折瘀肿;痈肿疮疡及出血色紫,夹有血块等内、外、伤、妇等各科瘀血阻滞病证。某些活血化瘀药尚可活血通脉,现代用于冠心病心绞痛、血栓性脉管炎等。

根据活血祛瘀药作用的强弱及主治特点的不同,分为活血止痛药、活血调经药、活血疗伤药、破血消癥药。

分 类	作用特点	适应证
活血止痛药	大多具有辛散温通之性,以活血、行气为主要功效,且有良好的止痛作用	主要用于气滞血瘀所致的头痛、胸胁痛、心腹痛、痛经、产后腹痛、风湿痹痛及跌打损伤等各种瘀痛证
活血调经药	多辛散苦泄,药性或寒,或温,或平,主入肝经血分,有活血祛瘀调经之功	主要用于瘀血阻滞所致月经不调、痛经、经闭及产后瘀滞腹痛等证;也用于瘀血痛证、癥瘕及跌打损伤、疮痈肿毒等证
活血疗伤药	多辛、苦、咸,药性或寒,或温,或平。主入肝、肾二经,除活血化瘀外,更长于消肿止痛,续筋接骨,止血生肌敛疮	主要用于跌打损伤,金疮出血等骨伤科疾病,也可用于其他瘀血病证
破血消癥药	多辛苦咸,性温而药性强烈,以虫类药物为主。主归肝经血分,走而不守为其特点,功能破血消癥	主要用于瘀血较重的癥瘕积聚证,也可用于血瘀经闭、瘀肿疼痛、偏瘫等证,常配伍行气、破气药,或攻下药以增强其功效

4)配伍应用

应用活血祛瘀药时,应辨证审因,并根据药物寒温、猛缓之性或止痛、痛经、疗伤、消癥等专长,加以选择,并作适当配伍。

①常与行气药配伍,提高活血化瘀的作用。

②寒凝血瘀者,配伍温里散寒药,以温通血脉、消散瘀血。

③热入血分者,配伍清热凉血药。

④热瘀互结者,配伍泻火解毒药。

⑤风湿痹痛者,配伍祛风湿药。

⑥体虚病人,配伍补益药,以通补兼顾。

5)使用注意

本类药物易耗血动血,月经过多,血虚经闭,出血无瘀血现象者忌用;孕妇慎用或忌用。

难点解释

破血逐瘀:使用活血药中作用峻烈的药物,达到祛瘀的目的。

破血消癥积:为消法之一,用活血祛瘀的药物消除腹中瘀血积块的方法。

活血通经:为理血法之一,用活血的药物治疗妇女血瘀闭经的方法。

16.1　活血止痛药

川芎 Chuanxiong《神农本草经》

【来源】本品为伞形科植物川芎的干燥根茎。主产于四川。夏季采挖,晒后烘干。用时润透切片,生用、酒炒或麸炒用。

【性味归经】辛,温。归肝、胆、心包经。

【功效主治】

1.活血行气,用于血瘀气滞诸痛。本品辛散温通,能活血行气,为"血中气药"。治多种血瘀气滞证,如痛经、产后瘀滞腹痛、心脉瘀阻胸痹心痛、跌打损伤等;而尤善治妇科血瘀诸证,为妇科活血调经之要药;治血瘀经闭、痛经,心脉瘀阻之胸痹心痛等,常配赤芍、红花等同用,如血府逐瘀汤;寒凝血瘀经闭、痛经、少腹冷痛,常配肉桂、当归等同用,如少腹逐瘀颗粒;产后恶露不行,瘀滞腹痛,常配当归、炮姜等同用,如生化汤;肝郁气滞,胁肋疼痛,常配柴胡、白芍等同用,如柴胡疏肝散;跌扑损伤,常配三七、红花、土鳖虫等同用,如红药气雾剂;疮疡脓成,体虚不溃,常配黄芪、穿山甲同用,如透脓散。

2.祛风止痛,用于头痛,痹痛。本品走而不守,既"上行颠顶"祛风、止痛,又下达血海,为止头痛之要药。无论风寒、风热、风湿、血虚、血瘀均可随证配伍应用;对风寒头痛、风热头痛、风湿头痛,川芎可发挥祛风、止痛或散寒、燥湿等多种作用,对瘀血头痛则既活血,又止痛。此外,川芎还有燥湿作用,对风湿痹者,本品祛风、燥湿、止痛、活血,常配独活、桂枝等同用,如独活寄生汤。

【用量用法】3～10 g，煎服。研末服 1.5～3 g。酒炒后能增强活血行气、止痛作用。

【使用注意】凡阴虚火旺、多汗、热盛及无瘀滞之出血证和孕妇均应慎用。

【歌诀】

川芎活血又行气，祛风止痛要牢记。

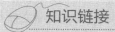

知识链接

　　川芎含挥发油、生物碱、酚性物质、有机酸等。川芎生物碱及其酚性部分，都具有扩张冠状血管、增加冠脉血流量及降低心肌耗氧量等作用。川芎还能扩张外周血管和脑血管，降低血压。川芎嗪尚有增进微循环及抑制血小板聚集和抗血栓形成作用。其浸膏及煎剂能增强子宫收缩。近代临床用川芎嗪注射液治疗急性缺血性脑血管病，脑外伤综合征及冠心病心绞痛，慢性肺源性心脏病有效。

延胡索 Yanhusuo《雷公炮炙论》

【来源】本品为罂粟科植物延胡索的干燥块茎。夏初茎叶枯萎时采挖。置沸水中煮至恰无白心时取出，晒干，切厚片或捣碎，生用或醋炙用。

【性味归经】辛、苦，温。归心、肝、脾经。

【功效主治】活血，行气，止痛。

用于气滞血瘀诸痛。本品辛散温通，作用温和，为活血行气止痛佳品，治各种痛证。《本草纲目》称其"能行血中气滞，气中血滞，故专治一身上下诸痛"，为止痛良药。如证属热者，可与丹参、郁金、川楝子等泄热行气、活血止痛药配伍。证属寒者，可与木香、砂仁、干姜、高良姜等温里止痛药配伍。治胸痹心痛，属心脉瘀阻者，常与当归、蒲黄等配伍，如延胡索散；肝郁气滞之胁肋胀痛，可与柴胡、郁金等配伍；胃寒冷痛，常配桂枝、高良姜等同用；胃热灼痛泛酸，常与川楝子相使为用，如金铃子散；胃痛偏气滞胀痛者，常配木香、砂仁等同用；胃痛偏血瘀刺痛者，常配五灵脂、丹参等同用；妇女痛经、产后瘀滞腹痛，常配当归、香附等同用，如膈下逐瘀汤；寒疝腹痛，常配小茴香、乌药等同用，如橘核丸；跌打损伤，常配五灵脂、没药等同用，如手拈散；风湿痹痛，常与桂枝、秦艽等同用。

【用量用法】3～10 g，煎服。研末服 1～3 g。止痛多醋炙；活血多酒炙。

【歌诀】

延胡活血又行气，善长止痛是特性。

知识链接

　　延胡索含延胡索甲素、乙素等多种生物碱。研究表明，延胡索能使肌肉松弛，并具有解痉作用。口服延胡索煎剂可产生类似吗啡、可待因的止痛效果，能缓解神经痛、头痛、腰痛、关节痛等。

郁金 Yujin《药性论》

【来源】本品为姜科植物温郁金、姜黄、广西莪术、或蓬莪术的干燥块根。生用或醋制用。

【性味归经】辛、苦,寒。归肝、心、胆经。

【功效主治】

1.活血止痛,用于气滞血瘀所致的胸、腹、胁肋疼痛及月经失调、经闭等。本品辛能行散,既能活血止痛,又能行气解郁。因其性偏寒凉,尤宜于血瘀气滞而有郁热之证。偏血瘀者,常与丹参、延胡索等活血药同用;偏气滞者,常与柴胡、香附、木香等行气药同用。如治气血瘀滞之痛经,常与当归、白芍等疏肝活血止痛之品同用。治胁下痞块,常配鳖甲、莪术等消癥软坚药同用。

2.行气解郁,用于热病神昏,癫痫。本品能清心解郁开窍。治湿温病,湿浊蒙闭心窍者,常与石菖蒲相使,如菖蒲郁金汤;痰火蒙心之癫痫、癫狂证,常配白矾同用,如白金丸。

3.利胆退黄,用于肝胆湿热之黄疸证。本品性寒入肝胆经,既能清肝利胆退黄,又疏肝行气、活血止痛,可与茵陈蒿、金钱草、栀子等清热利湿退黄药同用。

4.凉血清心,用于血热出血证。本品能顺气降火而凉血止血。尤善治吐血、衄血及妇女倒经,常配生地、山栀子等同用;尿血、血淋,常配小蓟、生地等同用,如槐花郁金散。

【用量用法】3～10 g,煎服。解郁止痛多醋炙。

【歌诀】

> 行气解郁用郁金,活血祛瘀功效真。
>
> 清心凉血开窍知,利胆退黄功效轻。

📎 **知识链接**

郁金的药材品种有广郁金(黄郁金)与川郁金(黑郁金)之分。广郁金主产于四川,色鲜黄;川郁金主产于浙江温州,又名温郁金,色暗灰。两者功效相似,但广郁金偏于行气解郁,川郁金长于活血化瘀。

姜黄 Jianghuang《新修本草》

【来源】本品为姜科植物姜黄的干燥根茎。主产于四川、福建。冬季茎叶枯萎时采挖,洗净,煮或蒸至透心,晒干,除去须根,切片生用。

【性味归经】辛、苦,温。归肝、脾经。

【功效主治】

1.破血行气,用于血瘀气滞诸痛(心、腹、胸、肋痛,经闭,产后腹痛及跌打损伤等)。本品辛散温通,入血又入气,也为血中气药,能活血行气止痛,可使血瘀气滞之闭塞通畅。临床可随证配伍活血行气止痛或祛瘀疗伤之品。治寒凝气滞血瘀之心胸疼痛难忍、血瘀经闭或产后腹痛,常配当归、川芎、红花等同用,如姜黄散;肝胃气滞寒凝之胸胁疼痛,常配枳壳、桂心等同用;跌打损伤,常配苏木、乳香等同用。

2.通经止痛,用于风湿肩臂疼痛。本品辛温而兼苦,能通经活络止痛,外散风寒湿邪,内行气血,通经止痛。长于行肢臂而通痹止痛,多配羌活、防风等同用,如蠲痹汤。

【用量用法】3～10 g,煎服。外用适量。

【歌诀】

> 姜黄行气止痛良,破血逐瘀通经强。
>
> 通络治痹肩痛疗,血瘀气滞诸痛尝。

📎 **知识链接**

姜黄主要含姜黄酮、姜烯、水芹烯及姜黄素等。姜黄素能抑制血小板聚集,降低血浆黏度和全血黏度;可加强胆囊收缩,增加胆汁分泌;水煎剂对子宫有兴奋作,使子宫收缩增强;近代以姜黄浸膏片内服,治高脂血症有显著疗效。

乳香 Ruxiang《名医别录》

【来源】本品为橄榄科植物乳香树及其同属植物树皮渗出的树脂。分为索马里乳香和埃塞俄比亚乳香,每种乳香又分为乳香珠和原乳香。生用或炒用。

【性味归经】辛、苦,温。归心、肝、脾经。

【功效主治】

1.活血定痛,用于瘀血阻滞诸痛证。本品辛香走窜,味苦通泄,能活血行气止痛,常与没药相须为用,也可与其他活血止痛药配伍。因长于消肿止痛,临床尤多用于外伤、痈肿及痹症疼痛。治胸痹心痛,常配当归、丹参等同用;痛经、经闭、产后腹痛,常配当归、川芎等同用;血瘀气滞胃脘痛,常配延胡索、没药等同用;风寒湿痹,肢体麻木疼痛,多与独活、秦艽等同用。

2.消肿生肌,用于跌打损伤,疮疡痈肿。本品能活血止痛,消肿生肌,为外伤科之要药。治跌打损伤,常与没药相须,如七厘散;治疮疡肿毒初期,红肿热痛,常配金银花、白芷等同用,如仙方活命饮;痈疽、瘰疬、痰核,肿块坚硬不消等,常配没药、麝香等同用;疮疡溃后,久不收口,常配没药研末外用或配儿茶、血竭等同用。

【不良反应】

乳香主要含树脂、树胶和挥发油,对胃肠道有较强的刺激性,可引起呕吐、腹痛腹泻等。此外,还可引起过敏反应,表现为胃脘不适、乏力、发热、卧寐不安、皮肤潮红、红疹瘙痒、烦躁不安、耳部红肿等。因此,孕妇、胃弱及痈疽已溃者忌用。

【用量用法】3~10 g,煎汤或入丸、散剂;外用适量,研末调敷。

【使用注意】孕妇及胃弱者慎用。

【歌诀】

> 乳香活血又行气,化瘀止痛要牢记。
>
> 消肿生肌仅外治,没药同功很相似。

没药 Moyao《药性论》

【来源】本品为橄榄科植物地丁树或哈地丁树的干燥树脂。分为天然没药和胶质没药。

【性味归经】辛、苦,平。归心、肝、脾经。

【功效主治】散瘀止痛,消肿生肌。

用于瘀血阻滞诸痛,跌打损伤,疮疡痈肿。性能主治与乳香相似,常与之相须为用。但乳香偏于行气、伸筋;没药偏于散血化瘀。

【用量用法】3~5 g,煎服。外用适量。炮制去油,多入丸散用。

【使用注意】孕妇及胃弱者慎用。如乳香、没药同用,则两药用量均应相应减少。

【相似药物】

名　　称	相同点		不同点
	功　　效	应　　用	应　　用
乳香	活血止痛,消肿生肌	均可治疗跌打损伤、瘀血疼痛及疮痈肿痛等证,为伤科要药。常相须为用	长于活血伸筋
没药			偏于活血化瘀

16.2　活血调经药

丹参 Danshen《神农本草经》

【来源】本品为唇形科植物丹参的干燥根和根茎。春、秋二季采挖,除去泥沙,干燥。生用或酒炒用。

【性味归经】苦,微寒。归心、肝经。

【功效主治】

1.活血祛瘀,用于瘀血阻滞证。本品为活血祛瘀之要药,广泛用于各种瘀血病证。前人有"一味丹参散,功同四物汤"之说。治心腹刺痛,多与三七、冰片等同用,如复方丹参滴丸;癥瘕积聚,多与莪术、三棱等同用;风湿顽痹,常配当归、没药等同用;跌打损伤、肢体瘀痛,常配当归、乳香等同用。

2.通经止痛,用于妇科瘀滞诸证。本品苦寒降泄,善入心、肝经。祛瘀生新而不伤正,为妇科活血调经之要药,对血热瘀滞尤为适宜;治妇人月经不调,痛经,单用即效,也常配当归、益母草等同用;血瘀经闭、产后恶露不尽,常配当归、赤芍等同用,如红花桃仁煎。如心腹瘀阻气滞疼痛,可与疏肝行气止痛药配伍。现代临床将本品广泛用于治疗冠心病心绞痛、血栓性脉管炎等,疗效可靠。

3.清心除烦,用于温热病热入营血,心烦不寐,烦躁,神昏及心悸失眠等。本品又能凉血清心,除烦安神。治热病邪热入心营之心烦失眠,烦躁,神昏及杂病心悸怔忡,失眠健忘等温热病,常配黄连、生地等同用,如清营汤;阴血不足,虚热内扰之心悸失眠,常配生地,酸枣仁等同用,如天王补心丹。

4.凉血消痈,用于疮疡痈肿。本品性寒凉,既凉血又活血,能清泄瘀热而消痈肿。治痈肿疮毒,常配金银花、连翘等同用。

知识链接

　　丹参始载于汉代的《神农本草经》，别名红根、血参根、紫丹参等，因其药用部位的根部呈紫红色而得名。传统医药认为：丹参集养血、活血、化瘀、生新血于一体，功效显著且性味平和，有补有散，而无毒副作用。故有"一味丹参，功同四物"之说。

【用量用法】10~15 g，煎服。祛瘀活血多酒炒用。

【使用注意】反藜芦。孕妇慎用。

【歌诀】

<blockquote>
活血化瘀首丹参，多种瘀血可用之。

清热凉血又清心，养血安神常用知。
</blockquote>

【相似药物】

名　称	相同点		不同点	
	功　效	应　用	功　效	应　用
丹参	活血化瘀	均可治疗瘀血诸痛，痈肿疮毒及关节痹痛	清心除烦	性苦寒，以血热瘀滞用之为好，并能清心安神，治疗烦热神昏
川芎			祛风止痛	辛温气香，走串力大，能活血中之气，以寒凝气滞血瘀用之为佳，并能祛风止痛，善治头痛

红花 Honghua《新修本草》

【来源】本品为菊科植物红花的干燥花。夏季花由黄变红时采摘。阴干或晒干，生用。

【性味归经】辛，温。归心、肝经。

【功效主治】

　　1.活血通经，用于妇科瘀滞证（血瘀经闭、痛经、产后瘀滞腹痛等）。本品辛散温通，入心、肝二经血分。为治疗妇产科血瘀病证之常用药，多与桃仁相须为用。治痛经，可单用本品加酒煎服，或配当归、肉桂等同用，如膈下逐瘀汤；血瘀经闭，常配当归、赤芍等同用，如桃红四物汤；产后瘀血腹痛，常配荷叶、蒲黄等同用。

　　2.散瘀止痛，用于血瘀诸痛证。本品能祛瘀止痛，善治瘀阻心腹胁痛；治癥瘕积聚，常与三棱、莪术等同用；胸痹心痛，常与桂枝、丹参等同用；跌打瘀痛，常与桃仁、归尾、乳香等同用，如红香止痛酊；胁肋刺痛，常配桃仁、大黄等同用，如复元活血汤；瘀滞腹痛，常配川芎、牛膝等同用，如血府逐瘀汤。

　　3.用于血热瘀滞，斑疹紫暗。本品有活血化斑之功，可疗血热瘀滞之斑疹紫暗。常与大青叶、牛蒡子、紫草等凉血解毒、化斑透疹药同用，共收解毒、活血、透疹、消斑之效。

【用量用法】3~10 g，煎服。

【使用注意】孕妇及月经过多者忌服；有出血倾向者不宜多用。

【歌诀】

<blockquote>
红花破血通经强，祛瘀止痛透疹良。
</blockquote>

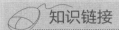

知识链接

红花含红花醌苷、红花素、红花苷、糖类、脂肪油等。具有兴奋心脏、增加冠脉血流量及降压、降脂作用;对子宫及肠道平滑肌有兴奋作用,明显使收缩加强;有抑制血小板凝聚,降低全血黏度的作用;近代临床用红花注射液治疗缺血性脑血管病,冠心病心绞痛,血栓闭塞性脉管炎及神经性皮炎、多形性红斑等有一定的疗效。

桃仁 Taoren《神农本草经》

【来源】本品为蔷薇科桃或山桃的干燥成熟种子。果实成熟时采摘,除去果肉和核壳,取出种子,晒干。生用或捣碎入药。

【性味归经】苦、甘、平。归心、肝、大肠经。

【功效主治】

1.活血祛瘀,用于多种瘀血证(经闭、痛经、产后瘀滞腹痛、癥积及跌打损伤等)。本品味辛苦泄入血分,活血祛瘀力强而善破瘀,为妇科血瘀诸证之常用药。治血瘀经闭、痛经,常与红花相须为用,如桃红四物汤;产后瘀滞腹痛、恶露不尽,常配炮姜、川芎等同用,如生化汤;癥瘕痞块,常配三棱、莪术等同用,或与桂枝、茯苓、芍药等同用;跌打瘀痛,常配红花、穿山甲等同用。

2.也用于肠痈,肺痈。本品善泄血分壅滞。治肠痈,常配大黄、丹皮等同用,如大黄牡丹汤;治肺痈,常配苇茎、冬瓜仁等同用。

3.润肠通便,用于肠燥便秘。本品为种仁,富含油脂,与杏仁相似,能润燥滑肠,常配当归、火麻仁等养血润肠之品同用。

4.止咳平喘,用于咳嗽气喘。本品味苦降气,有类似于杏仁的止咳平喘作用,治咳嗽气喘证,常与杏仁等同用。

【用量用法】5~10 g,煎服。用时捣碎。

【使用注意】孕妇忌用;便溏者慎用。有小毒,过量可出现头晕、心悸,甚至呼吸衰竭而死亡。

【歌诀】

桃仁破血祛瘀药,润肠通便配方服。

【相似药物】

名 称	相同点		不同点	
	功 效	应 用	功 效	应 用
桃仁	活血祛瘀	为活血祛瘀之要药,常相须为用,治疗多种瘀血证	润肠通便 止咳平喘	可用于肠燥便秘、肺痈、肠痈及咳喘
红花			活血通经	多用于心腹瘀痛,并能活血消斑,用于热郁血滞,斑疹色暗

益母草 Yimucao《新修本草》

【来源】本品为唇形科植物益母草的新鲜或干燥地上部分。鲜品春季幼苗期至初夏花前期采割;干品夏季茎叶茂盛、花未开或初开始采割,晒干或切段晒干。生用或熬膏用。

【性味归经】苦、辛,微寒。归心包、肝、膀胱经。

【功效主治】

1.活血调经,用于妇科瘀滞证(血瘀经闭、经行不畅、痛经、产后瘀滞腹痛、恶露不尽等)。本品辛散苦泄,性微寒,功善活血调经,故血瘀经产诸证多用,为妇科血瘀经产诸疾之要药;治血瘀经闭、痛经、月经不调,常与香附、桃仁等同用;也可单用熬膏服,如益母膏;治疗产后腹痛、恶露不尽,或难产、胎死腹中,可单用煎汤或熬膏服,也可配当归、川芎等同用。

2.利尿消肿,用于水肿,小便不利。本品活血兼利尿,尤长于治疗水瘀互结之水肿。可单用,也常与白茅根、车前草等同用。近代用治急性肾炎有效。

3.清热解毒,用于跌打损伤,疮疡肿毒,皮肤痒疹。本品能清热解毒疗疮,单用鲜品捣敷或煎汤外洗,或配苦参、黄柏等煎汤内服。

【用量用法】9~30 g,煎服,鲜品 12~40 g,也可熬膏用。外用适量捣敷或煎汤外洗。

【使用注意】孕妇忌用;血虚无瘀者慎用。

【歌诀】

益母活血重调经,利尿消肿功效真。

【不良反应】

益母草含益母草碱、水苏碱、亚麻酸等。益母草碱对中枢神经系统有先兴奋后麻醉作用,特别能引起呼吸中枢兴奋;具有箭毒样作用,使肌肉不再收缩而松弛;益母草碱有麦角碱样收缩子宫作用;能扩张小动脉,使血压下降。益母草的中毒剂量为 90~150 g,表现为突感全身乏力,疼痛酸麻,下肢呈瘫痪状态;重者伴有大汗、血压下降,甚感虚脱,呼吸增快、增强,甚则呼吸麻痹。孕妇中毒可引起流产。

引起中毒的主要原因是超剂量用药和孕妇误用。因此,控制用量和孕妇慎用是预防益母草中毒的关键。发生益母草中毒时应立即催吐、洗胃以及对症处理,也可用一些中药如赤小豆、绿豆、甘草等解毒。

牛膝 Niuxi《神农本草经》

【来源】本品为苋科植物牛膝(怀牛膝)的干燥根。冬季茎叶枯萎时采挖,除去须根和泥沙,捆成小把,晒至干皱后,将顶端切齐,晒干。怀牛膝主产于河南。生用或酒炙入药。

【性味归经】苦、甘、酸,平。归肝、肾经。

【功效主治】

1.逐瘀通经,用于瘀血阻滞的经闭、痛经、月经不调、产后腹痛及跌打损伤等。本品苦甘酸平,活血祛瘀而性善下行,长于通调月经,常用于妇科经产瘀血诸证。治经闭、痛经、月经不调、产后腹痛等,常配桃仁、当归等同用,如血府逐瘀汤;胞衣不下,常配当归、冬葵子等同用;跌打损伤、腰膝瘀痛,常配续断、当归等同用。

2.补肝肾,强筋骨,用于肾虚、久痹之腰膝酸痛,痿软无力。本品既活血通经,又补益肝肾,强筋健骨。为久痹、肾虚腰膝疼痛之首选。治肝肾亏虚之腰痛,常配龟板、锁阳等同用;久痹肝肾不足者,常配独活、杜仲等同用,如独活寄生汤;湿热痿证,常配薏苡仁、苍术、黄柏等清热燥湿、利湿之品同用,如三妙丸。

3.利尿通淋,用于淋证,水肿,小便不利。本品具有利尿通淋之功。治热淋、石淋、血淋等,常配瞿麦、滑石等同用;水肿、小便不利,常配泽泻、车前子等同用。

4.引血下行,用于上部火热上炎诸证。本品苦泄下行,能降上炎之火,能引上炎之火(血)下行。治火热上炎之吐血、衄血,常配白茅根、藕节等同用;胃火上炎之齿龈肿痛、口舌生疮,常配地黄、石膏等同用,如玉女煎;肝阳上亢之头痛眩晕、目赤,常配代赭石、龙骨等同用,如镇肝熄风汤。

【用量用法】5~12 g,煎服。补肝肾,强筋骨多酒炙后用。怀牛膝偏于补肝肾,强筋骨。

【使用注意】孕妇及月经过多者忌用;中气下陷,脾虚泄泻,下元不固遗精者慎用。

【歌诀】

> 牛膝活血化瘀灵,妇科伤科最适宜。
>
> 补益肝肾利关节,引血下行通淋涩。

【附】川牛膝为苋科多年生草本植物川牛膝的干燥根。秋、冬二季采挖,除去芦头、须根及泥沙,烘或晒至半干,堆放回润,再烘干或晒干。主产于四川、云南、贵州等地。本药逐瘀通经,通利关节,利尿通淋。川牛膝偏于活血通经。

【相似药物】

名　　称	相同点	不同点
	功　　用	应　　用
牛膝	两药功用相似	牛膝甘重于苦,补益力较强,以补肝肾、强筋骨见长
川牛膝		川牛膝苦重于甘,攻破力较强,多用于活血通经、利尿通淋、引血下行

鸡血藤 Jixueteng《本草纲目拾遗》

【来源】本品为豆科木质藤本密花豆的干燥藤茎。秋、冬二季采收,除去枝叶,切片,晒干。主产于广西、云南等省。生用或熬制成鸡血藤膏用。

【性味归经】苦、甘,温。归肝、肾经。

【功效主治】

1.活血补血,调经止痛,用于月经不调,痛经,经闭或产后瘀滞腹痛等证。本品苦而不燥,温而不烈,既活血祛瘀,又能补血,优多用于血虚而兼瘀滞的上述妇科之证。治瘀血阻滞之月经不调、痛经、闭经,常配川芎、红花等同用;若血虚月经不调、痛经、闭经,常配熟地、当归等同用。或熬膏服,如复方鸡血藤膏。

2.舒筋活络,用于风湿痹痛或手足麻木瘫痪,半身不遂等证。本品长于养血活血而舒筋活络。治风湿痹证,常配独活、川芎等祛风湿止痛药同用;若中风后肢体瘫痪,常配黄芪、当归等同用;血虚不濡养经脉之肢体麻木及血虚萎黄者,常配黄芪、当归等益气养血、活血通络药同用。

【用量用法】9~15 g,煎服。大剂量可用至30 g。

【歌诀】

> 活血补血鸡血藤,舒筋活络功效奇。

王不留行 Wangbuliuxing《神农本草经》

【来源】本品为石竹科植物麦蓝菜的干燥成熟种子。夏季果实成熟、果皮尚未开裂时采割植株,晒干,打下种子,除去杂质,再晒干。生用或炒爆花入药。

【性味归经】苦,平。归肝、胃经。

【功效主治】

1.活血通经,用于血瘀经闭,痛经等证。本品味苦疏泄,入肝经血分,善通利血脉,走而不守。治经行不畅,痛经及闭经,常配当归、红花等同用;若妇人难产,或胎死腹中,常配五灵脂、刘寄奴等同用。现代报道以其作晚期妊娠引产之用。

2.下乳消肿,用于产后乳汁不下及乳痈。本品行而不留,能行血脉,通乳汁。为产后乳汁不下常用之品,常与穿山甲相须为用,如涌泉散;治疗气血不足,乳汁稀少者,常配黄芪、当归或猪蹄同用;乳痈初起,常与蒲公英、瓜蒌等同用。

3.利尿通淋,用于热淋,石淋,血淋。本品性善下行而通淋,常配石苇、瞿麦等同用。

【用量用法】5~10 g,煎服。

【使用注意】孕妇慎用。

【歌诀】

> 活血通经王不留,通下乳汁配方服。
> 散结痈肿乳痈求,利尿通淋力微弱。

16.3　活血疗伤药

马钱子 Maqianzi《本草纲目》

【来源】本品为马钱科植物马钱的干燥成熟种子。冬季采收成熟果实,取出种子,晒干。砂烫,研末用。

【性味归经】苦,温,有大毒。归肝、脾经。

【功效主治】

1.通络止痛,用于风湿痹痛或跌打损伤诸证。本品功能活血通络止痛,又可搜筋骨之风湿,开通经络,透达关节,尤长于止痛,为伤科疗伤止痛之良药。治疗风湿顽痹,拘挛疼痛或瘫痪麻木等证,单用有一定疗效,更宜配入祛风散寒及活血止痛的药物。本品善搜筋骨间风湿,止痛力强,治风湿顽痹、拘挛麻木,常配麻黄、地龙、全蝎等同用;治跌打骨折、瘀肿疼痛,常配三七、西红花等同用。

2.散结消肿,用于痈疽疮毒。本品苦寒清泄血热,又能散结消肿,攻毒止痛,可用治疗痈疽疮毒。喉痹肿痛,常配山豆根等研末吹喉;对痈疽肿毒,能以毒攻毒。多单味为末外用,香油调涂或配炮山甲、制僵蚕为末,米糊为丸服。

【用量用法】0.3~0.6 g,炮制后入丸散剂。外用适量,研末调涂。

【使用注意】孕妇禁用;不宜多服久服及生用;运动员慎用;有毒成分能经皮肤吸收,外用不宜大面积涂敷。

【歌诀】

> 伤科疡科之要药,解毒散结马钱服。
>
> 消肿止痛又通络,跌打损伤痹痛除。

【不良反应】

马钱子主要含马钱子碱、番木鳖碱等生物碱。马钱子碱(士的宁)是一种毒性极强的白色晶体碱。在医学上可作为中枢神经系统的兴奋剂使用。

中毒症状:轻度出现头痛、头晕,舌麻,口唇发紫,全身肌肉轻度抽搐,精神神经轻度失常(好奇、醉酒感、恐惧)。严重时可见全身肌肉强直性痉挛,角弓反张,牙关紧闭,苦笑状,双目凝视,渐至紫绀,瞳孔放大,脉搏加快。严重中毒者可致心脏骤停而死亡。

苏木 Sumu《新修本草》

【来源】本品为豆科植物苏木的干燥心材。多于秋季采伐,除去白色边材,干燥。生用。

【性味归经】甘、咸、平。归心、肝、脾经。

【功效主治】

1.活血祛瘀,用于血瘀经闭,痛经,产后腹痛,心腹瘀痛,痈肿疮毒等证。本品能活血通经。治妇产科瘀滞诸证,常配川芎、当归、红花等同用,如通经丸;心腹瘀痛,常配丹参、五灵脂、蒲黄等同用;痈肿疮毒,常配金银花、连翘等同用。

2.消肿止痛,用于跌打骨折,瘀肿疼痛等证。本品能活血祛瘀,消肿止痛,为骨伤科之常用药。常配乳香、没药等同用,如八厘散。

【用量用法】3~9 g,煎服。

【使用注意】孕妇慎用。

【歌诀】

> 活血通经用苏木,祛瘀消肿止痛雄。

自然铜 Zirantong《雷公炮制论》

【来源】本品为硫化物类矿物黄铁矿族黄铁矿,主含二硫化铁(FeS_2)。主产于四川、湖南、云南、广东等地。四季可采挖。除去杂质,打碎,煅透醋淬,水飞研末入药。

【性味归经】辛,平。归肝经。

【功效主治】

散瘀止痛,续筋接骨,用于跌打损伤,骨折筋伤,瘀肿疼痛。本品功善活血散瘀止痛,续筋接骨,为伤科接骨续筋之要药。内服常配乳香、没药等同用,如自然铜散;外敷与土鳖虫、骨碎补研末白蜜调敷患处;跌打伤痛,常配苏木、乳香等同用。

【用量用法】3~9 g,多入丸、散剂,如入煎剂宜先煎,外用适量。

【使用注意】阴虚火旺,血虚无瘀者慎用。

【歌诀】

> 自然铜为伤科药,散瘀止痛接筋骨。

骨碎补 Gusuibu《药性论》

【来源】本品为水龙骨科附生蕨类槲蕨的干燥根茎,全年均可采挖,除去泥沙,干燥,或再燎去茸毛(鳞片)。

【**性味归经**】苦,温。归肝、肾经。

【**功效主治**】

1.疗伤止痛,用于跌打损伤,骨折筋断,瘀肿疼痛。本品能活血止痛,续筋接骨,为骨伤科之要药。治骨折筋伤,内服外用均有效。可单用本品浸酒饮用,并外敷,或配自然铜、没药等同用,如骨碎补散。

2.补肾强骨,用于肾虚诸证。本品有温补肾阳,强筋健骨,益虚损之功。治肾虚腰痛脚软,常配补骨脂、牛膝等同用;治肾虚耳鸣、耳聋、牙痛,常配熟地、山茱萸等同用;治肾虚久泻,配山药、肉豆蔻等同用,或用本品研末,纳入猪肾中煨熟食用。

3.外用消风祛斑,现代外用以治疗斑秃,白癜风等。

【**用量用法**】3~9 g,煎服。可泡酒服。外用适量。骨碎补生品密被鳞片,不易除净,且质地坚硬而韧,不利于粉碎和煎煮出有效成分,故临床多用其炮制品(砂烫)。

【**使用注意**】阴虚内热,血虚风燥者慎用。

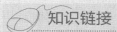

知识链接

　　骨碎补主要含骨碎补双氢黄酮苷、橙皮苷、骨碎补酸等。骨碎补双氢黄酮苷和骨碎补多糖有降血脂和抗动脉硬化的作用。水煎剂能促进骨对钙的吸收,同时提高血钙和血磷水平,有利于骨折的愈合;推迟骨细胞的退行性病变。

16.4　破血消癥药

莪术 Ezhu《药性论》

【**来源**】本品为姜科植物蓬莪术、广西莪术或温郁金的干燥根茎,后者习称"温莪术"。冬季茎叶枯萎后采挖,洗净,蒸或煮至透心,晒干或低温干燥后除去须根和杂质。生用或醋炙用。

【**性味归经**】辛、苦,温。归肝、脾经。

【**功效主治**】

1.行气破血,用于癥瘕积聚,经闭,心腹刺痛等证。本品辛散苦泄温通,既能破血祛瘀,又能行气止痛,尤长于消癥瘕积聚。入肝、脾二经,为破血消癥之要药。血瘀气滞重证的常用药。治经闭,腹中有块、刺痛,常与三棱相须为用,如莪术散;胁下痞块,常配柴胡、鳖甲等同用;心腹刺痛,常配丹参、川芎等同用;若体虚瘀血久留不去者,常配党参、黄芪等同用;跌打瘀肿疼痛,常配三七、没药等同用。

2.消积止痛,用于食积气滞腹痛较重者。本品可消积止痛,治宿食不化之脘腹胀痛重证。常配青皮、槟榔等同用。

【**用量用法**】6~9 g,煎服。外用适量。止痛多醋炙。

【**使用注意**】孕妇禁用。

三棱 Sanleng《本草拾遗》

【来源】本品为黑三棱科植物黑三棱的干燥块茎。冬季至次年春采挖,洗净,削去外皮,晒干。生用或醋炙用。

【性味归经】辛、苦,平。归肝、脾经。

【功效主治】

破血行气,消积止痛,用于血瘀气滞及食积重证。本品功效主治与莪术相似,常与之相须为用。但是三棱偏于破血,莪术则偏于破气。

【用量用法】5~10 g,煎服。止痛多醋炙。

【使用注意】孕妇及月经过多者禁用,不宜与芒硝、玄明粉同用。

【歌诀】

三棱破血逐瘀强,行气止痛功效良。

消积行滞食积疗,莪术同功细分详。

水蛭 Shuizhi《神农本草经》

【来源】本品为环节动物水蛭科蚂蟥、水蛭或柳叶蚂蟥的干燥全体。夏、秋二季捕捉,用沸水烫死,晒干或低温干燥。生用或用滑石粉烫炒用。

【性味归经】咸、苦,平;有小毒。归肝经。

【功效主治】

破血通经,逐瘀消癥,用于癥瘕积聚,跌打损伤,血瘀经闭,中风偏瘫等证。本品力峻效强,为破血消癥之良药。治癥瘕积聚、血瘀经闭,常与虻虫相须为用,也可配桃仁、三棱等同用;若兼体虚者,常配当归、人参等同用;跌打损伤,常配苏木、自然铜等同用。

【用量用法】1~3 g,煎服。入丸散,每次 0.5~0.6 g。以入丸散或研末服为宜。或将活水蛭放于瘀肿局部以吸血消肿。

【使用注意】月经过多者与孕妇禁用。

【歌诀】

破血逐瘀能通经,消散癥瘕水蛭知。

> **知识链接**
>
> 水蛭主要含水蛭素、蛋白质、肝素、抗血栓素及组织胺样物质。对肾缺血有明显的保护作用;有较强的抗凝作用;有终止妊娠的作用。水蛭提取物和水蛭素对血小板聚集有明显的抑制作用;对肿瘤细胞也有抑制作用。可降血脂;促进脑血肿及皮下血肿吸收,减轻周围炎症反应及水肿,改善局部血液循环,缓解颅内压升高,保护脑组织;能防止血栓形成,有溶栓作用。

穿山甲 Chuanshanjia《名医别录》

【来源】本品为脊椎动物鲮鲤科穿山甲的鳞甲。收集鳞甲,洗净,晒干。砂烫、醋淬用。

【性味归经】咸,微寒。归肝、胃经。

【功效主治】

1.活血消癥,用于瘀血阻滞之癥瘕、经闭、风湿痹证等。本品性善走窜,内通脏腑,外透经络。治癥瘕积聚,常配莪术、三棱等同用,如穿山甲散;治经闭,常配当归、桃仁等同用;治风湿痹证,常配白花蛇、蜈蚣等同用。

2.通经下乳,用于产后乳汁不下或乳汁少者。本品能疏通气血而下乳。治此证常与通脉下乳的王不留行同用,前人有"穿山甲,王不留,妇人服了乳长流"之说。治气血壅滞乳汁不下,常与王不留行相须,如下乳涌泉散;气血亏虚而无乳者,常配黄芪、当归等同用。

3.消肿排脓,用于疮疡、瘰疬等。本品能活血消痈排脓。治痈肿初起,常配金银花、天花粉等同用,如仙方活命饮;痈肿脓成不溃者,常配黄芪、当归等同用;瘰疬,常配夏枯草、玄参等同用。

4.搜风通络,用于风湿痹痛,中风偏瘫,麻木拘挛等证。

【用量用法】5~10 g,煎服。一般炮制后用。

【使用注意】孕妇慎用。

【歌诀】

甲珠通经下乳汁,消肿排脓功奇特。

通经透络疗风湿,瘰疬瘿瘤可服食。

其他活血化瘀药

药　名	功　效	主　治	使用注意
五灵脂	活血止痛、化瘀止血	用于瘀血阻滞诸痛证,瘀血阻滞之出血证	孕妇慎用。不宜与人参配伍
泽兰	活血调经、祛瘀消痈、利水消肿	用于月经不调,经闭,痛经,产后瘀血腹痛;瘀血肿痛;水肿腹水	6~12 g
凌霄花	活血祛瘀、凉血祛风	用于月经不调,血瘀经闭、癥瘕,产后乳肿,风疹发红,皮肤瘙痒,痤疮	5~9 g
月季花	活血调经、疏肝解郁	用于气滞血瘀,肝气郁结之月经不调,痛经,闭经,胸胁胀痛,血瘀肿痛	3~6 g
血竭	活血定痛、生肌敛疮、化瘀止血	用于跌打损伤,心腹瘀痛,外伤出血及疮疡不敛	研末,1~2 g,或入丸剂。外用研末撒或入膏药用
儿茶	活血止痛、止血生肌、收湿敛疮、清肺化痰	用于外伤瘀肿;吐血,湿疹,湿疮,疮痈;肺热咳嗽	1~3 g,包煎;多入丸散剂。外用适量
北刘寄奴	活血祛瘀、通经止痛、凉血、止血、清热利湿	用于跌打损伤,外伤出血,肿痛出血;瘀血经闭,月经不调,产后瘀痛,癥瘕积聚,血痢,血淋,湿热黄疸,水肿腹胀,白带过多	
斑蝥	破血逐瘀消癥、攻毒散结	用于癥瘕积聚、血瘀闭经;痈疽恶疮、顽癣	0.03~0.06 g,炮制后入丸散用。本品有大毒,内服慎用;孕妇禁用

【点滴积累】

活血化瘀药主要用于各种瘀血阻滞之证。根据其作用特点分为四类：

活血止痛药：川芎、延胡索、郁金、姜黄均能活血、行气、止痛，均有"血中气药"之称。其中，川芎能"上行头目，中开郁结，下调经水"，并善祛风止痛，为头痛要药（前人有"头痛不离川芎"的说法）。延胡索为止痛良药，广泛用于血瘀气滞的各种疼痛。郁金、姜黄常用于血瘀气滞之胸胁脘腹疼痛。但郁金性寒，又可清心解郁、利胆退黄、凉血。姜黄性温，善横行肢臂而祛风疗臂。

活血调经药：丹参苦而微寒，善于活血通经，素为妇科调经要药。桃仁、红花常相须为用，治疗妇科瘀血证及跌打损伤。但桃仁甘润苦泄，又能润肠通便；红花辛散温通，善能通经。益母草活血调经、利水消肿，为妇科经产要药；牛膝性善下行，即可活血通经，又可补肝肾、强筋骨，利尿通淋，并长于引血下行。穿山甲性善走窜，能活血消癥、通经下乳、消肿排脓，常与王不留行配伍用于妇女产后乳汁不通。

活血疗伤药：乳香、没药活血止痛、消肿生肌，常相须为用，治疗瘀血所致心腹疼痛、疮痈肿痛及跌打损伤。自然铜为伤科接骨疗伤之要药。苏木活血疗伤，又能祛瘀通经。

破血消癥药：莪术、三棱常相须为用，治疗血瘀气滞之癥瘕积聚、经闭痛经等，但莪术行气消积作用较强，三棱破血力较强。水蛭、斑蝥等均为虫类药，药性峻烈，多用于瘀血的重症、实证。

【目标检测】

一、单选题

1.具有上行头目，中开郁结，下调经水功能的是（　　　）。

    A.当归　　　　　　B.川芎　　　　　　C.丹参　　　　　　D.莪术

2.延胡索醋制使用的目的是（　　　）。

    A.增强活血　　　　B.增强行气　　　　C.增强止痛　　　　D.降低毒性

3.为增强活血祛瘀药的功效，常配伍（　　　）。

    A.温里药　　　　　B.补虚药　　　　　C.泻下药　　　　　D.理气药

4.既能强筋健骨，又能引血下行的药物是（　　　）。

    A.杜仲　　　　　　B.牛膝　　　　　　C.续断　　　　　　D.五加皮

5.既能补血又能通络的活血化瘀药为（　　　）。

    A.丹参　　　　　　B.牛膝　　　　　　C.川芎　　　　　　D.鸡血藤

6.活血止痛药中，与乳香功效相似且常与之配伍的药为（　　　）。

    A.莪术　　　　　　B.三棱　　　　　　C.没药　　　　　　D.红花

7.除（　　　）外均为牛膝的功效。

    A.通经下乳　　　　B.利水通淋　　　　C.引血下行　　　　D.补肝肾

8.活血调经药中多与红花相伍为用，有润肠通便作用的药为（　　　）。

    A.丹参　　　　　　B.牛膝　　　　　　C.泽兰　　　　　　D.桃仁

9.既能调经下乳又能利尿通淋的活血化瘀药为（　　　）。

    A.王不留行　　　　B.牛膝　　　　　　C.郁金　　　　　　D.姜黄

10.牛膝与王不留行的相同功效是(　　　)。

 A.通乳   B.补肝肾,强筋骨 C.利尿通淋   D.引血下行

二、多选题

1.牛膝的功效为(　　　)。

 A.活血通经   B.利水通淋   C.引血下行   D.补肝肾

2.下列药物中有润肠通便作用的药物有(　　　)。

 A.桃仁   B.杏仁   C.瓜蒌   D.郁李仁

3.红花可治(　　　)妇科疾患。

 A.血瘀经闭   B.血瘀痛经   C.血热崩漏   D.产后瘀滞腹痛

4.川芎可用于治疗(　　　)。

 A.风寒头痛   B.风热头痛   C.血瘀头痛   D.风湿头痛

5.入汤剂宜包煎的药物是(　　　)。

 A.五灵脂   B.乳香   C.车前子   D.蒲黄

6.用治肺痈的药物有(　　　)。

 A.桃仁   B.鱼腥草   C.薏苡仁   D.芦根

7.产后乳汁不下可选用(　　　)。

 A.木通   B.王不留行   C.牛膝   D.穿山甲

8.穿山甲的功效是(　　　)。

 A.活血通经   B.下乳汁   C.消肿排脓   D.利尿消肿

三、简答题

1.活血祛瘀药功能有哪些？可用于治哪些病症？

2.简述牛膝引血下行的临床应用。

3.川芎、丹参性味、功效、应用有何异同？

4.乳香的用法和使用注意有哪些？

四、分析题

1.为什么说川芎为血中之气药？

2.临床应用活血化瘀药为何常配伍行气药？

3.为何说延胡索为止痛良药？

第17章 化痰止咳平喘药

1) 含义

凡以化痰或祛痰为主要作用,治疗痰证的药物,称化痰药;以制止或减轻咳嗽喘息为主要作用,治疗咳喘证的药物,称止咳平喘药。

痰有寒痰、湿痰、热痰、燥痰之分,化痰药的药性又有温燥与凉润之别,故本章药可分为温化寒痰药、清化热痰药及止咳平喘药三类。

2) 性能特点

化痰止咳平喘药味辛、苦、甘,其性或温或寒。"脾为生痰之源,肺乃贮痰之器",故本章药物主归肺、脾、肝经。

3) 功效与主治

分 类	性味归经	功 效	适应证
温化寒痰药	性味多辛苦温,主归肺、脾、肝经	有温化寒痰、燥湿化痰之功,部分药物兼能散结消肿	主要用于寒痰、湿痰证,症见咳嗽气喘、痰多色白等;以及寒痰、湿痰引起的眩晕、肢体麻木、阴疽流注等
清化热痰药	多苦寒,或甘寒质润之品,主归肺、胃、心、肝经	有清化热痰,润燥化痰之效,部分药味咸,兼能软坚散结	主要用于热痰、燥痰证,症见咳嗽气喘、痰黄质稠或痰稠难咯、唇舌干燥等;还可用治痰热、痰火郁结所致的癫痫、中风、瘿瘤、瘰疬等
止咳平喘药	主要归肺经,其味或苦或甘或辛,其性或温或寒	功效有宣肺、降肺、清肺、润肺、敛肺及化痰之别	主治咳喘证

4) 配伍应用

使用本类药物时,除应根据病证不同,针对性地选择不同性能特点的化痰药及止咳平喘药外,并须根据痰、咳、喘的不同病因病机而配伍,临证咳喘每多夹痰,痰多易发咳喘,故化痰、止咳、平喘三者配伍同用乃常法。喘咳证又有寒、热、虚、实之不同,临床应用时须根据不同的证型,选择适宜的药物,并作相应的配伍,倘若咳喘因外感而致,配解表散邪药;火热而致者,应配清热泻火药;里寒者,需配温里散寒药。眩晕、癫痫、昏迷、惊厥、失眠者,则当配平肝息风、开窍、安神药;痰核、瘰疬、瘿瘤者,配软坚散结之品;阴疽流注者,配温阳通滞散结之品。此外,"脾为生痰之源",脾虚则津液不归正化而聚湿生痰,当配健脾燥湿药同用,以标本兼顾。痰又易阻滞气机,"气滞则痰凝,气行则痰消",故配理气药同用,可加强化痰之功。

5)使用注意

温燥之性强或刺激性化痰药,凡痰中带血或有出血倾向者慎用;麻疹初起有表邪之咳嗽,不宜投收敛之性及温燥止咳药,当以疏解清宣为主,以免恋邪及影响麻疹之透发。

17.1 温化寒痰药

半夏 Banxia《神农本草经》

【来源】本品为天南星科植物半夏的干燥块茎。夏、秋二季采挖,洗净,除去外皮和须根,晒干。生用或制用。

【性味归经】辛,温;有毒。归脾、胃、肺经。

【功效主治】

1.燥湿化痰,用于湿痰、寒痰证。本品辛温而燥,为燥湿化痰、温化寒痰之要药,尤善治脏腑湿痰。治湿痰阻肺,咳嗽痰多,常配陈皮、茯苓等,如二陈汤;湿痰上扰,头痛眩晕者,则配天麻、白术等同用,如半夏白术天麻汤;寒痰咳嗽,常配干姜、细辛等同用,如小青龙汤。

2.降逆止呕,用于呕吐。本品味苦降逆和胃,为止呕要药。经配伍用于多种呕吐,尤宜于痰饮或胃寒呕吐,常配生姜同用,如小半夏汤;胃热呕吐,常配黄连、竹茹等同用,如黄连橘皮竹茹半夏汤;胃气虚呕吐,常与人参同用,如大半夏汤;胃阴虚呕吐,常配石斛、麦冬等同用;妊娠呕吐,需与扶正安胎药同用。现制成注射液肌注,用于各种呕吐。

3.消痞散结,用于胸痹,结胸,心下痞,梅核气。本品能燥湿化痰辛开散结、化痰消痞。治痰浊阻滞,胸阳不振之胸痹心痛,常配瓜蒌、薤白同用,如瓜蒌薤白半夏汤;痰热结胸,常与瓜蒌、黄连同用,如小陷胸汤;寒热互结心下痞满者,配干姜、黄连等同用,如半夏泻心汤;气郁痰凝之梅核气,常配厚朴、茯苓等同用,如半夏厚朴汤。

4.外用消肿止痛,用于瘰疬瘿瘤,痈疽肿毒及毒蛇咬伤等。本品内服能消痰散结,外用能消肿止痛。治瘰疬瘿瘤,常与海藻、昆布等同用,如海藻玉壶汤;痈疽发背、无名肿毒、毒蛇咬伤,可用生品研末调敷或鲜品捣敷。

【用量用法】3~9 g,内服一般炮制后使用。外用适量,磨汁涂或研末以酒调服患处。

【使用注意】不宜与川乌、制川乌、草乌、制草乌、附子同用。生品内服宜慎。

【歌诀】

> 燥湿化痰用半夏,湿痰寒痰均能化。
> 降逆止呕胃气下,消痞散结功效大。

> **知识链接**
>
> 半夏入药时多是炮制之品,生品外用可散结消痈,功效各有侧重,列举如下:
>
> 生半夏——散结消痈
>
> 清半夏(以白矾水煮后制成)——化痰止咳
>
> 姜半夏(用生姜汁煮后制成)——降逆止呕
>
> 法半夏(用石灰水和甘草水煮后制成)——燥湿健脾
>
> 竹沥半夏(在竹沥中拌透阴干制成)——清热化痰
>
> 半夏曲(加面粉、姜汁等制成的曲剂)——化痰消食

天南星 Tiannanxing《神农本草经》

【来源】本品为天南星科植物天南星、异叶天南星或东北天南星的干燥块茎。秋、冬二季茎叶枯萎时采挖,除去须根及外皮,干燥。生用或制用。

【性味归经】苦、辛,温;有毒。归肺、肝、脾经。

【功效主治】

1.燥湿化痰,用于湿痰、寒痰证。本品燥湿化痰功似半夏而温燥之性更甚,毒性更强。湿痰阻肺,咳喘痰多胸闷者,常配半夏、橘红,如导痰汤;痰热咳嗽,常伍黄芩、桑白皮等,如小儿百部止咳糖浆。

2.祛风止痉,用于风痰诸证。本品辛散走窜,专走经络,尤善除经络风痰而止痉,为治风痰证之要药。治风痰眩晕,常与半夏、天麻等同用;风痰留滞经络半身不遂、口眼㖞斜,常配半夏、川乌等同用;痰蒙清窍之癫痫抽搐,常与石菖蒲、牛黄等同用;破伤风之角弓反张,常配防风、天麻同用,如玉真散。

3.散结消肿,用于痈疽肿痛,毒蛇咬伤。外用能散结消肿止痛。治痈疽肿痛、痰核,研末醋调敷;毒蛇咬伤,则配雄黄为末外敷。

【用量用法】3~9 g,煎服。多制用。外用生品适量。生天南星长于消肿散结止痛;制天南星毒性降低,长于燥湿化痰。

【使用注意】阴虚燥痰及孕妇忌用。

【歌诀】

天南星燥湿化痰,顽痰风痰与肿痛。

旋覆花 Xuanfuhua《神农本草经》

【来源】本品为菊科植物旋覆花或欧亚旋覆花的干燥头状花序。夏、秋二季花开时采收,除去杂质,阴干或晒干。生用或蜜炙用。

【性味归经】苦、辛、咸,微温。归肺、脾、胃、大肠经。

【功效主治】

1.降气,消痰,行水,用于咳喘痰多,痰饮蓄结,胸膈痞满。本品辛开苦降,能降气化痰而平喘咳,消痰行水而除痞满。寒痰喘咳,常配苏子、半夏等;痰热者,常配桑白皮、瓜蒌等;痰饮蓄

结,胸膈痞满者,多配海浮石、海蛤壳等同用。

2.降逆止呕,用于噫气,呕吐。本品善降胃气而止呕逆。治痰浊中阻、胃气上逆之噫气、呕吐,胃脘胀满不适者,常配代赭石、半夏、生姜等同用,如旋覆代赭汤。

【用量用法】3～10 g,煎服。宜布包煎。蜜旋覆花长于润肺止咳。

【使用注意】阴虚劳嗽,津伤燥咳者忌用。

【歌诀】

旋覆花降肺胃气,咳喘痞闷与呕逆。

白前 Baiqian《名医别录》

【来源】本品为萝摩科植物柳叶白前或芫花叶白前的干燥根茎及根。秋季采挖,洗净,晒干。生用或蜜炙用。

【性味归经】辛、苦,微温。归肺经。

【功效主治】

降气、化痰、止咳,用于咳嗽痰多,胸满喘急。本品微温不燥,作用温和,长于祛痰、降肺气以平喘咳,无论属寒属热,外感或内伤,新咳久咳均可随证配伍用之。尤以寒痰或痰湿阻肺,肺失宣降者,咳嗽、气喘、痰多为宜。常配半夏、杏仁、橘红等,如橘红痰咳液。

【用量用法】3～10 g,煎服。蜜白前可缓和对胃的刺激,增强润肺止咳作用。

【使用注意】对胃有刺激,用量不宜过大,有胃溃疡和出血倾向者慎用。

【歌诀】

白前善长降肺气,祛痰止咳宣牢记。

17.2　清化热痰药

川贝母 Chuanbeimu《神农本草经》

【来源】本品为百合科植物川贝母、暗紫贝母、太白贝母、瓦布贝母、甘肃贝母或梭砂贝母的干燥鳞茎。按性状不同分别习称“松贝”“青贝”“炉贝”和“栽培品”。夏、秋二季或积雪融化后采挖,除去须根、粗皮及泥沙,晒干或低温干燥。生用。

【性味归经】苦、甘,微寒。归肺、心经。

【功效主治】

1.清热润肺,化痰止咳,用于肺热、肺燥及阴虚咳嗽。本品甘润而寒凉,善清肺、润肺,化痰止咳,可用于多种原因之咳嗽,尤宜于肺虚久咳、肺热燥咳之证。治阴虚久咳,肺痨久嗽者,常配麦冬,如养阴清肺丸;或配伍地黄、百合、麦冬等,如百合地黄丸;肺热、肺燥咳嗽,与知母相须为用,即二母丸或二母宁嗽丸,也可配伍枇杷叶、杏仁等,如川贝枇杷糖浆。

2.散结消痈,用于瘰疬、乳痈、肺痈等。本品能清热化痰,散结消肿。治痰火郁结之瘰疬,常配玄参、牡蛎等,如消瘰丸;热毒壅结之乳痈、肺痈、疮痈,多配以蒲公英、鱼腥草等。

【用量用法】3～10 g,煎服;研末冲服,一次 1～2 g。

【使用注意】不宜与川乌、制川乌、草乌、制草乌、附子同用。脾胃虚寒及寒痰、湿痰不宜用。

【歌诀】

川贝化痰又润肺,燥痰热痰及瘰疬。

浙贝母 Zhebeimu《本草正》

【来源】本品为百合科植物浙贝母的干燥鳞茎。初夏植株枯萎时采挖,大者除去芯芽,习称"大贝";小者不去芯芽,习称"珠贝"。晒干。生用。

【性味归经】苦,寒。归肺、心经。

【功效主治】

1.清热化痰止咳,用于热痰证。本品功似川贝母而偏苦泄,寒性较著,清火作用强,长于清化热痰,降泄肺气,主要用于外感风热及痰热郁肺之咳嗽。

2.解毒散结消痈,用于瘰疬、乳痈、肺痈。本品清热散结之功与川贝母相似,但功效更优。对痰火郁结之瘰疬,热毒壅结之乳痈、肺痈等较为常用。

【用量用法】5~10 g,煎服。研末服,每次 1~2 g。

【使用注意】不宜与川乌、制川乌、草乌、制草乌、附子同用。

【歌诀】

浙贝化痰散郁结,热痰瘿瘤瘰疬解。

【相似药物】

名 称	相同点		不同点	
	功 效	应 用	功 效	应 用
川贝母	清热化痰、散结	热痰咳嗽及瘰疬,瘿瘤,疮痈,肺痈等	甘润寒凉,有润肺之功	多用于阴虚燥咳
浙贝母			苦寒清泄力强,偏清热化痰止咳,散结消痈力强	尤宜外感风热及痰热郁肺之咳嗽

桔梗 Jiegeng《神农本草经》

【来源】本品为桔梗科植物桔梗的干燥根。春、秋二季采挖,洗净,除去须根,趁鲜剥去外皮或不去外皮,干燥。生用。

【性味归经】苦、辛,平。归肺经。

【功效主治】

1.宣肺,用于咳嗽痰多,胸闷不畅。本品辛散苦泄,善开宣肺气,祛痰利气,有较好的祛痰止咳之功,性平,无论外感内伤,寒热虚实之咳嗽痰多皆宜。咳嗽痰多,常配远志、甘草等,如复方桔梗片;风寒者,与杏仁、紫苏相配,如杏苏散;风热者,配桑叶、菊花等,或配伍紫菀、鱼腥草等组成急支糖浆;痰阻气滞,痰黏不易咯出者,常配枳壳。

2.利咽,用于咽痛失音。本品善宣肺利咽开音。治风热犯肺,咽痛失声者,常与甘草相须,如桔梗汤,或单用,如桔梗丸;热毒壅盛之咽喉肿痛者,常配射干、板蓝根等同用。

3.祛痰,排脓,用于肺痈吐脓。本品性善上行,长于利肺气而排壅肺之脓痰。常配鱼腥草、冬瓜仁等同用。

此外,取其开宣肺气而通利二便之功,用治癃闭、便秘。又为舟楫之品,专走肺经,载药上行,常作上部病变的引经药。

【用量用法】3~10 g,煎服。

【使用注意】本品性升散,凡气机上逆之呕吐、呛咳、眩晕、阴虚火旺咳血等不宜用;用量不宜过大,过量易致恶心呕吐。

【歌诀】

> 桔梗祛痰开宣肺,开音利咽要牢记。
>
> 排脓消痈肺痈治,载药上行舟楫剂。

瓜蒌 Gualou《神农本草经》

【来源】本品为葫芦科植物栝楼或双边栝楼的干燥成熟果实。秋季果实成熟时,连果梗剪下,置通风处阴干。生用或炒用。

【性味归经】甘、微苦,寒。归肺、胃、大肠经。

【功效主治】

1.清热涤痰,用于热痰,燥痰,咯痰不利。本品甘寒清润,善于清肺润燥。治痰热阻肺,咳痰黄稠,常配黄芩、胆南星等,如清气化痰丸;治燥热伤肺,干咳少痰,配川贝母、天花粉等,如贝母瓜蒌散;外感风寒,痰湿阻肺之咳喘痰多,配伍桂枝、龙骨、杏仁等,如桂龙咳喘宁胶囊。

2.宽胸散结,用于胸痹,结胸。其皮长于利气开郁,导痰浊下行而宽胸散结。治痰气互结,胸阳不通之胸痹,常配薤白,如瓜蒌薤白白酒汤;痰热结胸,配半夏、黄连,如小陷胸汤。

3.用于肺痈、肠痈、乳痈等。本品清热散结消痈,治肺痈咳吐脓血,常配鱼腥草、桃仁等;肠痈,常配败酱草、薏苡仁等;乳痈初起,多与蒲公英、金银花等同用。

4.润肠通便,用于肠燥便秘。其仁能润燥滑肠。常配火麻仁,郁李仁等同用。

【用量用法】9~15 g,煎服,打碎入煎。蜜炙长于润燥。炒用寒滑性减。

【使用注意】不宜与川乌、制川乌、草乌、制草乌、附子同用。

【歌诀】

> 瓜蒌清肺化热痰,宽胸散结通大便。

【相似药物】

根据用药部位不同,瓜蒌分为瓜蒌皮、瓜蒌仁、全瓜蒌,功效与主治有所差异。

品　名	来　源	功效与主治
瓜蒌皮	瓜蒌除去瓤及种子的果皮	具有清肺化痰、行气宽胸的功效,用于治疗脘腹胀满、胸膈痞闷,以及肺热咳嗽、痰稠不易咳出
瓜蒌仁	瓜蒌的种子	具有润肺化痰、润肠通便的功效,用于治疗肠燥便秘,以及燥痰咳嗽、咳痰稠厚
全瓜蒌	皮、仁合用,一般为 1/3 的瓜蒌皮、2/3 的瓜蒌仁	兼具皮、仁的功效,还能消肿散结,可用于治疗乳痈肿痛

竹茹 Zhuru《名医别录》

【来源】本品为禾本科植物青杆竹、大头典竹或淡竹茎秆的干燥中间层。全年均可采制，取新鲜茎，除去外皮，将稍带绿色的中间层挂成丝条，或削成薄片，扎捆成束，阴干。前者称"散竹茹"，后者称"齐竹茹"。生用或姜汁炙用。

【性味归经】甘，微寒。归肺、胃、心、胆经。

【功效主治】

1.清热化痰，用于痰热咳嗽，心烦不寐。本品甘寒性润，善清化热痰，用于肺热咳嗽，痰黄黏稠，及痰火内扰，心烦不寐。

2.除烦，止呕，用于胃热呕吐、妊娠恶阻。本品微寒清热，入胃经，长于清胃热、降逆气，为治热性呕逆之要药。用于胃热或胃虚有热之呕吐，以及胎热之恶阻呕逆。

【用量用法】5~10 g，煎服。清化痰热宜生用，清胃止呕宜姜汁炙用。

【使用注意】胃寒呕吐，感寒挟食呕吐者忌用。

【歌诀】

竹茹清肺又除烦，痰热咳嗽与热呕。

【相似药物】

名　称	来　源	相同点		不同点	
		功　效	应　用	功　效	应　用
竹茹	竹秆刮去绿色外皮后，刨下的中间层卷丝状刨花	清热化痰	治肺热咳嗽，痰黄黏稠等证	善于清热化痰除烦，清胃止呕，兼能凉血止血	常用治胆火挟痰，犯肺扰心所致的胸闷痰多，心悸失眠，惊悸，胃热呕吐等证；也可用于吐血、衄血、崩漏等
竹沥	竹秆经火烤所流出的淡黄色液汁			善于清热豁痰，又能定惊利窍	痰热咳喘，痰稠难咯，顽痰胶结者最宜；也可用治中风痰迷，惊痫癫狂等证
天竺黄	竹秆内分泌液干燥后的块状物			化痰之力较缓，又能清心定惊	多用治小儿惊风、中风癫痫、热病神昏等心肝经痰热证，为治小儿痰热诸证之良药

胖大海 Pangdahai《本草纲目》

【来源】本品为梧桐科植物胖大海的干燥成熟种子。4—6月果实成熟开裂时采收。生用。

【性味归经】甘，寒。归肺、大肠经。

【功效主治】

1.清肺化痰，利咽开音，用于咽痛音哑，咳嗽。本品清肺化痰，利咽开音药力较弱，宜于肺热所致轻证。单味泡服或配桔梗、蝉蜕等；风热上攻，咽喉发干，声音嘶哑，配伍黄芩、桔梗、薄荷等，如清喉利咽颗粒。

2.润肠通便，用于肠燥便秘，头痛目赤。既可润肠通便，又清大肠之热，用于热结肠道，便秘轻证。单味泡服或配清热通便之品。

【用量用法】2~3枚,沸水泡服或煎服。

【歌诀】

胖大海清肺利咽,咽痛音哑与便秘。

昆布 Kunbu《名医别录》

【来源】本品为海带科植物海带或翅藻科植物昆布的干燥叶状体。夏、秋二季采捞,晒干。生用。

【性味归经】咸,寒。归肝、胃、肾经。

【功效主治】

1.消痰软坚散结,用于瘿瘤、瘰疬、睾丸肿痛。本品咸能软坚,苦能泄散,寒能清热,有软坚散结,清热消痰之功,"专消坚硬之病",用于痰火胶结,凝聚成块之瘿瘤、瘰疬、睾丸肿胀疼痛。

2.利水消肿,用于痰饮水肿。本品有消痰、利水消肿之功,用于痰饮水肿,小便不利。因其力弱,须配伍淡渗利湿药同用,以增疗效。

【用量用法】6~12 g,煎服。

【歌诀】

昆布消痰兼软坚,痰火郁结肿能消。

海藻 Haizao《神农本草经》

【来源】本品为马尾藻科植物海蒿子或羊栖菜的干燥藻体。前者习称"大叶海藻",后者习称"小叶海藻"。夏、秋二季采捞,除去杂质,洗净,晒干。生用。

【性味归经】苦、咸,寒。归肝、胃、肾经。

【功效主治】

1.消痰软坚散结,用于瘿瘤、瘰疬等证。本品的功用与昆布类似,均有消痰散结之功,而用于痰滞经络,郁结成肿块之证,且两药常相须为用,再与清热、解毒散结药物配伍,以增强疗效。

2.利水消肿,用于脚气浮肿,水肿。本品也同昆布,利水消肿作用均较弱,须配伍利水渗湿药。

【用量用法】6~12 g,煎服。

【使用注意】不宜与甘草同用。

【歌诀】

海藻功效同昆布,散结利水相须用。

17.3 止咳平喘药

苦杏仁 Kuxingren《神农本草经》

【来源】本品为蔷薇科植物山杏、西伯利亚杏、东北杏或杏的干燥成熟种子。夏季果实成熟时采收,除去果肉和核壳,取出种子,晒干。生用或炒用。用时捣碎。

【性味归经】苦,微温;有小毒。归肺、大肠经。

【功效主治】

1.降气止咳平喘,用于咳喘诸证。本品入肺经,苦降肺气、又略宣肺气而止咳平喘,为治咳喘要药。凡咳嗽喘满,无论新久、寒热、虚实,均可配伍应用。风寒咳喘,配伍麻黄、甘草,如三拗汤;风热咳嗽,常配桑叶、菊花等,如桑菊饮;燥热咳嗽,常配桑叶、沙参,如桑杏汤;肺热咳喘,常配石膏、麻黄等,如麻杏石甘汤、止咳定喘口服液。临床常用杏仁露治疗咳嗽痰多,气逆喘促。

2.润肠通便,用于肠燥便秘。本品质润多脂,能润肠通便。常配其他润肠药同用。

【用量用法】5～10 g,煎服。宜打碎入煎。生用有小毒,潬后可降低毒性,炒后性温,能温肺散寒。

【使用注意】有小毒,内服不宜过量,婴儿慎用。阴虚咳嗽、大便溏泄忌用。

【歌诀】

杏仁苦降止咳喘,滋润肠道通大便。

紫苏子 Zisuzi《名医别录》

【来源】本品为唇形科植物紫苏的干燥成熟果实。秋季果实成熟时采收,除去杂质,晒干。生用或微炒用。

【性味归经】辛,温。归肺。

【功效主治】

1.降气化痰,止咳平喘,用于咳喘痰多。本品性温,主降,长于降肺气,化痰涎,使气降痰消则咳喘自平,为除喘定嗽之良剂。用于痰壅气逆,咳嗽气喘,痰多胸痞,甚则不能平卧者。

2.润肠通便,用于肠燥便秘。本品富含油脂,能润燥滑肠,又能降泄肺气以助大肠传导之功,故可用于肠燥便秘之证。

【用量用法】3～10 g,煎服。

【使用注意】阴虚喘咳及脾虚便溏者慎用。

【歌诀】

苏子降气又祛痰,止咳平喘记周全。

百部 Baibu《名医别录》

【来源】本品为百部科植物直立百部、蔓生百部或对叶百部的干燥块根。春、秋二季采挖,除去须根,洗净,置沸水中略烫或蒸至无白心,取出,晒干。生用或蜜炙用。

【性味归经】甘、苦,微温。归肺经。

【功效主治】

1.润肺下气止咳,用于多种咳嗽(新咳久嗽、肺虚痨嗽、顿咳等)。本品性平质润,功善润肺止咳。无论外感内伤、寒热虚实之新咳久嗽,皆可配伍使用,尤为治肺痨咳嗽、久咳虚嗽之要药。治风寒咳嗽,常配荆芥、桔梗等,如止咳宝片;风热咳嗽,常与桑叶、菊花等;气阴两虚,久咳者,常配黄芪、沙参等,如百部汤;肺虚痨嗽,常配阿胶、川贝母等,如月华丸;治小儿顿咳,咳嗽连声,配桔梗、杏仁等,如小儿百部止咳糖浆。

2.杀虫灭虱,用于蛲虫,阴道滴虫,头虱及疥癣。单用或配伍使用。

【用量用法】3~9 g,煎服。外用适量。蜜百部长于润肺止咳。

【歌诀】

百部润肺又止咳,新久咳嗽最适宜。

杀虫灭虱外用明,多种疾患疗效奇。

枇杷叶 Pipaye《名医别录》

【来源】本品为蔷薇科植物枇杷的干燥叶。全年均可采收,晒至七八成干时,扎成小把,再晒干。生用或蜜炙用。

【性味归经】苦,微寒。归肺、胃经。

【功效主治】

1.清肺止咳,用于肺热咳喘。本品长于降肺气而止咳喘,兼清肺化痰。风热犯肺,痰热内阻,咳痰黄稠,配伍川贝、桔梗等,如川贝枇杷糖浆,或配桑白皮、黄芩等同用;燥热伤肺,干咳少痰,单用,如枇杷膏,或配桑叶、麦门冬等;肺虚久咳,多配阿胶、百合等同用。

2.降逆止呕,用于胃热呕逆。本品能清胃热、降胃气、止呕逆。常配黄连、竹茹等同用。

【用量用法】6~10 g,煎服。鲜品加倍。生用长于清肺止咳,降逆止呕;蜜炙长于润肺止咳。

【歌诀】

枇杷叶清降肺胃,肺热咳喘与呕逆。

马兜铃 Madouling《药性论》

【来源】本品为马兜铃科植物北马兜铃或马兜铃的干燥成熟果实。秋季果实由绿变黄时采收,干燥。生用、炒用或蜜炙用。

【性味归经】苦,微寒。归肺、大肠经。

【功效主治】

清肺降气,止咳平喘,用于肺热咳喘。本品性寒入肺经,长于清肺热,降肺气,化痰,宜于肺热咳喘痰多者。治痰热郁肺,喘咳痰多色黄,常配桑白皮、黄芩等;肺热伤津咳嗽,多与麦冬、天花粉等同用;阴虚火盛,喘咳咽干,痰中带血者,常配阿胶等,如补肺阿胶散。

此外,能清肠消痔而治痔疮肿痛,配地榆、槐花煎汤熏洗;又能清热平肝降压,用于高血压属肝阳上亢者。

【用量用法】3~9 g,煎服。外用适量,煎汤熏洗。一般生用,肺虚久咳蜜炙用。

【使用注意】虚寒咳喘及脾虚便溏慎用。用量不宜过大,以免引起呕吐。肾炎、肾功能不全者忌用。

【歌诀】

马兜铃清降肺肠,肺热咳喘与痔疮。

葶苈子 Tinglizi《神农本草经》

【来源】本品为十字花科植物播娘蒿或独行菜的干燥成熟种子。前者称"南葶苈子",后者称"北葶苈子"。夏季果实成熟时采割植株,晒干,搓出种子,除去杂质。生用或炒用。

【性味归经】苦、辛,大寒。归肺、膀胱经。

【功效主治】

1.泻肺平喘,用于痰涎壅盛,咳喘实证。本品辛散苦降,大寒清热,降泄之力较桑白皮强,长于泻肺中水饮,兼泻痰火而平喘咳。痰涎壅盛,肺气上逆之咳喘痰多胸胁胀满,喘息不得卧,常佐大枣以缓其峻性,如葶苈大枣泻肺汤。

2.行水消肿,用于水肿,悬饮,小便不利。本品能泄肺气之壅闭而通调水道,利水消肿,因其性寒,多用于热证。治水肿,单用即效;痰热结胸之胸胁积水者,常配杏仁、大黄等同用,如大陷胸丸;水饮停积,走于肠道,漉漉有声,腹满,水肿之实证,多配防己、大黄等,如己椒苈黄丸。

【用量用法】3~10 g,煎服。包煎。研末服,3~6 g。炒葶苈子药性较缓。

【歌诀】

葶苈泻肺又利水,痰壅咳喘饮停积。

【相似药物】

名 称	相同点		不同点	
	功 效	应 用	功 效	应 用
葶苈子	泻肺平喘 利水消肿	治咳嗽喘满、水肿、小便不利等证	善泻肺中水饮,且泻肺气之闭塞以利尿消肿,药力颇强	善治咳逆痰多、喘息不得卧
桑白皮			清肺消痰而降气平喘	肺热咳喘多用

紫菀 Ziwan《神农本草经》

【来源】本品为菊科植物紫菀的干燥根和根茎。春、秋二季采挖,除去有节的根茎和泥沙,编成辫状晒干或直接晒干。生用,或蜜炙用。

【性味归经】苦、辛,温。归肺经。

【功效主治】

润肺下气,消痰止咳,用于痰多咳喘,新久咳嗽,劳嗽咳血。本品甘润苦泄,微温不热,长于润肺下气,开肺郁,化痰浊而止咳。凡咳嗽痰多,不论外感内伤,寒热虚实,病程长短均可用之。风寒咳痰,常配荆芥、桔梗等,如止咳宝片;风热咳嗽,配伍前胡、金荞麦等,如急支糖浆;痰热咳嗽,痰黄稠,配浙贝、石膏等,如橘红丸;阴虚痨嗽,痰中带血者,则配阿胶、川贝母等。

【用量用法】5~10 g,煎服。紫菀生用长于降气化痰,外感暴咳多用;蜜炙紫菀长于润肺止咳,肺虚久咳者多用。

【歌诀】

紫菀润肺兼下气,咳嗽痰多均用之。

其他化痰止咳平喘药

药 名	功 效	主 治	要 点	使用注意
罗汉果	清热润肺,利咽开音,润肠通便	用于肺热燥咳,邪热伤津,咽痛失声,肠燥便秘		外感及肺寒咳嗽慎服

药　名	功　效	主　治	要　点	使用注意
桑白皮	泻肺平喘,利水消肿	肺热咳喘,水肿实证	能清泻肺热兼泻肺中水气而平喘,性较缓而不伤正;能肃降肺气,通调水道而利水消肿	生用长于泻肺行水,平肝清火;蜜炙长于润肺止咳
前胡	降气化痰,疏散风热	痰热咳喘,风热咳嗽	宜于痰热壅肺,肺失宣降之咳喘	蜜炙长于润肺化痰止咳
洋金花	平喘止咳,定痛解痉	哮喘咳嗽,尤宜于寒性哮喘;心腹疼痛,风湿痹痛,跌打损伤	有毒,平喘镇咳力强,对成人或年老咳喘无痰或痰少,而他药乏效者用之	本品有毒,应控制剂量。外感及痰热咳喘禁用;孕妇、体弱者慎用
竹沥	清热豁痰,定惊利窍	痰热咳喘。中风痰迷,惊痫癫狂	甘寒滑利,祛痰力强,尤对热咳痰稠,顽痰胶结难咯者具有卓效	寒痰及脾胃虚寒便溏者忌用

【点滴积累】

凡以化痰或祛痰为主要作用,治疗痰证的药物,称化痰药;以制止或减轻咳嗽喘息为主要作用,治疗咳喘证的药物,称止咳平喘药。痰有寒痰、湿痰、热痰、燥痰之分,化痰药的药性又有温燥与凉润之别,故化痰止咳平喘药又分为温化寒痰药、清化热痰药及止咳平喘药三类。

温化寒痰药用于寒痰、湿痰证,主要药物有半夏、天南星、旋覆花、白前。其中半夏、天南星均可燥湿化痰,消肿止痛,用于湿痰、寒痰证,及痈疽肿痛,毒蛇咬伤。半夏长于治湿痰证,又降逆止呕,为止呕要药,可用于多种呕吐,尤宜于痰饮或胃寒所致的呕吐;消痞散结,用于胸脘痞闷,梅核气。天南星祛痰力强,燥烈之性更甚,长于治顽痰证;又祛风止痉,用于风痰证。旋覆花长于降肺、胃之气而消痰、行水,用于痰涎壅肺之咳喘痰闷,痰浊中阻,胃气上逆之噫气呕吐,心下痞硬。白前为治咳嗽降气之要药,大凡咳嗽气喘,无论属寒属热,外感内伤,新嗽久咳均可,尤以痰湿或寒痰阻肺,肺气失降者最为适宜。

清化热痰药用于热痰、燥痰证,主要药物有川贝母、浙贝母、桔梗、瓜蒌、竹茹、胖大海、昆布、海藻。其中川贝母、浙贝母均可清热化痰,散结消肿,用于热痰证,瘰疬、乳痈、肺痈。川贝母长于润肺止咳,为治燥痰证之要药;浙贝母清热、散结之力优于川贝母,无润肺之用。桔梗长于开宣肺气,祛痰,利咽,排脓,为治咳嗽痰多,胸闷不畅,咽痛音哑,肺痈吐脓之良药。瓜蒌热痰、燥痰皆宜,又宽胸散结,润肠通便,用于胸痹、结胸、肠燥便秘。竹茹用于热痰证,又可除烦、止呕,用于痰火内扰,心烦不寐及胃热呕吐、妊娠恶阻。胖大海以利咽开音见长,用于肺热或燥热伤肺之咽痛失音;并能润肠通便,用于燥热便秘,兼有头痛目赤者。昆布、海藻均能消痰软坚散结,用于痰火郁结之瘿瘤、瘰疬、睾丸肿痛;又利水消肿,用于痰饮水肿。

止咳平喘药用于多种咳喘之证,主要药物有苦杏仁、紫苏子、百部、枇杷叶、马兜铃、葶苈子、紫菀。苦杏仁、紫苏子均可润肠通便,用于肠燥便秘。苦杏仁为治咳喘之要药,用于多种喘咳证。紫苏子长于降气化痰,用于痰壅气逆之喘咳。百部润肺下气止咳,用于多种咳嗽,尤宜于肺痨咳嗽、小儿顿咳;又杀虫灭虱,用于头虱体虱、蛲虫病、阴痒。枇杷叶以清降肺、胃见长,用于肺热咳喘,胃热呕逆。马兜铃以清降肺、肠见长,用于肺热咳喘,痔疮肿痛出血。葶苈子泻肺平喘,利水消肿,用于肺气壅实之喘咳,水肿;长于泻肺痰,用于痰涎壅盛之喘咳。紫菀润肺下气,化痰止咳,偏于化痰,用于各种咳嗽。

【目标检测】

一、单选题

1.下列除哪项外,均是天南星的适应证(　　　)。

　　A.顽痰咳嗽　　　　B.风痰眩晕　　　　C.阴虚燥咳　　　　D.痈疽肿毒

2.功能润肺止咳,灭虱杀虫的药是(　　　)。

　　A.款冬花　　　　B.百部　　　　C.紫菀　　　　D.槟榔

3.功能泻肺平喘,利水消肿的药物是(　　　)。

　　A.紫苏　　　　B.葶苈子　　　　C.马兜铃　　　　D.百部

4.既能清热化痰,又能润肠通便的药物是(　　　)。

　　A.川贝母　　　　B.浙贝母　　　　C.瓜蒌　　　　D.竹茹

5.下列除哪项外均是化痰药的主治病证(　　　)。

　　A.惊厥　　　　B.癫痫　　　　C.咳喘痰多　　　　D.跌打损伤

6.半夏长于(　　　)。

　　A.润燥化痰　　　　B.下气消痰　　　　C.燥湿化痰　　　　D.清肺化痰

7.入汤剂宜包煎的药物是(　　　)。

　　A.前胡　　　　B.旋覆花　　　　C.白芥子　　　　D.杏仁

8.枇杷叶具有的功效是(　　　)。

　　A.软坚散结　　　　B.润肠通便　　　　C.祛风止痉　　　　D.降逆止呕

9.治疗胃热呕吐,宜选用(　　　)。

　　A.藿香、半夏、柿蒂　　　　　　　　B.芦根、橘皮、丁香

　　C.紫苏、砂仁、生姜　　　　　　　　D.芦根、竹茹、黄连

10.功能润肺止咳的药物是(　　　)。

　　A.枇杷叶　　　　B.白果　　　　C.马兜铃　　　　D.款冬花

11.下列除(　　　)外均为桔梗的功效。

　　A.宣肺　　　　B.利咽　　　　C.排脓　　　　D.散结

12.治疗燥痰,宜选用(　　　)。

　　A.天南星　　　　B.白前　　　　C.前胡　　　　D.瓜蒌

13.既能润肺化痰,又能润肠通便的药物是(　　　)。

　　A.桃仁　　　　B.苦杏仁　　　　C.酸枣仁　　　　D.瓜蒌仁

14.善治热痰的药物是(　　　)。

　　A.天南星　　　　B.半夏　　　　C.白芥子　　　　D.旋覆花

二、配伍选择

A.开宣肺气　　B.泻肺平喘　　C.降气平喘　　D.敛肺平喘　　E.润肺下气

1.桔梗善于(　　　)。

2.紫苏子善于( )。

3.杏仁善于( )。

4.葶苈子善于( )。

　　A.清热化痰,除烦止呕　　　B.清化热痰,清心定惊　　　C.清肺化痰,利气宽胸

　　D.清热化痰,散结消肿　　　E.清肺化痰,软坚散结

5.川贝母功能是( )。

6.瓜蒌皮功能是( )。

7.竹茹功能是( )。

　　A.清肺化痰,降逆止呕　　　B.燥湿化痰,祛风止痉　　　C.消痰行水,散结消肿

　　D.降气消痰,降逆止呕　　　E.化痰止咳,和胃降逆

8.旋覆花功能是( )。

9.枇杷叶功能是( )。

三、多选题

1.具有温化寒痰作用的药物包括( )。

　　A.半夏　　　B.天南星　　　C.川贝母　　　D.旋覆花　　　E.白前

2.具有清化热痰作用的药物包括( )。

　　A.川贝母　　　B.瓜蒌　　　C.竹茹　　　D.竹叶　　　E.竹沥

3.能治疗咳喘之证的药物包括( )。

　　A.苦杏仁　　　B.紫苏子　　　C.百部　　　D.葶苈子　　　E.枇杷叶

4.半夏的功能为( )。

　　A.燥湿化痰　　B.降逆止呕　　C.消痞散结　　D.消肿止痛　　E.利水消肿

四、填空题

1.温化寒痰药主治_____、_____证,清化热痰药主治_____、_____证。

2.化痰药可根据其性能特点的不同分为_____、_____两类。

3.以_____为主要功效的药物,称为化痰药,以_____为主要功效的药物,称为止咳平喘药。

五、简答题

1.比较半夏、天南星功用的异同点。

2.麻黄、百部、紫苏子、葶苈子均可止咳喘,如何区别应用?

3.何谓温化寒痰药?何谓清化热痰药?

第18章 安神药

1）含义

凡以安神定志为主要作用，用以治疗神志不安的药物，称为安神药。根据其药性及功效应用的不同，可分为重镇安神药与养心安神药两类。

2）性能特点

安神药多为矿石、贝壳或植物种子类药物。矿石、贝壳类药物，因质重沉降，多以重镇安神为主要作用；植物种子类药物，因质润滋养，多以养心安神为主要作用。人体神志的变化与心、肝二脏功能活动密切相关，故本类药物以归心、肝二经为主。

3）功效与主治

安神药均具有安神定志的作用，主要用于各种原因所致的失眠、多梦、心悸、怔忡、健忘等心神不宁病证。也可用于惊风、癫痫、癫狂等病证。部分安神药还可用于热毒疮肿，肝阳眩晕，自汗盗汗，肠燥便秘，痰多咳喘等证。

4）配伍应用

神志不安证，可由多种病因引发，故在运用时常根据不同的病因病机，选择适宜的安神药，并进行相应的配伍。因火热所致者，宜配清泻心火、清泻肝火药；因痰浊内扰者，当与化痰药配伍；因血虚阴亏者，宜配补血、滋阴药；因心脾两虚者，宜配补益心脾药；因心肾不交者，宜配滋阴降火、交通心肾药；因肝阳上扰者，宜配平肝潜阳药；兼血瘀气滞者，宜配活血或疏肝理气药。至于惊风、癫狂等证，多以化痰开窍或平肝熄风药物为主，本类药物多作辅助之品。

5）使用注意

矿石、介类安神药多属治标之品，只宜暂用，不可久服，应中病即止；入汤剂者，有效成分不易煎出，故宜打碎先煎、久煎；入丸散者，易伤脾胃，故只宜暂用，不可久服，或酌情配伍健脾养胃之品。另外，使用有毒的安神药时，更须谨慎，以防中毒。

18.1 重镇安神药

重镇安神药多为矿石、贝壳类药物，具有质重沉降之性，重则能镇，重可去怯，故有重镇安神、平惊定志、平肝潜阳等作用。主要用于心火炽盛、痰火扰心、惊吓等引起的心神不宁，心悸失眠，惊痫及癫狂等证。部分药物兼有平肝潜阳作用，可用于肝阳上亢、头晕目眩等证。

朱砂 Zhusha《神农本草经》

【来源】本品为硫化物类矿物辰砂族辰砂,主含硫化汞(HgS)。以产于古之辰州(今湖南沅陵)者为佳。随时开采,采挖后,选取纯净者,用磁铁吸净含铁的杂质,再用水淘去杂石和泥沙。照水飞法研成极细粉末,晾干或40 ℃以下干燥,装瓶备用。

【性味归经】甘,微寒;有毒。归心经。

【功效主治】

1.清心镇惊,用于惊风,癫痫。本品有清心镇惊之功,用于癫痫发狂,小儿惊风抽搐等。

2.镇惊安神,用于心神不宁证。本品质重沉降,专入心经,长于镇惊安神,为安神定志之要药,可用于各种病因所致的心神不宁证。因其性寒凉,以泻心经邪热,镇心定惊为要,故以治心火亢盛,内扰神明之心神不宁,烦躁不眠最宜。

3.明目,解毒,用于视物昏花,疮疡肿毒,咽喉肿痛,口舌生疮。本品性寒,内服外用均有较强的清热解毒,明目作用,用于热毒所致的疮疡肿毒、咽喉肿痛及口舌生疮等。

【用量用法】内服,宜入丸、散服,每次0.1~0.5 g;不宜入煎剂。外用适量。

【使用注意】本品有大毒,内服不可过量或持续服用,孕妇及肝功能异常者禁服。入药只宜生用,忌火煅,火煅则析出水银,有剧毒。

【歌诀】

> 朱砂镇静安神强,善清心火是特长。
> 解毒防腐作用良,忌用火煅记周详。

【不良反应】

朱砂有毒,内服不可过量或持续服用,入药只宜生用,忌火煅,火煅则析出水银(汞),有剧毒。中毒原因:汞与蛋白质中的巯基有特别的亲和力,抑制多种酶的活动,主要引起肝肾损害,并透过血脑屏障,直接损害中枢神经系统。中毒症状:心神不安,口中有金属味,牙龈肿胀,食欲不振,汞中毒性手足震颤,以及肝肾功能损伤。处理:2%NaHCO$_3$溶液或温水洗胃或牛奶、鸡蛋清(与汞结合使汞不易吸收)。预防:0.3~1 g,研末冲服,不宜久服;忌火煅,忌久研;肝肾功能不全者慎用。

磁石 Cishi《神农本草经》

【来源】本品为氧化物类矿物尖晶石族磁铁矿,主含四氧化三铁(Fe$_3$O$_4$)。采挖后,除去杂石,选择吸铁能力强者(习称"活磁石"或"灵磁石")入药。生用或醋淬研细用。

【性味归经】咸,寒。归心、肝、肾经。

【功效主治】

1.镇惊安神,用于心神不宁证。本品质重沉降,主入心、肝、肾经。既能镇惊安神之功,又有益肾滋阴之效。为顾护真阴、镇摄浮阳、安定神志之佳品。用于肾虚肝旺,扰动心神,或惊恐气乱,神不守舍之心神不宁、惊悸、失眠等。

2.平肝潜阳,用于肝阳眩晕。本品既能益肾阴,又能平肝阳,用于肝阳上亢,或阴虚阳亢之头晕目眩、急躁易怒等。

3.聪耳明目,用于耳鸣耳聋,视物昏花。本品入肾能益阴聪耳,入肝能明目。用于肾虚耳鸣、耳聋,及肝肾不足之目暗不明、视物昏花。

4.纳气平喘,用于肾虚气喘。本品有益肾纳气平喘之功,用于肾气不足,摄纳无权之虚喘。

【用量用法】煎服,9~30 g;宜打碎先煎。入丸散,每次 1~3 g。

【使用注意】因吞服后不易消化,如入丸散,不可多服、久服,脾胃虚弱者慎用。

【歌诀】

磁石安神镇心肝,聪耳明目定虚喘。

【相似药物】

名　称	相同点		不同点	
	功　效	应　用	功　效	应　用
朱砂	镇心安神	用于多种原因所致的心神不宁	镇心、清心而安神,又可清热解毒	善治心火亢盛之心神不安;及热毒疮疡、咽喉肿痛及口舌生疮等
磁石			长于滋肾阴,镇浮阳,又可平肝潜阳、聪耳明目、纳气平喘	主治肾虚肝旺,肝火扰心之心神不宁;用于肝阳眩晕,耳鸣耳聋、视物昏花及肾虚气喘等证

龙骨 Longgu《神农本草经》

【来源】本品为古代多种大型哺乳类动物,如象、三趾马、犀、鹿、牛等的骨骼化石。全年可采。生用或煅用。

【性味归经】甘、涩,平。归心、肝、肾经。

【功效主治】

1.镇惊安神,用于心神不宁证。本品甘平,质重沉降,善入心、肝二经,有良好的镇惊安神之效。可用于多种原因所致的心神不宁,心悸怔忡,失眠、多梦等。

2.平肝潜阳,用于肝阳眩晕。本品入肝经,有较强的平肝潜阳作用,用于肝阳上亢之头晕目眩,烦躁易怒等。

3.收敛固涩,用于滑脱诸证。本品味涩能敛,煅用擅能收敛固涩,用于遗精、滑精、尿频、遗尿、崩漏、带下、自汗、盗汗等多种滑脱证。

此外,煅龙骨外用,有收湿、敛疮、生肌之效。可用治湿疮痒疹及疮疡久溃不敛等。

【用量用法】15~30 g,煎服,宜打碎先煎。外用适量。镇惊安神,平肝潜阳多生用;收敛固涩宜煅用。

【使用注意】湿热积滞者慎服。

【歌诀】

龙骨镇惊安心神,固涩平肝治眩晕。

琥珀 Hupo《神农本草经》

【来源】本品为古代松科植物枫树、松树等的树脂埋藏地下,经年久凝结转化而成的化石样物质。随时可采。研细粉用。

【性味归经】甘,平。归心、肝、膀胱经。

【功效主治】

1.镇惊安神,用于心神不宁证。本品甘平,质重沉降,入心、肝二经,具有镇惊安神之功,凡心神不宁,心悸失眠、健忘多梦,无论虚实皆可选用。

2.活血散瘀,用于血瘀证。本品入心、肝血分,有活血通经,散瘀消癥之功,用于经闭痛经,心腹刺痛,癥瘕积聚等多种血瘀证。

3.利尿通淋,用于淋证,癃闭。本品入膀胱经,能利尿通淋,兼散瘀止血,用于淋证尿频、尿痛及癃闭小便不利,尤宜于血淋。

此外,本品活血消肿,兼能收敛生肌,尚可用于疮痈肿痛及溃后不收口、金疮外伤等。

【用量用法】每次 1.5~3 g,研末冲服,或入丸散。外用适量。不入煎剂。

【歌诀】

琥珀镇惊安心神,活血利尿通淋雄。

18.2　养心安神药

养心安神药多为植物种子、种仁类药物,具有甘润滋养之性,故有滋养心肝、养阴补血、交通心肾等作用。主要用于阴血不足、心脾两虚、心肾不交等导致的心悸怔忡、虚烦不眠、健忘多梦、遗精、盗汗等证。

酸枣仁 Suanzaoren《神农本草经》

【来源】本品为鼠李科植物酸枣的干燥成熟种子。秋末冬初采收成熟果实,除去果肉和核壳,收集种子,晒干。生用或炒用。

【性味归经】甘、酸,平。归心、肝、胆经。

【功效主治】

1.养心补肝,宁心安神,用于心神不宁证。本品味甘,入心、肝二经,既养心阴,益肝血,为养心安神之要药。用于心肝阴血亏虚,心失所养,神不守舍之失眠、多梦、健忘、心悸、怔忡等证。

2.敛汗,用于体虚汗出。本品味酸能敛,味甘能补,善入心经,既能养心,又能敛汗。用于体虚自汗、盗汗。

此外,本品酸甘化阴,有敛阴生津止渴之功,可用于津伤口渴咽干。

【用量用法】10~15 g,煎服。

【歌诀】

酸枣仁养心益肝,疗血虚不眠多汗。

柏子仁 Baiziren《神农本草经》

【来源】本品为柏科植物侧柏的干燥成熟种仁。秋、冬二季采收成熟种子,晒干,除去种皮,收集种仁。生用或炒用,也可制霜用。

【性味归经】甘,平。归心、肾、大肠经。

【功效主治】

1.养心安神,用于心神不宁证。本品味甘质润,药性平和,主入心经,有养心安神作用。用于阴血亏虚,心神失养所致的心悸怔忡、虚烦不眠、头晕健忘等证。

2.润肠通便,用于肠燥便秘。本品质润多脂,入大肠经,有润肠通便作用。用于阴血亏虚、老年津亏、产后血虚等引起的肠燥便秘。

3.止汗,用于盗汗。本品甘润,能滋养阴液,又能止汗,用于阴虚盗汗。

【用量用法】3~10 g,煎服。

【使用注意】便溏及多痰者慎用。

【歌诀】

养心安神柏子仁,润肠通便配麻仁。

【相似药物】

名　称	相同点		不同点	
	功　效	应　用	功　效	应　用
酸枣仁	养心安神	治阴血不足、心神失养所致的心悸怔忡、失眠、健忘等证	安神作用较强,且味酸收敛止汗作用亦优	善治体虚失眠、多汗
柏子仁			安神作用较弱,质润多脂,偏于润肠通便	可治血虚肠燥便秘

远志 Yuanzhi《神农本草经》

【来源】本品为远志科植物远志或卵叶远志的干燥根。春、秋二季采挖,除去须根和泥沙,晒干。生用或炙用。

【性味归经】苦、辛,温。归心、肾、肺经。

【功效主治】

1.安神益智,交通心肾,用于心神不宁证。本品苦辛性温,主入心肾经,性善宣泄通达,既能开心气而宁心安神,又能通肾气而强志不忘,为交通心肾、安神定志、益智强识佳品。用于心肾不交,失眠多梦、健忘、心悸怔忡等心神不宁证。

2.祛痰开窍,用于癫痫惊狂。本品辛行苦泄温通,能利心窍,去痰涎。用于痰阻心窍所致的癫痫抽搐,惊风发狂等证。

3.祛痰止咳,用于咳嗽痰多。本品苦温性燥,入肺经可祛痰止咳。用于咳嗽痰多黏稠者。

4.消散痈肿,用于痈疽疮毒,乳房肿痛。本品辛行苦泄通利,功善疏通气血之壅滞而消散痈肿。用于痈疽疮毒、乳房肿痛,内服外用皆可。

【用量用法】3~10 g,煎服。外用适量。化痰止咳宜炙用。

【使用注意】实热或痰火内盛者,或有胃溃疡或胃炎者慎用。

【歌诀】

远志安神又益智,祛痰开窍兼止咳。

合欢皮 Hehuanpi《神农本草经》

【来源】本品为豆科植物合欢的干燥树皮。夏、秋二季剥取,晒干。生用。

【性味归经】甘,平。归心、肝、肺经。

【功效主治】

1.解郁安神,用于心神不宁证。本品味甘性平,入心、肝经。善解肝郁,能"令人欢乐无忧",为解郁悦心安神之要药。用于情志不遂、忿怒忧郁所致心神不宁,烦躁、失眠。

2.活血消肿,用于跌打伤痛、肺痈疮肿。本品活血祛瘀,既能疗伤止痛,又散内外痈肿,用于跌打损伤,瘀肿疼痛,肺痈吐脓,疮痈肿痛。

【用量用法】6~12 g,煎服。外用适量,研末调敷。

【歌诀】

合欢解郁安神强,活血祛瘀又消肿。

【点滴积累】

安神药具有安神定志作用,用以治疗神志不安证。根据其药性及功效应用的不同,又可分为重镇安神药与养心安神药两类。

重镇安神药主要有朱砂、磁石、龙骨、琥珀,均可镇惊安神,用于多种原因所致的心神不宁。其中朱砂为安神定志之要药,长于清心火,善治心火亢盛之心神不宁,又清热解毒,用于癫痫发狂,及热毒疮疡、咽喉肿痛及口舌生疮等证。磁石长于滋肾阴,镇浮阳,善治肾虚肝旺之心神不宁,又平肝潜阳,聪耳明目,纳气平喘,分别用于肝阳眩晕,耳鸣耳聋、视物昏花及肾虚气喘等证。龙骨平肝潜阳,收敛固涩,用于肝阳眩晕,滑脱诸证。琥珀又可活血散瘀,利尿通淋,用于经闭痛经,心腹刺痛,癥瘕积聚等多种血瘀证,及淋证,癃闭。

养心安神药主要有酸枣仁、柏子仁、合欢皮、远志,具有养心安神之功,用于血虚,心神失养之心神不宁。其中酸枣仁又能敛汗,用于体虚汗出;柏子仁又能润肠通便,止汗,用于肠燥便秘,盗汗;合欢皮长于解郁安神,用于情志不遂、忿怒忧郁之心神不安,又活血消肿,用于跌打伤痛、肺痈疮肿;远志长于交通心肾而安神,用于心肾不交之心神不安,又祛痰开窍,消散痈肿,用于痰阻心窍之癫痫惊狂,咳嗽痰多,痈疽疮毒,乳房肿痛。

【目标检测】

一、单选题

1.朱砂最适于治疗(　　　)。

　A.心血不足,心神不宁　　　　　　　　B.心气不足,心神不宁

　C.肝胆火旺,心神不宁　　　　　　　　D.心火亢盛,心神不宁

2.磁石宜用于治疗(　　　)。

　A.肺气不足之虚喘　　　　　　　　　　B.肾不纳气之虚喘

　C.肺气壅滞之咳喘　　　　　　　　　　D.痰壅气逆之咳喘

3.朱砂安神的作用是(　　　)。

　A.宁心安神　　　　B.镇惊安神　　　　C.养心安神　　　　D.益气安神

4.朱砂内服的用法是(　　　)。

　A.先煎,久煎　　　B.单煎　　　　　　C.浸酒服　　　　　D.入丸散

5.具有清热解毒功效的药物是(　　　)。

　A.远志　　　　　　B.合欢皮　　　　　C.朱砂　　　　　　D.酸枣仁

6.能养心安神又润肠通便的药物是(　　)。
　　A.酸枣仁　　　　　　B.火麻仁　　　　　　　　C.柏子仁　　　　　　　D.郁李仁

7.既能敛汗,又能镇惊安神的药物是(　　)。
　　A.酸枣仁　　　　　　B.五味子　　　　　　　　C.浮小麦　　　　　　　D.龙骨

8.既能安神又能纳气平喘的药物是(　　)。
　　A.磁石　　　　　　　B.代赭石　　　　　　　　C.蛤蚧　　　　　　　　D.朱砂

9.既安心神,又活血散瘀的药物是(　　)。
　　A.五味子　　　　　　B.琥珀　　　　　　　　　C.远志　　　　　　　　D.川贝母

10.心肝血虚心神不宁者,最宜选用(　　)。
　　A.合欢花　　　　　　B.酸枣仁　　　　　　　　C.柏子仁　　　　　　　D.远志

11.痰阻心窍,惊痫癫狂者宜用(　　)。
　　A.龙骨　　　　　　　B.远志　　　　　　　　　C.磁石　　　　　　　　D.酸枣仁

12.心悸、失眠、盗汗者,当选用(　　)治疗。
　　A.朱砂　　　　　　　B.磁石　　　　　　　　　C.琥珀　　　　　　　　D.柏子仁

二、配伍选择

A.清热解毒　　B.养心安神　　C.清肝明目　　D.收敛固涩　　E.息风止痉

1.朱砂的功效有(　　)。

2.龙骨的功效有(　　)。

A.心火亢盛,心神不宁　　　　B.心阴血虚,心神不宁　　　　C.痰火扰心,心神不宁
D.心肾不交,心神不宁　　　　E.心肝血虚,心神不宁

3.酸枣仁最宜治疗(　　)。

4.柏子仁最宜治疗(　　)。

A.龙骨　　　B.远志　　　C.磁石　　　D.合欢皮　　　E.柏子仁

5.痰阻心窍,惊痫癫狂,应选用(　　)。

6.情志郁怒,心神不宁,应选用(　　)。

三、多选题

1.能安定神志的药物有(　　)。
　　A.朱砂　　　　B.磁石　　　　C.茯苓　　　　D.酸枣仁　　　　E.柏子仁

2.(　　)有重镇安神作用。
　　A.龙骨　　　　B.磁石　　　　C.滑石　　　　D.朱砂　　　　E.柏子仁

3.能治疗神志不安之证的药物有(　　)。
　　A.朱砂　　　　B.琥珀　　　　C.合欢皮　　　　D.远志　　　　E.柏子仁

4.琥珀可用于治疗的病证有(　　)。
　　A.心血瘀阻　　B.心悸、失眠　　C.淋证　　　　D.肝阳眩晕　　　　E.惊风抽搐

四、填空题

1.安神药可根据性能特点的不同分为_____、_____两类。

2.龙骨具有_____安神、_____收敛固涩的功效。琥珀具有_____安神、_____、利尿通淋的功效。

3.酸枣仁具有养心_____、_____、敛汗的功效。远志具有安神_____、_____、消散痈肿的功效。

五、简答题

1.何谓安神药？有何功能与主治？有哪些使用注意？

2.琥珀的用量用法和使用注意是什么？

3.比较酸枣仁和柏子仁在功效、应用方面的异同点。

第19章 平肝息风药

1) 含义

凡以平抑肝阳,息风止痉为主要功效,治疗肝阳上亢或肝风内动病证的药物,称为平肝息风药,也称平抑肝阳药、平肝潜阳药,简称平肝药。

2) 性能特点

"诸风掉眩,皆属于肝",其主治病症病位在肝,故本类药物主入肝经;本类药物以动物药为主,有"介类潜阳,虫类搜风"之说;其性多寒凉,少数偏温燥。而部分药物性平,应用广泛,不论寒热虚实之肝风内动证均宜。

3) 功效与主治

此类药物具有平肝潜阳,息风止痉的主要功效。部分平肝息风药物以其质重,性寒沉降而兼有镇惊安神,清肝明目,降逆凉血等功效;某些息风止痉药物兼有祛风通络之功用。

此类药物依性能特点和功效、主治分为平肝潜阳药,息风止痉药两类。

分 类	作用特点	适应证
平肝潜阳药	多为介类或矿石药物,性寒味咸,质重潜镇,具有平肝、凉肝的作用	适用于肝阳上亢之头晕目眩,头痛、耳鸣等证;肝火上炎之面红目赤,烦躁易怒,头痛头昏等证。也用于肝风内动等病证
息风止痉药	主入肝经,以息肝风,止痉抽为主要功效	适用于温病热极动风,肝阳化风,血虚生风等所致之眩晕欲仆,项强肢颤,痉挛抽搐等证。风阳夹痰,痰热上扰之癫痫,惊风抽搐等证。风毒侵袭之破伤风抽搐,角弓反张等证。风中经络之口眼㖞斜、肢麻痉挛以及痹证

4) 配伍应用

应用本类药物时,需根据病因、病机和兼证的不同,适当选择相应的配伍。

①肝阳上亢证,多配滋养肾阴的药物,益阴以制阳。

②肝阳化风之肝风内动,息风止痉药与平肝潜阳药并用。

③热极生风之肝风内动,多配伍清热泻火的药物。

④兼痰邪窍闭神昏者,配伍开窍醒神或祛痰的药物。

⑤兼失眠多梦心神不宁者,配伍安神药。

5)使用注意

本类药物有性偏寒凉或偏温燥之不同,故当区别使用。若脾虚慢惊者,不宜用寒凉之品;阴虚血亏者,当忌用温燥之品。

> **难点解释**
>
> 平肝潜阳:部分贝壳类和矿物类药物,质重,有镇潜沉降之性,具有平抑肝阳的作用,称平肝潜阳。
>
> 息风止痉:即平息肝风,制止痉挛抽搐的功效,为治疗肝风内动病证的方法。

19.1 平肝潜阳药

石决明 Shijueming《名医别录》

【来源】本品为鲍科动物杂色鲍、皱纹盘鲍、羊鲍、澳洲鲍、耳鲍或白鲍的贝壳。夏、秋二季捕捞,去肉,洗净,干燥。生用或煅用。用时打碎。

【性味归经】咸,寒。归肝经。

【功效主治】

1.平肝潜阳,用于肝阳上亢,头晕目眩。本品咸寒清热,质重潜阳,专入肝经,而有潜肝阳、清肝热之功,为凉肝、镇肝之要药。适宜于肝阳上亢并肝火上炎头晕头痛等证。治疗肝阳偏亢,肝风上扰所致头痛、目眩、失眠等,配伍天麻、钩藤等平肝潜阳,清热息风药,如天麻钩藤冲剂;本品又兼有滋养肝阴之功,故对肝肾阴虚,肝阳上亢之头晕目眩者,尤为适宜,常与白芍、生地黄、牡蛎等养阴、平肝药配伍应用。

2.清肝明目,用于肝热目疾之目赤,翳障及肝血虚之视物昏花。本品专入肝经,其性寒善清肝火而明目退翳,为治目疾之常用药。无论肝热、肝虚所致均可应用。治疗肝火目赤肿痛,视物昏花,羞明流泪等,常与黄连、龙胆草等同用;治疗风热目赤、翳膜遮睛,迎风流泪,常与蝉蜕、菊花、木贼等配伍,既疏风明目又清肝消翳,如明目蒺藜丸;若肝虚血少,目涩昏暗,视物不清,迎风流泪,每与熟地黄、枸杞相伍滋肾养肝明目;如中成药明目地黄丸。

此外,煅石决明还有收敛制酸,止痛、止血等作用。可用于胃酸过多之胃脘痛;研末外敷,可用于外伤出血。

【用量用法】6~20 g,煎服。应打碎先煎。平肝、清肝宜生用,外用点眼宜煅用水飞。

【使用注意】本品咸寒伤脾胃,故脾胃虚寒,食少便溏者慎用。

【歌诀】

> 石决平肝潜阳强,清肝明目退翳良。

赭石 Zheshi《神农本草经》

【来源】本品为氧化物类矿物刚玉族赤铁矿,主含三氧化二铁(Fe_2O_3)。采挖后,除去杂石泥土,洗净。打碎生用或醋淬研粉用。

【性味归经】苦,寒。归肝、心、肺、胃经。

【功效主治】

1.平肝潜阳,用于肝阳上亢证。本品质重沉降,入肝经,长于镇潜肝阳,性味苦寒、善清降肝火。适用于肝阳上亢,肝阴不足所致的头晕目眩、目胀耳鸣等证,常与怀牛膝、生龙骨、生牡蛎、生白芍等滋阴潜阳药同用;治疗肝阳上亢,肝火上炎所致的头晕头痛、心烦难寐,常配珍珠母、磁石、冰片等平肝潜阳,醒脑安神之品;治疗肝火上炎引起头痛目眩,心悸、耳鸣等证,常配珍珠母、牛膝等清肝平肝、潜阳降压之品。

2.重镇降逆,用于呕吐、呃逆、噫气,气逆喘息。本品质重性降,为重镇降逆之要药。尤善降上逆之胃气而止呕、止呃、止噫。用治胃气上逆之呕吐、呃逆、噫气不止等证,常配旋覆花、半夏等组成旋覆代赭汤;若治噎膈不能食,大便燥结,常配党参、当归等药同用;本品还能降上逆之肺气而平喘,治疗肺肾不足,阴阳两虚之咳喘,常与党参、山茱萸、山药等相伍,共奏补肺肾,以纳气平喘;也可单用本品研末,米醋调服,治哮喘有声,卧睡不得者。

3.凉血止血,用于血热吐血、衄血、崩漏下血等证。本品甘寒,归心肝经,入血分,有凉血止血之效。又善于降气、降火,尤适宜于气火上逆,迫血妄行之吐血、衄血等症,常配伍白芍、竹茹等;治血热崩漏下血者,常与禹余粮、赤石脂等配伍使用。

> **知识链接**
>
> 现用于高血压,癫痫,鼻出血,子宫功能性出血,胃肠神经官能症,膈肌痉挛,慢性支气管炎。

【用量用法】9~30 g,煎服,宜打碎先煎。入丸散,每次1~3 g。降逆、平肝宜生用,止血宜煅用。

【使用注意】孕妇慎用。因含微量砷,故不宜长期服用。

【歌诀】

> 赭石也能平肝阳,肝阳上亢用之良。
> 降逆平喘止噫强,凉血止血配方尝。

牡蛎 Muli《神农本草经》

【来源】本品为牡蛎科动物长牡蛎、大连湾牡蛎或近江牡蛎的贝壳。全年均可捕捞,去肉,洗净,晒干。生用或煅用。用时打碎。

【性味归经】咸、微寒。归肝、胆、肾经。

【功效主治】

1.重镇安神,用于心神不安,惊悸失眠。本品质重能镇,有安神之功。治疗心神不安,惊悸怔忡,多梦、失眠等证,常与龙骨相须为用。也常配伍柏子仁、五味子、酸枣仁等养心安神药,如柏子仁丸。

2.潜阳补阴,用于肝阳上亢证。本品咸寒质重,入肝肾经,有平肝潜阳,益阴之功。适用于水不涵木,阴虚阳亢、头晕目眩、烦躁不安、耳鸣者,常配伍龙骨,牛膝、白芍等药,如镇肝息风汤;治疗阴虚阳亢,头目眩晕,烦躁不安,耳鸣者,常与生龙骨、牛膝等镇肝熄风,滋阴潜阳,镇静安神药同用,如中成药止晕降压丸;若治热病日久,灼烁真阴,虚风内动,四肢抽搐之证,常与生地黄、龟甲、鳖甲等药配伍共奏养阴潜阳,息风止痉,如大定风珠。

3.软坚散结,用于痰核,瘰疬,癥瘕积聚等证。本品味咸能软坚散结。治痰火郁结之痰核,瘰疬等,常配伍浙贝母、玄参等,共奏清火消痰,软坚散结之功;治气滞血瘀癥瘕积聚,常配伍鳖甲、丹参、莪术等破血软坚消癥;治疗肝气郁滞,痰瘀互结所致的乳房肿块或结节,数目不等、大小不一,质软或中度硬,常与香附、柴胡、王不留行等药相伍,共奏舒肝活血,祛痰软坚之功。

4.(煅)收敛固涩,用于滑脱诸证。本品煅后味涩,长于收敛固涩。常与煅龙骨相须为用,治疗多种正虚不固的滑脱之证。治疗肾虚腰膝酸软,遗精、滑精等证,常配沙苑子、龙骨、芡实等益肾固精止遗,如中成药金锁固精丸;若治自汗、盗汗,常与麻黄根、浮小麦同用以达敛阴止汗,如牡蛎散;治疗和预防小儿多汗、夜惊、食欲不振、发育迟缓或小儿惊痫等症,常用中成药龙牡壮骨颗粒;治疗崩漏、带下证,常用中成药乌鸡白凤丸,方用牡蛎配伍桑螵蛸、山药、芡实等共奏补气养血,调经止带之功。

【用量用法】9～30 g,煎服。宜打碎先煎。除收敛固涩煅用外,余皆生用。

【歌诀】

> 牡蛎平肝能潜阳,软坚散结记周详。
> 收敛固涩煅用良,制酸止痛是特长。

珍珠母 Zhenzhumu《本草图经》

【来源】本品为蚌科动物三角帆蚌、褶纹冠蚌或珍珠贝科动物马氏珍珠贝的贝壳。全年均可采收,去肉,洗净,干燥。生用或煅用。用时打碎。

【性味归经】咸,寒。归肝、心经。

【功效主治】

1.平肝潜阳,用于肝阳上亢之头痛眩晕。本品咸寒入肝经,有平肝潜阳、清肝泻火之功效。治疗肝阳上亢头晕目眩、耳鸣、心烦难寐者,常用与赭石、磁石等同用,以增强平肝潜阳,醒脑安神之功;治疗肝阳上亢头晕、头痛、项强、烦躁易怒者等,常配地黄、夏枯草、磁石等药,共奏平肝潜阳,泻火降压之功。

2.明目退翳,用于目赤翳障、视物昏花。本品性寒清热,入肝经,有清肝明目之效。若治肝虚目暗,视物昏花等,则与枸杞子、女贞子等药配伍,以达养肝明目之效。现代珍珠粉制成眼膏或眼药水,如中成药珍视明滴眼液,外用治疗多种眼疾,均有一定疗效。

3.安神定惊,用于惊悸失眠,心神不宁。本品质重入心,有镇惊安神之效,常与朱砂、龙骨等相伍。治疗心悸失眠、头晕耳鸣、神志不宁等,与五味子、地黄等配伍共奏养心安神之功,如安神补心丸;治疗高热、惊风、抽搐等,常与水牛角、栀子等相伍,以达清热解毒、镇惊开窍之效,如常用中成药清开灵注射液。

此外,本品研细末外用,还有燥湿敛疮作用,适用于湿疮瘙痒,溃疡久不收口,口疮等。治疗湿疮瘙痒可用珍珠母配蛇床子、炉甘石等药,共奏清热解毒,收湿敛疮之效。

【用量用法】10～25 g,煎服,宜打碎先煎,或入丸、散剂。外用适量。

【歌诀】

珍珠母同石决明,平肝潜阳效力捷。

清肝明目治目疾,临床用之代石决。

【相似药物】

名　称	相同点		不同点
	功　效	应　用	应　用
石决明	平肝潜阳,清肝明目	同治肝阳上亢的头痛眩晕,烦躁易怒;肝火上炎或风热上攻所致目赤肿痛,目昏翳障;阴虚血少的目暗不明等证。二者入汤剂均宜先煎	作用较强,为重镇平肝、凉肝泄热的良药,为治疗目疾的要药。此外,本品兼能清肺热,也可用治骨蒸劳热
珍珠母			作用较石决明为缓。入心经,有镇惊安神之功。本品煅后研细末外用,可燥湿敛疮,用治湿疮、湿疹瘙痒

罗布麻叶 Luobumaye《救荒本草》

【来源】本品为夹竹桃科植物罗布麻的干燥叶。在夏季开花前采摘,晒干或阴干,也有蒸炒揉制后用者。

【性味归经】甘、苦,凉。归肝经。

【功效主治】

1.平肝安神,用于肝阳之头晕目眩。本品味苦性凉,专入肝经,既有平抑肝阳之功,又有清肝泻热之效。适用于肝阳上亢及肝火上攻之头晕目眩,单用本品煎服或开水泡代茶饮,也常配牡蛎、石决明、赭石等同用平肝抑阳降压;若治肝火上攻之头晕目眩,烦燥不安、失眠等证,常与钩藤、夏枯草、野菊花、珍珠母同用,共奏清肝泻热,平肝抑阳,镇静安神之效。

2.清热利水,用于水肿、小便不利。本品具有良好的清热利尿作用。用治水肿,小便不利而有热者,如中成药复方罗布麻叶片。或配伍车前子、木通、猪苓等同用清热利尿。

【用量用法】6~12 g,水煎服或开水泡服。治肝阳眩晕宜用叶,治疗水肿多用根。

【使用注意】不宜过量和长期服用,以免中毒。

【歌诀】

平肝降压罗布麻,利尿消肿配方良。

【不良反应】

罗布麻制剂内服可出现恶心、呕吐、腹泻、上腹不适,也可出现心动过缓和期前收缩。

罗布麻中毒的主要原因:一是使用剂量过大,二是配伍用药不合理。

中毒救治:早期催吐,洗胃,导泻;服蛋清,维生素 C,大量饮浓茶及对症处理。出现心脏毒性反应时,按洋地黄中毒处理。

19.2 息风止痉药

羚羊角 Lingyangjiao《神农本草经》

【来源】本品为牛科动物赛加羚羊的角。全年均可捕捉,以秋季捕者为佳,猎取后锯取其角,晒干。用时镑成薄片、锉末或磨汁。

【性味归经】咸,寒。归肝、心经。

【功效主治】

1.平肝息风,用于肝风内动证。本品咸寒质重,主归肝经,善清肝泄热,平肝息风,镇惊止痉。最宜于热极生风所致痉挛抽搐。若治疗温病热邪炽盛之高热神昏,烦躁、惊痫抽搐者,常用中成药羚羊角胶囊。方以羚羊角为主,平肝息风止痉,清热定惊开窍。治疗温病初起高热恶风,头晕头痛,咽喉肿痛,咳嗽胸闷等,配以金银花、连翘等清热解表药,如中成药羚羊感冒片;治疗癫痫发狂者,常与珍珠、牛黄等药相伍化痰开窍,清热除烦,安神定痫。

2.清肝明目,用于肝阳上亢,头晕目眩。本品味咸质重主降,有显著的平肝潜阳作用。若治肝阳上亢所致之头晕目眩,烦躁失眠,头痛等证,常用中成药牛黄降压丸,方中羚羊角与牛黄、珍珠等药相须清心化痰,平肝安神。

3.用于肝火上炎,目赤头痛。本品性寒,善清肝泻火而明目。适用于肝火上炎之头痛,目赤肿痛,羞明流泪等,常与决明子、龙胆草、黄芩等配伍使用;治疗肝肾亏虚,阴虚火旺,内障目暗视物昏花,常用中成药石斛夜光丸,羚羊角与石斛等药同用滋阴补肾,清肝明目。

4.散血解毒,用于温热病壮热神昏,热毒发斑。本品性寒,归心肝经,入血分。具有清热凉血,散血解毒之功。若治温热病壮热神昏,躁狂抽搐,热毒发斑,常用中成药羚羊角胶囊。或与石膏、麝香、朱砂等相伍共奏清热开窍,止痉安神之功效。

> **知识链接**
>
> 羚羊角药源稀缺,临床常用山羊角代替。
> 山羊角为牛科动物青羊的角。性味咸寒,功能平肝,镇惊。适用于肝阳上亢之头目眩晕、肝火上炎之目赤肿痛以及惊风抽搐等症。功用近似羚羊角,可替代羚羊角使用。用量宜大。煎服10~15 g,打碎或研末入煎,也可磨汁服。

【用量用法】1~3 g,煎服。宜单煎2 h以上,取汁服;磨汁或研粉服,每次0.3~0.6 g。

【歌诀】

羚羊平肝熄风药,清肝明目解热毒。

天麻 Tianma《神农本草经》

【来源】本品为兰科植物天麻的干燥块茎。立冬后至次年清明前采挖,立即洗净,蒸透,敞开低温干燥。冬季茎枯时采挖者名"冬麻",春季发芽时采挖者名"春麻"。生用。

【性味归经】甘,平。归肝经。

【功效主治】

1.息风止痉,用于肝风内动之惊痫抽搐。本品味甘质润,药性平和,主入肝经。长于息风止痉,故用治各种病因之肝风内动,惊痫抽搐,不论寒热虚实均可配伍应用,为治肝风内动之要药。如中成药全天麻胶囊,单用天麻平肝息风止痉。若治疗小儿急惊风高热抽搐、牙关紧闭、烦躁不安等证,常用中成药牛黄镇惊丸,其中天麻与全蝎、牛黄等药相伍,以达息风止痉,镇惊安神,豁痰开窍之效;用于治疗小儿脾虚慢惊则与人参、白术、白僵蚕等相伍;若治疗创伤受风所致破伤风痉挛抽搐、角弓反张等证,常用中成药玉真散,方中天麻与天南星、白附子、防风、白芷等配伍息风镇痉解毒。

2.平抑肝阳,用于肝阳上亢或风痰上扰之头痛眩晕。本品入肝经,既息肝风,又平肝阳,为治眩晕、头痛之良药。不论虚实之证皆可应用。用于治疗肝阳上亢,肝风上扰之眩晕头痛病证,以天麻、钩藤为主药,辅以石决明、川牛膝等药以奏平肝息风,清热活血之效,如中成药天麻钩藤颗粒;若治疗风邪上攻,瘀血阻滞所致的偏头痛、头部胀痛或刺痛、头晕目眩、伴恶心欲吐等证,以天麻配伍川芎、羌活等药以达活血化瘀,祛风止痛之功,如中成药天麻头痛片或通天口服液;治疗肝肾亏虚所致头晕目眩,头痛耳鸣,腰膝酸软等证,以天麻、首乌为主药,辅助川芎、当归、熟地黄等药滋阴补肾,养血息风,如中成药天麻首乌片。

3.祛风通络,用于肢体麻木,手足不遂,风湿痹痛等证。本品既能息内风,又可祛外风,通络止痛。若治疗风中经络引起手足不遂,筋脉掣痛,顽固性头痛等证,有中成药天麻头风灵以达祛风通络,舒筋止痛之效;若治疗风湿瘀阻,肝肾不足引起肢体拘挛,手足麻木,腰腿酸痛等证,以天麻为主,配以牛膝、当归、杜仲等药祛风除湿,通络止痛,益肝肾,如中成药天麻丸;若治疗风湿痹痛,关节屈伸不利者,姜汁制天麻常与地黄、当归等配伍共奏祛风除湿,活血通络止痛。

> **知识链接**
>
> 天麻在《本经》名赤箭。天麻必须与密环菌共生,其生长繁殖过程中与密环菌结成极密切的营养关系。近年研究证明,密环菌的固体培养物质具有与天麻相似的药理作用和临床疗效。故密环菌可代天麻药用,密环菌片等已应用于临床。
>
> 天麻主要成分为香荚兰醛、香荚兰醇、天麻素、天麻多糖等。本品煎剂有镇静、催眠、抗惊厥、镇痛作用,可以提高电击痉挛的阈值,有效地制止癫痫样发作。天麻注射液有迅速降压作用,天麻多糖有增强机体非特异性免疫和细胞免疫作用。

【用量用法】3～10 g,煎服。研末冲服,每次 1～1.5 g。

【歌诀】

> 天麻平肝潜阳功,熄风止痉治内风。
>
> 通络止痛祛外风,痹证瘘证定能休。

牛黄 Niuhuang《神农本草经》

【来源】本品为牛科动物牛的干燥胆结石。宰牛时,如发现有牛黄,即滤去胆汁,将牛黄取出,除去外部薄膜,阴干。

【性味归经】甘,凉。归心、肝经。

【功效主治】

1.清心,凉肝,息风,用于温热病热极生风,小儿肝热、惊风等肝风内动证。本品有极强的清心、凉肝及息风止痉作用,故宜于热盛动风之痉挛、抽搐。治疗温热病热邪亢盛,引动肝风之壮热,抽搐者,常与清热解毒、息风止痉之品配伍。若小儿内热痰盛之急惊风,可与清热、化痰、开窍药同用。

2.豁痰,开窍,用于温热病热入心包,中风等窍闭神昏症。本品既清心热,又可化痰,并能开窍醒神,故宜于热痰闭阻心窍所致神昏、痰鸣者。治疗温热病,热入心包之高热、神昏、谵语者,常与清泻心火、开窍醒神之品配伍,如《温病条辨》安宫牛黄丸,以之与麝香、栀子、黄连等同用。若中风昏迷,口噤不开者,也可与开窍类药物配伍。

3.解毒,用于咽喉肿痛,外科疮痈等。本品有良好的清热解毒作用,治疗咽喉肿痛,口舌生疮,常与其他泻火解毒之品配伍,如著名经验方六神丸,以之与珍珠、冰片等同用。如治疗外科痈疽疔疮等,宜与清热解毒、散结消肿之品同用。

> **知识链接**
>
> 人工牛黄:本品由牛胆粉、胆酸、猪去氧胆酸、牛磺酸、胆红素、胆固醇、微量元素等加工制成。
>
> 体外培育牛黄:本品以牛科动物牛的新鲜胆汁作母液,加入去氧牛胆酸、胆酸、复合胆红素钙等制成。

【用量用法】0.15~0.35 g,多入丸散用。外用适量,研末涂患处。

【使用注意】孕妇慎用。

钩藤 Gouteng《名医别录》

【来源】本品为茜草科植物钩藤、大叶钩藤、毛钩藤、华钩藤或无柄果钩藤的干燥带钩茎枝。秋、冬二季采收,去叶,切断,晒干,生用。

【性味归经】甘,凉。归肝、心包经。

【功效主治】

1.息风定惊,用于肝热生风之惊痫抽搐。本品类似于羚羊角有清热、息风止痉药之效,但作用稍逊,且无清热解毒之功,常与羚羊角等息风止痉药配伍。为治肝风内动惊痫抽搐的常用药,尤适宜治小儿热极生风。治疗小儿急惊风高热、抽搐、牙关紧闭等症,配以天麻、全蝎、牛黄等药清热息风,定惊止痉,如中成药牛黄镇惊丸;治疗温病热极生风,痉挛抽搐,多与羚羊角相须为用,以达清热、镇惊、止痉之效。

2.清热平肝,用于肝阳上亢之头痛、眩晕。本品性凉,主入肝经,既能清肝热,又能平肝阳。适用于肝阳上亢或肝火上攻所致病证,常与天麻相须,如天麻钩藤饮;治疗肝阳上亢,肝风上扰所致头痛、目眩等证,常用中成药天麻钩藤颗粒,方中钩藤与天麻为主药、辅以石决明、牛膝等药共奏平肝潜阳,息风定惊之功;若肝火上攻之头痛、眩晕目胀,多配夏枯草、龙胆草、栀子等药清肝泻火抑阳;治疗肝肾阴虚,肝阳上亢头目眩晕等证,常配首乌、石决明等药,共奏滋肾益阴,平肝潜阳,息风定惊之功。

此外,本品常与蝉蜕、薄荷同用,有凉肝止惊之效,用治小儿惊啼、夜啼等证。

难点解释

惊痫:病名。①指痫因受惊而发者。②指小儿惊风,身热面赤,睡眠不安,惊惕上窜,不发搐者,此名惊;重者上视身强,手足拳,发搐者名痫。

【用量用法】3~12 g,煎服。入煎剂宜后下。

【使用注意】钩藤有效成分钩藤碱加热后易破坏,故不宜久煎,一般不超过 20 min。

【歌诀】

> 钩藤清热熄风药,清肝平肝降压雄。
> 疏风清热力微弱,外感风热配方服。

地龙 Dilong《神农本草经》

【来源】本品为钜蚓科动物参环毛蚓、通俗环毛蚓、威廉环毛蚓或栉盲环毛蚓的干燥体。前一种药材称"广地龙";后三种药材称"沪地龙"。广地龙春季至秋季捕捉,沪地龙夏、秋捕捉,及时剖开腹部,除去内脏和泥沙,洗净,晒干或低温干燥。生用或鲜用。

【性味归经】咸,寒。归肝、脾、膀胱经。

【功效主治】

1.清热定惊,用于热盛所致的肝风内动证。本品咸寒,入肝经,既能息风止痉,又善于清热定惊。用治热极生风高热神昏、痉挛抽搐病证。可单用或与钩藤、牛黄、全蝎等同用清热息风止痉;治疗小儿急惊风之高热抽搐,以本品研烂,与朱砂为丸服用。

2.通络,用于气虚血滞之半身不遂。本品性善走窜,长于通行经络,与黄芪、当归等药同用益气活血通络。治疗中风气虚血滞之半身不遂、口眼㖞斜等证,常与黄芪、当归等药配伍,共奏益气血,通经络之功。

3.用于痹证。本品长于通经活络止痛,适用于多种原因导致的经络阻滞,血脉不畅,肢节不利之痹证。因其性寒清热,尤适用于关节红肿疼痛,屈伸不利之热痹,常与防己、秦艽、络石藤等相伍除湿热,通经络止痛;若治疗风寒湿邪闭阻,肢体关节麻木,疼痛尤甚,屈伸不利等证,地龙常与川乌、草乌、胆南星等药相伍,共奏祛风散寒,通络止痛之效,如常用中成药小活络丸。

4.平喘,用于肺热咳喘。本品咸寒降泄,长于清肺平喘,常与石膏、麻黄相伍。治疗痰热阻肺,咳嗽气喘,胸胁胀痛,吐痰黄稠等证,地龙常与石膏、麻黄、人工牛黄等药相伍以达清肺平喘。

5.利尿,用于热结膀胱之小便不利,尿闭不通。本品咸寒下行入膀胱经,能清热结,利水道。适用于热结膀胱小便不通,可单用或配车前子、泽泻、木通等同用。

此外,内服本品有降压作用,常用治肝阳上亢头晕头痛。外用治疗烫伤,痄腮,慢性下肢溃疡等病,可用蚯蚓浸出液或活蚯蚓与白糖共捣烂涂敷。

【用量用法】5~10 g,煎服。鲜品 10~20 g。研末吞服,每次 1~2 g。

【歌诀】

地龙清热熄风雄,舒筋通络痹瘫服。

清肺平喘热喘求,利尿降压解热毒。

> **知识链接**
>
> 地龙口服液用量过大可致中毒,故使用地龙应注意:①掌握用药剂量;②注意加工炮制;③过敏体质应忌用;④血压低者禁用。

僵蚕 Jiangcan《神农本草经》

【来源】本品为蚕蛾科昆虫家蚕 4~5 龄的幼虫感染(或人工接种)白僵菌而致死的僵化虫体(干燥体)。多于春、秋季生产,将感染白僵菌致死的蚕干燥。生用或炒用。

【性味归经】咸、辛,平。归肝、肺、胃经。

【功效主治】

1.息风止痉,用于多种肝风内动证。本品咸辛平,入肝、肺经,既能息风止痉,又能化痰定惊,故对惊风癫痫而挟痰热者,尤为适宜。治疗小儿痰热惊风,高热、手足抽搐、痰喘发痉者,与牛黄、全蝎、天麻等配伍以达清热化痰,镇痉定惊;若治疗小儿脾虚久泻,慢惊抽搐者,当与党参、全蝎等配伍,以达益气健脾,息风定惊;治疗破伤风痉挛,角弓反张,常与全蝎、蜈蚣等药同用。

2.用于中风不遂,口眼㖞斜。本品辛行散,能祛外风而通络止痉,常与全蝎、川牛膝同用。用治痰瘀阻络所致中风半身不遂,口眼㖞斜,肌肉麻木等,常与全蝎、丹参等药相伍,以达活血化瘀,舒筋通络之效。

3.祛风止痛,用于风热头痛、目赤、咽痛、风疹瘙痒等证。本品辛散,能祛外风,散风热,止痛、止痒。治疗肝经风热上攻之头痛、目赤肿痛、迎风流泪等,常与疏散肝经风热的桑叶,荆芥相伍;治疗风热上攻,咽喉肿痛,咽干音哑,两腮肿痛,常用中成药利咽解毒颗粒,方中僵蚕与板蓝根、金银花相伍清肺利咽,解毒退热;治疗风疹瘙痒,可单味研末服,或与蝉蜕,薄荷等疏风止痒药同用。

4.化痰散结,用于瘰疬、痰核。本品味咸,既能软坚散结,又兼化痰。若治疗瘰疬、痰核,常与浙贝母、夏枯草、昆布等药配伍,以达清热化痰,软坚散结之效。

【用量用法】5~10 g,煎服。研末吞服,每次 1~1.5 g。散风热宜生用,其余多炒用。

【歌诀】

熄风止痉用僵蚕,祛风止痛手拈来。

化痰散结瘰疬排,祛风止痒配方痉。

全蝎 Quanxie《蜀本草》

【来源】本品为钳蝎科动物东亚钳蝎的干燥体,春末至秋初捕捉,除去泥沙,置沸水或沸盐水中,煮至全身僵硬,捞出,置通风处,阴干。生用。

【性味归经】辛,平;有毒。归肝经。

【功效主治】

1.息风镇痉,用于肝风内动之痉挛抽搐。本品味辛行散,性善走窜,既平肝息风,又搜风通络,有良好的息风止痉之功。为治痉挛抽搐之要药。用治各种原因之惊风、痉挛抽搐,常与蜈蚣相须。若治疗小儿急惊风高热,神昏抽搐,全蝎常与天麻、僵蚕、朱砂、黄连等药以达清热解毒,镇痉定惊之功;若治疗痰迷癫痫抽搐,双目上吊,口吐涎沫,常与白矾、天南星、生白附子、制半夏等药相伍,以达祛风化痰,定痫止搐之效;若治疗破伤风痉挛抽搐,角弓反张,全蝎与蜈蚣相须为用,相辅相成,以息风止痉;若治疗风中经络之半身不遂,口眼㖞斜、肌肉麻木等证,常用中成药复方牵正膏外用,贴敷于患侧相关穴位;内服常用中成药中风回春片,其中全蝎祛风通络。

2.通络止痛,用于风湿顽痹。本品善于通络止痛。对治疗风湿寒痹关节疼痛,久治不愈,甚则关节变形之顽痹,配伍马钱子、僵蚕等药祛风除湿,通络止痛,如中成药风湿马钱片。

3.用于顽固性偏正头痛。本品搜风通络止痛之力较强,用治偏正头痛,单味研末吞服有效。治顽固性偏正头痛,配天麻、蜈蚣、川芎等同用,其效更佳。

4.攻毒散结,用于疮疡肿毒,瘰疬痰核等证。本品味辛、有毒,既能攻毒散结,又能通络止痛。治疗流痰、瘰病、瘿瘤等病证,配以马钱子、五灵脂等同用。现代用本品配伍蜈蚣、当归、土鳖虫、炙黄芪、鸡血藤等药,制成中成药止痛化癥胶囊,治疗妇科癥积包块,小腹经行腹痛诸证,方中全蝎散结消癥止痛。

【用量用法】3~6 g,煎服;研末吞服,每次0.6~1 g。外用适量。

【使用注意】本品有毒,用量不宜过大。血虚生风者慎用,孕妇禁用。

【歌诀】

全蝎蜈蚣功相同,相须为用常配服。

解毒散结蜈蚣雄,熄风止痛首全虫。

知识链接

本品含蝎毒,其主要成分为马氏钳蝎神经毒素Ⅰ、Ⅱ,并含有甜菜碱、牛磺酸等;本品主要浸剂有镇静、镇痛、抗惊厥作用;有显著持久的降压作用;有抗血栓形成,降低血小板黏附率,抑菌、抗肿瘤、抑制猪囊尾蚴活性等作用;蝎素的主要危害是使呼吸麻痹,但若加热至100 ℃,经30 min,毒素即可消除。

蜈蚣 Wugong《神农本草经》

【来源】本品为蜈蚣科动物少棘巨蜈蚣的干燥体。春、夏二季捕捉,用竹片插入头尾,绷直,干燥。

【性味归经】辛,温;有毒。归肝经。

【功效主治】

1.息风镇痉,用于肝风内动,痉挛抽搐。本品辛温有毒,性善走窜,通内达外,其息风、搜风定搐力和温燥毒烈之性比全蝎更强。两药常相须为用,治疗多种原因引起的痉挛抽搐,如急慢惊风、破伤风等证。

2.攻毒散结,用于疮疡肿毒,瘰疬痰核。本品以毒攻毒,味辛散结,与猪胆汁、雄黄等药制膏外敷,治恶疮肿毒,效果颇佳。治疗痰瘀互结腹部包块,疼痛部位固定等,常用中成药金蒲胶囊,方中蜈蚣与金银花、莪术等相伍。若治蛇咬伤,可单用本品焙黄研末,温开水送服,或与黄连、大黄、生甘草同用。

3.通络止痛,用于风湿顽痹。本品善行走窜,有良好的通络止痛功效。适用于风寒湿痹,关节疼痛,痛势剧烈等证,常与草乌、川乌、牛膝等配伍;若治疗疼痛部位游走不定,痛势剧烈者,常与威灵仙、川乌等药配伍,共奏祛风散寒,除湿止痛之效。

4.顽固性头痛。本品辛散温通,善搜风通络止痛,可用治久治不愈之顽固性头痛、或偏正头痛,多与天麻、川芎、白僵蚕等同用。

【用量用法】3~5 g,煎服;研末吞服,每次 0.6~1 g。外用适量。

【使用注意】本品有毒,用量不宜过大。孕妇禁用。

【歌诀】

> 蜈蚣熄风止痉强,多种风证均可尝。
>
> 解毒散结恶疮良,通络止痛顽痛扬。

【相似药物】

名　　称	相同点		不同点
	功　效	应　用	应　用
全蝎	息风镇痉、攻毒散结,通络止痛	皆为虫类药,味辛,性善走窜,归肝经。临床常相须为用	全蝎性平,作用较蜈蚣为缓
蜈蚣			蜈蚣力猛性燥,善走窜通达,息风止痉功效较强,又攻毒疗疮、通痹止痛效佳

其他平肝息风药

药　名	功　效	主　治	使用注意
蒺藜	平肝解郁、活血祛风、明目、止痒	用于肝阳上亢头晕,肝气郁结胁痛,风热上攻目赤翳障,风疹瘙痒 平肝潜阳,镇痉安神,清肝明目	有小毒,6~10 g

【点滴积累】

平肝熄风药均归肝经,具有平肝阳、息肝风的功效,主要用于肝阳上亢或肝风内动所致的头目眩晕、痉挛抽搐等证。临床按其功效的侧重点不同而分为两类,即平肝潜阳药和息风止痉药。

平肝潜阳药:石决明、牡蛎、珍珠母、赭石均能平肝潜阳,石决明、珍珠母又能清肝明目;石决明为治疗目疾之要药。牡蛎又能软坚散结。赭石兼降肺、胃气逆,并能凉血止血。罗布麻叶平肝潜阳外,还能清热利尿。

息风止痉药治肝风内动,痉挛抽搐之证。羚羊角具有很强的清肝热、息肝风作用,为治疗肝风内动、惊痫抽搐之要药。钩藤具有息肝风、清肝热、平肝阳多种功效,配伍应用广泛。天麻息风止痛作用缓和,各种原因引起之肝风内动、惊痫抽搐皆可配伍应用,尤为止眩晕之良药。地龙功效清热息风,通络,平喘,利尿。全蝎、蜈蚣、僵蚕均为虫类药,功能息风止痉,攻毒散结,通络止痛,治疗肝风内动之痉挛抽搐,风中经络之口眼㖞斜,半身不遂,或疮疡中毒,瘰疬结核等。其中蜈蚣性猛,息风止痉,解毒散结之力最强;全蝎次之;僵蚕最弱,但兼能软坚散结,可治疗瘰疬、痰核等证。

【目标检测】

一、单选题

1.治肝热目赤宜选(　　)。

　　A.决明子　　　　　B.珍珠母　　　　　C.石决明　　　　　D.以上均是

2.既能平肝潜阳,又能软坚散结的药物是(　　)。

　　A.龙骨　　　　　　B.牡蛎　　　　　　C.石决明　　　　　D.玄参

3.治疗肝风内动,不论寒热虚实均可应用的药物是(　　)。

　　A.羚羊角　　　　　B.钩藤　　　　　　C.地龙　　　　　　D.天麻

4.降逆而治气喘,呃逆,嗳气宜选(　　)。

　　A.珍珠母　　　　　B.刺蒺藜　　　　　C.赭石　　　　　　D.石决明

5.既能清热息风,又能平喘、利尿的药物是(　　)。

　　A.僵蚕　　　　　　B.蜈蚣　　　　　　C.地龙　　　　　　D.蕲蛇

6.肝阳上亢,头目眩晕及血热所致的吐血、衄血等证,宜用(　　)。

　　A.石决明　　　　　B.小蓟　　　　　　C.赭石　　　　　　D.牡蛎

7.地龙与麻黄的共同功效是(　　)。

　　A.散寒除痹　　　　B.解表通络　　　　C.平喘利尿　　　　D.熄风止痛

8.用治顽固性头痛,风湿痹痛宜首选(　　)。

　　A.防风、荆芥　　　B.天麻、钩藤　　　C.全蝎、蜈蚣　　　D.石决明、地龙

9.(　　)不是天麻所主治。

　　A.湿痰咳嗽　　　　B.风痰头痛眩晕　　C.肝阳头痛眩晕　　D.肢体麻木

10.既能息风止痛,又能解毒散结的药物是(　　)。

　　A.天麻　　　　　　B.连翘　　　　　　C.钩藤　　　　　　D.全蝎

二、配伍选择

　　A.牡蛎　　　B.刺蒺藜　　　C.赭石　　　D.羚羊角　　　E.罗布麻

1.平肝兼清热解毒的为(　　)。

2.平肝兼凉血止血的为(　　)。

3.平肝兼祛风止痒的为(　　)。

4.平肝兼利水降压的为(　　)。

　　A.僵蚕　　　B.地龙　　　C.天麻　　　D.钩藤　　　E.蜈蚣

5.息风止痉又能祛风通络的为(　　)。

6.息风止痉又能解毒散结的为(　　)。

7.息风止痉又能平喘利尿的为(　　)。

8.息风止痉又能祛风止痒的为(　　)。

三、简答题

1.简述羚羊角的性能、功效、用法、用量及使用注意事项。

2.比较石决明与珍珠母,蜈蚣与全蝎功效主治异同点。

四、分析题

在所学中药中,具有回阳、助阳、潜阳、升阳、通阳功效的代表药各是什么?分别主治何症?

第20章　开窍药

1) 含义

凡具辛香走窜之性,以开窍醒神为主要作用,用于治疗实闭证之神昏的药物,称为开窍药,又称为芳香开窍药。

2) 性能特点

开窍药味辛,其气芳香,善于走窜,皆入心经。

3) 功效与主治

有通关开窍、启闭回苏的功效。主要用于热陷心包或痰浊阻蔽所致的神昏谵语,以及惊风、癫痫、中风等所致的猝然昏厥、痉挛抽搐等症。

4) 配伍应用

神志昏迷有虚实之分。虚者即虚脱证,宜回阳救逆、益气固脱,非本章药所宜;实者即实闭证,当用开窍药。实闭症有寒热之分,寒闭之面青、身凉、苔白、脉迟者,应配伍温里祛寒的药物;热闭之面红、身热、苔黄、脉数者,应配伍清热解毒的药物。若实闭证神昏兼有惊厥抽搐者,应配伍息风止痉的药物。

5) 使用注意

开窍药为救急、治标之品,且能耗伤正气,故只宜暂服,不可久用。本类药辛香,有效成分易于挥发,不宜入煎剂,多入丸、散之剂服用。

麝香 Shexiang《神农本草经》

【来源】本品为鹿科动物林麝、马麝或原麝成熟雄体香囊中的干燥分泌物。

【性味归经】辛,温。归心、脾经。

【功效主治】

1.开窍醒神,用于闭证神昏。麝香辛温,气极香,走窜之性甚烈,有很强的开窍通闭、辟秽化浊作用,为醒神回苏之要药。可用于各种原因所致之闭证神昏,无论寒闭、热闭,用之皆效。用治温病热陷心包,痰热蒙蔽心窍,小儿惊风及中风痰厥等热闭神昏,常配伍牛黄、冰片、朱砂等,组成凉开之剂;因其性温,故寒闭证尤宜,治中风卒昏,中恶胸腹满痛等寒浊或痰湿阻闭气机,蒙蔽神明之寒闭神昏,常配伍苏合香、檀香、安息香等药,组成温开之剂。

2.消肿止痛,用于疮疡肿毒,瘰疬痰核,咽喉肿痛。本品辛香行散,有良好的活血散结,消肿止痛作用,用治上述诸证,内服、外用均有良效。用治疮疡肿毒,常与雄黄、乳香、没药同用,也可与牛黄、乳香、没药同用;用治咽喉肿痛,可与牛黄、蟾酥、珍珠等配伍。

3.活血通经,用于血瘀经闭,癥瘕,心腹暴痛,头痛,跌打损伤,风寒湿痹。本品辛香,开通走窜,可行血中之瘀滞,开经络之壅遏,而具活血通经、止痛之效。用治血瘀经闭证,常与丹参、桃仁、红花、川芎等药同用;若癥瘕痞块等血瘀重证,可与水蛭、虻虫、三棱等配伍;本品开心脉,祛瘀滞,为治心腹暴痛之佳品,常配伍木香、桃仁等;治偏正头痛,日久不愈者,常与赤芍、川芎、桃仁等合用;麝香又为伤科要药,善于活血祛瘀、消肿止痛,治跌仆肿痛、骨折扭挫,不论内服、外用均有良效,常与乳香、没药、红花等配伍;用治风寒湿痹证疼痛,顽固不愈者,可与独活、威灵仙、桑寄生等同用。

4.催生下胎,用于难产,死胎,胞衣不下。本品活血通经,辛香走窜,力达胞宫,有催生下胎之效。治难产、死胎等,常与肉桂配伍;也有以本品与猪牙皂、天花粉同用,葱汁为丸,外用取效。

【用量用法】每次 0.03~0.1 g,入丸、散。外用适量。不宜入煎剂。

【使用注意】孕妇禁用。

【歌诀】

麝香开窍能醒神,活血化瘀止痛明。
催生下胎效力奇,行气消胀外敷灵。

知识链接

化学成分:主要有麝香大环化合物如麝香酮等,甾族化合物如睾酮、雌二醇、胆甾醇,多种氨基酸如天门冬氨酸、丝氨酸,以及无机盐和其他成分如尿囊素、蛋白激酶激活剂等。

药理作用:具有明显的强心作用,能兴奋中枢神经系统、呼吸中枢及心脏,有助于昏迷病人的苏醒。有兴奋子宫的作用,可引起流产,尤其对妊娠晚期子宫作用明显。有一定的抗炎作用,对人体肿瘤细胞也有抑制作用。

替代品:人工麝香有与天然麝香基本相似的疗效,现已广泛用于临床,代替天然麝香,弥补药源的不足。

冰片 Bingpian《新修本草》

【来源】本品为龙脑香科植物龙脑香树脂加工品,或龙脑香树的树干、树枝切碎,经蒸馏冷却而得的结晶,称"龙脑冰片",也称"梅片"。由菊科植物艾纳香(大艾)叶的升华物经加工劈削而成,称"艾片"。

【性味归经】辛、苦,微寒。归心、脾、肺经。

【功效主治】

1.开窍醒神,用于热闭神昏。本品味辛气香,有开窍醒神之功效,功似麝香但力较弱,二者常相须为用。冰片性偏寒凉,为凉开之品,更宜用于热病神昏。治疗痰热内闭、暑热卒厥、小儿惊风等热闭证,常与牛黄、麝香、黄连等配伍;若闭证属寒,常与苏合香、安息香、丁香等温开药配伍。

2.清热止痛,用于目赤肿痛,喉痹口疮。本品苦寒,有清热止痛、泻火解毒、明目退翳、消肿之功效,为五官科常用药。治疗目赤肿痛,单用点眼即效,也可与炉甘石、硼砂、熊胆等制成点眼药水;治疗咽喉肿痛、口舌生疮,常与硼砂、朱砂、玄明粉共研细末,吹敷患处;治疗风热喉痹,以冰片与灯心草、黄柏、白矾共为末,吹患处取效。

3.解毒生肌,用于疮疡肿痛,疮溃不敛,水火烫伤。本品有清热解毒、防腐生肌作用,故外用清热消肿、生肌敛疮方中均用冰片。治疮疡溃后日久不敛,可配伍牛黄、珍珠、炉甘石等,或与象皮、血竭、乳香等同用;治水火烫伤,可用本品与银朱、香油制成药膏外用;治疗急、慢性化脓性中耳炎,可以本品搅溶于核桃油中滴耳。

【用量用法】每次 0.15～0.3 g,入丸、散。外用适量,研粉点敷患处。不宜入煎剂。

【使用注意】孕妇慎用。

【歌诀】

冰片性凉开窍强,外用解毒生肌良。

【相似药物】

名　称	相同点		不同点	
	功　效	应　用	功　效	应　用
麝香	开窍醒神、消肿止痛	治热病神昏、中风痰厥、气郁窍闭、中恶昏迷等闭证;外用治疮疡肿毒	为温开之品,开窍力强;也可活血通经、催生下胎	为醒神回苏之要药,可用于各种原因所致之闭证,寒闭、热闭皆宜;也用于难产,死胎,胞衣不下
冰片			凉开之剂,开窍力逊;外用有清热止痛、防腐止痒、明目退翳之功	更宜用于热病神昏;善治口齿、咽喉、耳目之疾,为五官科常用药;用于目赤肿痛,喉痹口疮等证

苏合香 Suhexiang《名医别录》

【来源】本品为金缕梅科植物苏合香树的树干渗出的香树脂经加工精制而成。初夏时将树皮击伤或割破,深达木部,使香树脂渗入树皮内。至秋季剥下树皮,榨取香树脂,即为普通苏合香。如将普通苏合香溶解于乙醇中,过滤,蒸去乙醇,则为精制苏合香。成品应置阴凉处,密闭保存。

【性味归经】辛,温。归心、脾经。

【功效主治】

1.开窍醒神,辟秽,用于寒闭神昏。苏合香辛香气烈,有开窍醒神之效,作用与麝香相似而力稍逊,且长于温通、辟秽,故为治面青、身凉、苔白、脉迟之寒闭神昏之要药。治疗中风痰厥、惊痫等属于寒邪、痰浊内闭者,常与麝香、安息香、檀香等同用。

2.止痛,用于胸腹冷痛,满闷。本品温通、走窜,可收化浊开郁,祛寒止痛之效。用治痰浊,血瘀或寒凝气滞之胸脘痞满、冷痛等证,常与冰片等同用。

此外,本品能温通散寒,为治疗冻疮的良药,可用苏合香溶于乙醇中,涂敷冻疮患处。

【用量用法】0.3～1 g,宜入丸、散服。外用适量,不入煎剂。

【歌诀】

苏合香开窍辟秽,温通散寒又止痛。

石菖蒲 Shichangpu《神农本草经》

【来源】本品为天南星科植物石菖蒲的干燥根茎。秋、冬二季采挖,除去须根和泥沙,晒干。生用。

【性味归经】辛、苦,温。归心、胃经。

【功效主治】

1.开窍豁痰,用于痰蒙清窍,神志昏迷。本品辛开苦燥温通,芳香走窜,不但有开窍醒神之功,且兼具化湿、豁痰、辟秽之效。故擅长治痰湿秽浊之邪蒙蔽清窍所致之神志昏乱。治中风痰迷心窍,神志昏乱,舌强不能语,常与半夏、天南星、橘红等燥湿化痰药合用;若治痰热蒙蔽,高热、神昏谵语者,常与郁金、半夏、竹沥等配伍;治痰热癫痫抽搐,可与枳实、竹茹、黄连等配伍;治癫狂痰热内盛者,可与远志、朱砂同用;用治湿浊蒙蔽,头晕,嗜睡,健忘,耳鸣,耳聋等证,又常与茯苓、远志、龙骨等配伍。

2.化湿和胃,用于湿阻中焦,脘腹痞满,胀闷疼痛。本品辛温芳香,善化湿浊、醒脾胃、行气滞、消胀满。用治湿浊中阻,脘闷腹胀、痞塞疼痛,常与砂仁、苍术、厚朴同用;若湿从热化、湿热蕴伏、身热吐利、胸脘痞闷、舌苔黄腻者,可与黄连、厚朴等配伍。

3.醒神益志,用于健忘,失眠,耳鸣,耳聋。本品入心经,开心窍、益心智、安心神、聪耳明目,故可用于上述诸证。治健忘证,常与人参、茯苓、菖蒲等配伍;治劳心过度、心神失养引发的失眠、多梦、心悸怔忡,常与人参、白术、龙眼肉及酸枣仁、茯神、朱砂等配伍;治心肾两虚、耳鸣耳聋、头昏、心悸,常与菟丝子、女贞子、旱莲草及丹参、夜交藤等配伍。

此外,还可用于声音嘶哑、痈疽疮疡、风湿痹痛、跌打损伤等证。

【用量用法】3~10 g,煎服。鲜品加倍。

【歌诀】

菖蒲开窍化湿浊,痰湿闭窍阻中焦。

【点滴积累】

开窍药具有开窍醒神作用,用于治疗实闭证之神昏。主要药物有麝香、冰片、苏合香、石菖蒲。其中麝香、冰片开窍力强,寒闭、热闭神昏皆宜。麝香开窍力强,又活血通经,消肿止痛,用于血滞诸证。冰片开窍之力不及麝香,常作辅药用,外用清热止痛,用于五官和皮肤的多种疾患。苏合香、石菖蒲主要用于寒闭神昏。苏合香长于温散胸腹之寒凝,止痛效佳,用于胸痹心痛、脘腹冷痛。石菖蒲化湿开胃,宁神益智,用于湿阻中焦证,及健忘、失眠等。

【目标检测】

一、单选题

1.治疗血滞经闭、心腹暴痛,宜选用(　　　　)。

　A.麝香　　　　　　　B.牛黄　　　　　　　C.苏合香　　　　　　　D.冰片

2.功能活血散结的药物是(　　　　)。

　A.麝香　　　　　　　B.牛黄　　　　　　　C.苏合香　　　　　　　D.冰片

3.能催生下胎的药物是(　　　　)。

　A.麝香　　　　　　　B.牛黄　　　　　　　C.苏合香　　　　　　　D.冰片

4.功能清热止痛的药物是(　　　)。

    A.麝香　　　　　　　B.牛黄　　　　　　　C.苏合香　　　　　　　D.冰片

5.治疗窍闭神昏,无论寒闭、热闭皆可选用的药物是(　　　)。

    A.远志　　　　　　　B.麝香　　　　　　　C.牛黄　　　　　　　D.石菖蒲

6.下列除哪项外,均为麝香的主要功效(　　　)。

    A.开窍醒神　　　　　B.生肌敛疮　　　　　C.散结止痛　　　　　D.活血消肿

二、配伍选择

A.既能开窍,又能息风止痉　　　　　B.既能开窍,又能活血散结

C.既能开窍,又能清热止痛　　　　　D.既能开窍,又能化湿和胃

E.既能开窍,又能宁心安神

1.冰片的功效是(　　　)。

2.麝香的功效是(　　　)。

三、填空题

开窍药味_____、皆入_____经,具有_____的作用,治疗_____。

四、简答题

1.何谓开窍药?有何功能与主治?有哪些使用注意?

2.说出麝香的性味、功效及应用。

第21章　补虚药

1) 含义

凡以补益人体正气,增强体质,提高抗病能力,消除虚弱症候为主要功效,用于治疗各种虚证的药物,称为补虚药,也称补益药或补养药。

虚证主要分气虚、血虚、阴虚和阳虚四类,补虚药根据其功效及适应证的不同,也相应分为补气药、补阳药、补血药和补阴药。

2) 性能特点

"味甘能补",本类药物大多具有甘味。补气药、补阳药、补血药性多偏温,补阴药性多寒凉。补气药多归脾肺经,补阳药多归肾脾经,补血药多归心肝脾经,补阴药则多归肺胃肝肾等经。

3) 功效主治

补虚药能够增强机体的活动功能,补益人体物质基础的不足,具有补气、补阳、补血与补阴的作用,用于治疗气虚、阳虚、血虚和阴虚等证。部分药物兼有固表止汗,燥湿止泻,活血祛瘀,祛风除湿,强筋健骨,明目润肠,纳气定喘等作用,可用于相应病证的治疗。

4) 分类

分 类	作用特点	适应证
补气药	以补脾益肺为主	适用于脾肺气虚所致之证。症见神疲乏力,食欲不振,脘腹虚胀,便溏,甚或浮肿,脏器下垂;或少气懒言语音低微,甚或喘促,易出虚汗等证
补血药	以滋生血液为主	适用于心肝血虚所致之证。症见面色萎黄,唇爪苍白,眩晕耳鸣,心悸怔忡,失眠健忘,或月经延期,量少色淡,甚至闭经,脉细弱等证
补阳药	以温补肾阳为主	适用于肾阳不足所致之证。症见怯寒肢冷,腰膝酸软,性欲淡漠,阳痿早泄,宫冷不孕,尿频遗尿,咳嗽喘促,眩晕耳鸣,须发早白,筋骨痿软,小儿发育不良,水肿等证
补阴药	以滋养阴液,生津润燥为主	适用于肺、胃及肝、肾阴虚所致之证。症见干咳少痰、咯血、虚热、口干舌燥;舌绛、苔剥、咽干口渴,大便干结;两目干涩昏花、眩晕;腰膝酸软、手足心热、心烦失眠、遗精或潮热盗汗等证

5) 配伍应用

人体气血阴阳之间,相互联系、相互依存。一般来说,阳虚者多兼气虚,气虚者易致阳虚;

阴虚者多兼血虚,血虚者易致阴虚;气虚、阳虚可致血虚、阴虚;血虚、阴虚也可致阳虚、气虚;气虚或血虚日久可致气血两虚,阳虚或阴虚日久可致阴阳两虚。因此,须将两类或两类以上的补虚药配伍使用。对于虚实夹杂、正虚邪实之证,则应配伍祛邪药同用,以收扶正祛邪之效。

补虚药在临床上除用于虚证以补虚扶弱外,还常常与其他药物配伍以扶正祛邪,或与容易损伤正气的药物配伍应用以保护正气,预防其虚。因此,补虚药在临床上应用非常广泛,配伍应用也相当复杂,可同其他任何一类药物配伍应用。其中,由于阳虚易生内寒,寒盛也易伤阳,因此,补阳药常与温里药同用;阴虚易生内热,热盛也易伤阴,故补阴药常与清热生津药同用。

6) 使用注意

①虚证一般病程较长,使用补虚药时应选用蜜丸、煎膏(膏滋)等剂型,如作汤剂,煎煮时宜文火久煎,使药味尽出。

②补虚药专为虚证而设,对于身体健康者,并不能强身健体,延年益寿。过度服用,反容易破坏人体的阴阳平衡,有"误补益疾"之弊。实邪方盛,正气未虚者,也不宜使用本类药物,以免"闭门留寇"。

③补虚药大多性味滋腻,使用时应辅以行气、行血或除湿、化痰类药物,使补而不滞。

④补阳药,性多温燥,易伤阴助火,阴虚火旺者不宜使用。

⑤对"虚不受补"(指虚弱病人服用补药后,出现虚火上炎的症状,如口干、唇焦、烦躁、失眠,以及消化不良,腹胀等证)的病人,应与健脾胃或滋养阴液药物配伍。

21.1　补气药

以补益脏气,纠正脏气虚衰的病理偏向为主要功效,常用以治疗气虚证的药物,称为补气药。

本类药性味甘温或甘平,主要归脾、肺等经。能补益脏腑之气,增强机体的活动能力。补气包括补脾气、补肺气、补心气、补元气等,本类药物的主要作用是补脾气和补肺气,可用于治疗脾气虚弱所致的食欲不振、脘腹虚胀、大便溏薄、体倦神疲、面色萎黄、消瘦、一身虚浮、甚或脏器下垂、脱肛、血失统摄等证和肺气虚弱所致的少气懒言、语音低怯、咳嗽无力、甚或喘促、易出虚汗等证。部分药物具有补心气和补元气的作用,可用治心气亏虚和元气虚脱之证。

使用补气药,应根据兼症的不同进行配伍。如脾虚食滞之证,常与消食药同用;脾虚湿滞之证,多配伍化湿、燥湿或利水渗湿的药物;中气下陷之证,多配升阳之品;脾虚久泻者,常与涩肠止泻药同用;脾不统血之出血者,常与止血药同用;肺虚喘咳有痰之证,多配伍化痰、止咳、平喘的药物;脾肺气虚自汗之证,多配伍固表止汗的药物;心气不足,心神不安证,多配伍宁心安神之品;气虚兼见阳虚里寒、血虚或阴虚证者,又需分别与补阳药、温里药、补血药或补阴药同用。补气药用于扶正祛邪时,还需分别与解表药、清热药或泻下药等同用。

本类药物性多壅滞,易阻滞中焦,对湿盛中满者应慎用,必要时应辅以理气除湿之药。

人参 Renshen《神农本草经》

【来源】本品为五加科植物人参的干燥根和根茎。多于秋季采挖,洗净,经晒干或烘干。

野生者名"山参";播种在山林野生状态下自然生长的称"林下山参",习称"籽海";栽培者称"园参",园参一般栽培6~7年后收获。鲜参洗净后干燥者称"生晒参";蒸制后干燥者称"红参";浸糖后干燥者称"白参"或"糖参";加工断下的细根称"参须"。山参经晒干称"生晒山参"。切片或粉碎用。

【性味归经】甘、微苦,微温。归肺、脾、心、肾经。

【功效主治】

1.大补元气,复脉固脱,用于元气虚脱证。本品能大补元气,为补气救脱之要药。适用于因大汗、大泻、大失血或大病、久病所致元气虚极欲脱,脉微欲绝的重危证候。可单用大量浓煎服,如独参汤。现代用治各种休克、心力衰竭等,常用参麦注射液;气虚欲脱兼见汗出,四肢逆冷者,常与之附子同用,如参附汤;气虚欲脱兼见汗出身暖,渴喜冷饮,舌红干燥者,常与麦冬、五味子配伍,以补气养阴,敛汗固脱,如生脉饮。

2.补脾益肺,用于肺脾心肾气虚证。本品为补肺要药。通过补肺气,可改善短气喘促,懒言声微等肺气虚衰症状。治肺气咳喘、痰多者,常与五味子、紫苏子、苦杏仁等药同用;喘促日久,肺肾两虚者,配伍胡桃肉、蛤蚧等同用,如人参蛤蚧散。

3.用于脾气虚证。本品也为补脾要药,用于脾气虚弱,体倦乏力,食少便溏等证,常与白术、茯苓等健脾利湿药配伍,如四君子汤;治疗脾不统血,常与黄芪、白术等配伍,如归脾汤;治疗脾气虚衰致气血两虚者,可与当归、熟地黄等药配伍,如八珍汤。

4.生津养血,用于热病气津两伤及消渴证。本品能补脾肺,助运化,输精微,使气旺津生,善治气津两伤之证。对于热伤气津,口渴,脉大无力者,常与知母、石膏同用,如白虎加人参汤;对于消渴证,常与天花粉、地黄、黄芪等配伍,如玉泉丸。

5.安神益智,用于心气亏虚的心悸、失眠、健忘。本品能补益心气,可改善心悸怔忡,胸闷气短,脉虚等心气虚衰症状,并能安神益智,治疗失眠多梦,健忘,常与酸枣仁、柏子仁等药配伍,如天王补心丹、归脾汤。

此外,本品还常与解表药、攻下药等祛邪药配伍,用于气虚外感或里实热结而邪实正虚之证,有扶正祛邪之效。

课堂互动

这首《西江月》,出自《西游记》第二十八回,请找出其中的中药名。

石打乌头粉碎,沙飞海马俱伤。人参官桂岭前忙,血染朱砂地上。附子难归故里,槟榔怎得还乡?尸骸轻粉卧山场,红娘子家中盼望。

【用量用法】3~9 g,煎服,宜文火另煎分次兑服;挽救虚脱,大剂量可用15~30 g;研末吞服,每次2 g,日服2次。

【使用注意】反藜芦,畏五灵脂。不宜与莱菔子同用。服药期间不宜同时吃白萝卜或饮茶。

【歌诀】

人参补气能救脱,补脾益肺效无穷。
宁神益智神衰弱,生津止渴效也雄。
扶正祛邪配方服,肾虚阳痿加鹿茸。

知识链接

山参:野生者名"山参",人参中补气功效最强的一种,宜于补气救脱。

生晒参:鲜参洗净后干燥者称"生晒参",药性平和,既可补气,又可养津,适用于气虚兼有阴津不足者。

红参:鲜参洗净蒸制后干燥者称"红参",性偏温热,适用于气弱兼阳虚者。

白参:鲜参洗净浸糖后干燥者称"白参"或"糖参",药性平和,效力较差,适用于气虚者。

西洋参 Xiyangshen《本草备要》

【来源】本品为五加科植物西洋参的干燥根。均系栽培品,秋季采挖生长 3~6 年的根,洗净,晒干或低温干燥。切片生用。

【性味归经】甘、微苦,凉。归心、肺、肾经。

【功效主治】

1.补气养阴,用于气阴两脱证。本品也能补益元气,但作用弱于人参;药性偏凉,兼能清火养阴生津。用于热病或大汗、大泻、大失血,耗伤元气阴津所致神疲乏力,气短喘促,自汗热黏,心烦口渴,尿短赤涩,大便干结,舌燥,脉细数无力的气阴两脱证,常与麦冬、五味子等养阴生津、敛汗之品同用。

2.用于肺心肾脾气阴两虚证。本品能补肺气,兼能养肺阴、清肺火,适用于火热耗伤气阴所致之短气喘促、咳嗽痰少或痰中带血等证,常与玉竹、麦冬等同用;并能补益心气,兼能养心阴,适用于气阴两虚之心悸心痛,失眠多梦,可与补心气之甘草,养心阴之麦冬、地黄等同用;又能补肾气,兼能益肾阴,适用于肾气肾阴两虚之腰膝酸软,遗精滑精,可与山茱萸、枸杞子、沙苑子等同用;还能补脾气,兼能益脾阴,适用于脾气阴两虚之纳呆食滞,口渴思饮,可与消食健胃之神曲、麦芽等同用。

3.清热生津,用于热病气虚津伤口渴及消渴证。本品不仅能补气、养阴生津,还能清热,适用于热伤气津所致身热汗多,口渴心烦,体倦少气者,常与竹叶、麦冬等品同用。临床也常配伍养阴、生津之品用于消渴证。

【用量用法】3~6 g,另煎兑服。

【使用注意】不宜与藜芦同用。

【相似药物】

名　称	相同点		不同点	
	功　效	应　用	功　效	应　用
人参	补气养阴,益气生津	可用于气虚欲脱之气短神疲、脉细无力、津伤口渴和消渴证等证	安神益智,补脾益肺	人参益气救脱之力强,单用即可收效,且可用于病情较重者
西洋参				西洋参性寒,兼能补阴,较宜于热病等所致的气阴两脱者

党参 Dangshen《增订本草备要》

【来源】本品为桔梗科植物党参、素花党参或川党参的干燥根。秋季采挖,洗净,晒干。切厚片,生用或炒用。

【性味归经】甘,平。归脾、肺经。

【功效主治】

1.健脾益肺,用于脾肺气虚证。本品性味甘平,主归脾肺二经,善补脾肺之气。补益脾肺之功与人参相似而力较弱,临床常用以代替古方中的人参,用以治疗脾肺气虚的轻证。用于中气不足的体虚倦怠,食少便溏等证,常与白术、茯苓等同用;用于肺气亏虚的咳嗽气促,语声低弱等症,可与黄芪、蛤蚧等品同用。

2.气血两虚证。本品既能补气,又能补血,常用于气虚不能生血,或血虚无以化气,而见面色苍白或萎黄,乏力,头晕,心悸等症的气血两虚证,常配伍黄芪、白术、当归、熟地黄等,以增强其补气补血效果。

3.养血生津,用于气津两伤证。本品对热伤气津之气短口渴,也有补气生津作用,适用于气津两伤的轻症,宜与麦冬、五味子等养阴生津之品同用。

此外,本品也常与解表药、攻下药等祛邪药配伍,用于气虚外感或里实热结而气血亏虚等邪实正虚之证,以扶正祛邪,保护正气。

【用量用法】9~30 g,煎服。

【使用注意】不宜与藜芦同用。

【歌诀】

> 党参补益元气弱,补脾补肺首选服。
> 补血常常陪它药,扶正祛邪功效雄。

知识链接

现代药理研究表明,党参所含的主要化合物之一,即多糖,分别具有增强机体应激能力、提高机体免疫力、延缓衰老以及抗溃疡等生物药理学效应。

黄芪 Huangqi《神农本草经》

【来源】本品为豆科植物蒙古黄芪或膜荚黄芪的干燥根。春、秋二季采挖,除去须根及根头,晒干。切片,生用或蜜炙用。

【性味归经】甘,微温。归脾、肺经。

【功效主治】

1.补气升阳,用于脾肺气虚证。本品甘温,善入脾胃,为补脾益气之要药。用于脾气虚弱,倦怠乏力,食少便溏者,可单用熬膏服,或与党参、白术等补气健脾药配伍;以其兼能升阳举陷,故尤擅长治脾虚中气下陷证。为治疗脾虚中气下陷之久泻脱肛,内脏下垂之要药。常与人参、升麻、柴胡等品同用,如补中益气汤;用于肺气虚弱,咳喘日久,气短神疲者,因其黄芪只能补益肺气以治本,常需配伍紫菀、款冬花、苦杏仁等祛痰止咳平喘药以达标本兼治;若属肺肾两虚者,还需与人参、蛤蚧等配伍,共奏补益肺肾、止咳定喘之效。

2.固表止汗,用于气虚自汗证。本品能补脾肺之气,益卫固表,常与牡蛎、麻黄根等止汗之品同用,如牡蛎散;若因卫气不固,表虚自汗而易感风邪者,宜与白术、防风等品同用,如玉屏风散。

3.生津养血,用于气虚所致的血虚、出血、津亏等证。本品补气之力较强,气旺又能生血、摄血、生津。用于治气虚血亏的面色萎黄、神疲体倦等证,常与当归等配伍,如当归补血汤;对脾虚不能统血所致失血证,常与人参、白术等品同用,如归脾汤;对脾虚不能布津之消渴,本品能补气生津,促进津液的生成与输布而有止渴之效,常与天花粉、葛根等品同用,如玉液汤。

4.利水消肿,用于治疗水肿。对于脾虚水湿失运,浮肿尿少者,本品既能补脾益气,又能利尿消肿,标本兼治,为治气虚水肿之要药,常与白术、茯苓等利水消肿之品配伍。

5.托毒排脓,敛疮生肌,用于治疗气血亏虚,疮疡难溃难腐,或溃久难敛。本品以其补气之功还能收托毒生肌之效。疮疡中期,正虚毒盛不能托毒外达,疮形平塌,根盘散漫,难溃难腐者,可用本品补气生血,扶助正气,托脓毒外出,常与人参、当归、升麻、白芷等品同用,如托里透脓散。溃疡后期,毒势已去,因气血虚弱,脓水清稀,疮口难敛者,用本品补气生血,有生肌敛疮之效。常与人参、当归、肉桂等品同用,如十全大补汤。

6.行滞通痹,适用于痹证、中风后遗症等气虚而致血滞,筋脉失养,症见肌肤麻木或半身不遂者。治疗风寒湿痹,宜与川乌、独活等祛风湿药和川芎、牛膝等活血药配伍。对于中风后遗症,常与当归、川芎、地龙等品同用,如补阳还五汤。

📖 知识链接

黄芪主要成分为黄芪多糖、皂苷、黄酮及氨基酸、生物碱、葡萄糖醛酸和多种微量元素。①黄芪多糖有增强机体免疫功和造血功能、促进蛋白质合成、抗衰老等作用;②皂苷有心肌保护作用和抗脂质过氧化作用;③黄酮类成分具有免疫增强作用;④γ-氨基丁酸、黄芪皂苷甲具有降压作用;⑤微量元素具有保肝作用;⑥黄芪水煎液还具有抗应激、提高性腺功能、调节血压、抗病毒性心肌炎、抗溃疡、抗肿瘤、抗骨质疏松等作用。

【用量用法】9~30 g,煎服。

【歌诀】

> 黄芪补气又升阳,固表止汗虚汗疗。
> 托毒排脓生肌良,利水消肿配方强。

白术 Baizhu《神农本草经》

【来源】本品为菊科植物白术的干燥根茎。冬季下部叶枯黄、上部叶变脆时采挖,除去泥沙,烘干或晒干,再除去须根。切厚片,生用或土炒、麸炒用。

【性味归经】甘、苦,温。归脾、胃经。

【功效主治】

1.健脾益气,用于脾气虚证。本品甘苦性温,主归脾胃经,长于健运脾胃,被誉为"脾脏补气健脾第一要药"。用治脾虚食少神疲,常与人参、茯苓等同用,如四君子汤;治疗脾胃虚寒之腹痛泄泻,与干姜、人参等同用;治疗脾虚湿滞,泄泻便溏,与白扁豆、山药、茯苓等配伍,如参苓白术散。

2.燥湿利水,用于脾虚水湿内停之水肿、痰饮、小便不利等症。脾主运化,因脾气不运,水湿内生,往往引起痰饮、水肿、带下诸症。本品既长于补气健脾,又能燥湿利水。用于脾虚中阳不振,痰饮内停者,常与温阳化气、利水渗湿之桂枝、茯苓等同用,如苓桂术甘汤;对脾虚水肿,本品可与茯苓、泽泻等药同用,如四苓散;脾虚湿浊下注,带下清稀者,可山药、人参等同用,如完带汤。

3.止汗,用于气虚自汗。本品对于脾气虚弱,卫气不固,表虚自汗者,其作用与黄芪相似而力稍逊,也能补脾益气,固表止汗。单用本品治汗出不止。脾肺气虚,卫气不固,表虚自汗,易感风邪者,宜与黄芪、防风等配伍,以固表御邪,如玉屏风散。

4.安胎,用于脾虚胎动不安。治疗脾虚胎儿失养者,常与人参、阿胶等补益气血之品配伍;对脾虚失运,湿浊中阻之妊娠恶阻,呕恶不食,四肢沉重者,可与人参、茯苓、陈皮等补气健脾除湿之品配伍;治疗肾虚冲任不固之胎动不安,常与黄芪、续断、砂仁等配伍。

【用量用法】6~12 g,煎服。炒用可增强补气健脾止泻作用。

【使用注意】本品性偏温燥,热病伤津及阴虚燥渴者不宜。

【歌诀】

白术补脾又健脾,燥湿利水功效捷。

固表止汗配黄芪,安胎又能治痹疼。

【相似药物】

名 称	相同点		不同点	
	功 效	应 用	功 效	应 用
苍术	燥湿健脾	均可用于湿困脾胃证	燥湿运脾	苦温燥烈,长于燥湿运脾,多用于湿浊或寒湿阻滞脾胃证。故运脾多用苍术
白术			补脾益气	甘温而少燥烈之性善于补脾益气,多用于脾虚证。故补脾多用白术

山药 Shanyao《神农本草经》

【来源】本品为薯蓣科植物薯蓣的干燥根茎。冬季茎叶枯萎后采挖。切去根头,洗净,除去外皮和须根,干燥,习称“毛山药片”;或除去外皮和须根,趁鲜切厚片,干燥,称为“山药片”;也有选择肥大顺直的干燥山药,置清水中,浸至无干心,闷透,切齐两端,用木板搓成圆柱状,晒干,打光,习称“光山药”。生用或麸炒用。

【性味归经】甘,平。归脾、肺、肾经。

【功效主治】

1.补脾养胃,用于脾胃虚弱证。本品性味甘平,补而兼固,能补脾益气,滋养脾阴、止泻。用于脾气虚弱或气阴两虚,消瘦乏力,食少,便溏,如参苓白术散;或脾虚不运,湿浊下注之妇女带下,如完带汤。

2.生津益肺,用于肺虚证。本品既能补脾,又能补肺,兼能滋阴。用于肺虚咳喘,或肺肾两虚久咳久喘,常与人参、麦冬、五味子等同用,共奏补肺定喘之效。

3.用于治疗消渴证。本品补气兼能养阴,有生津止渴之效。常与黄芪、天花粉、知母等品同用,如玉液汤。

4.补肾涩精,用于肾虚证。本品既能补肾气,又能滋肾阴,兼能固涩。用于肾气亏虚之腰膝酸软,夜尿频多或遗尿等,与附子、肉桂等同用,如肾气丸;对于肾阴亏虚之骨蒸颧红、滑精早泄等,与熟地黄、茯苓、泽泻等同用,如六味地黄丸;对女子肾虚不固,带下清稀等症,常与白术、党参等同用。

【用量用法】15~30 g,煎服。麸炒可增强补脾止泻作用。

【歌诀】

> 山药补脾益胃弱,平补脾胃可常服。
> 补脾益肾涩精雄,气阴两虚消渴求。

知识链接

山药原名薯蓣,首载于《神农本草经》。因避皇帝之讳,历史上曾两度易名。第一次因避唐朝代宗皇帝李豫之讳,更名为薯药;第二次因避宋英宗皇帝赵曙之讳,改名为山药。本品攻善补肺、脾、肾三脏之气阴,为治肺脾肾气阴虚证以及消渴证、肾虚滑脱证的常用要药。药理表明,山药水煎剂对小鼠实验性糖尿病具有明显预防和治疗作用;同时能提高实验性小鼠淋巴细胞的转化功能等生物学效应,从分子水平上部分揭示了山药用于消渴证(糖尿病)及补气养阴之功的药理机制。

甘草 Gancao《神农本草经》

【来源】本品为豆科植物甘草、胀果甘草,或光果甘草的根和根茎。春、秋二季采挖(以秋季采者为佳),除去须根,晒干。切厚片,生用或蜜炙用。

【性味归经】甘,平。归心、肺、脾、胃经。

【功效主治】

1.补脾益气,用于治疗心气不足的脉结代、心动悸。本品能补益心气,益气复脉。用于心气不足之脉结代,心动悸者,常与人参、阿胶、桂枝等配伍,如炙甘草汤。

2.脾气虚证。本品味甘,具有补益脾气之力。因其作用缓和,宜作为辅助药用,常与人参、白术、黄芪等配伍用于脾气虚弱之证。

3.清热解毒,用于热毒疮疡,咽喉肿痛及药物、食物中毒。本品长于解毒,临床应用十分广泛。生用性寒,可清解热毒。用治热毒疮疡,常与紫花地丁、连翘等同用,以达清热解毒、消肿散结之效;治疗热毒咽喉肿痛之证,常与板蓝根、桔梗、牛蒡子等清热解毒利咽之品配伍;本品对附子等多种药物所致中毒,或多种食物所致中毒,有一定解毒作用。可与绿豆等煎服。

4.祛痰止咳,用于咳喘证。本品既能祛痰止咳,兼能益气润肺,还略具平喘作用。用于风寒咳嗽,常与麻黄、苦杏仁等同用,如三拗汤;湿痰咳嗽,与半夏、茯苓等同用,如二陈汤;寒痰咳喘,与干姜、五味子等同用。

5.缓急止痛,用于脘腹及四肢挛急疼痛。本品甘能缓急,善于止痛。对脾虚肝旺的脘腹挛急作痛或阴血不足之四肢挛急作痛,均常与白芍同用。

6.调和诸药。本品能缓和药物烈性或减轻毒副作用,在许多方剂中都可发挥调和药性的作用。如调胃承气汤,以甘草缓和大黄、芒硝峻下之性,使泻下不致太猛。而半夏泻心汤则以甘草与干姜、半夏、黄芩、黄连同用,以调和寒热之性,协调升降之势。另外,甘草甜味浓郁,也可矫正方中药物的滋味。

【用量用法】2~10 g,煎服。生用性微寒,可清热解毒;蜜炙药性微温,并可增强补益心脾之气和润肺止咳作用。

【使用注意】不宜与海藻、甘遂、京大戟、芫花、大戟同用。

【歌诀】

> 炙草补脾益心气,清热解毒调药性。
> 祛痰止咳要牢记,缓急止痛能解痉。

知识链接

　　甘草因味甘而得名。旧时有"国老"之称。甄权云:"诸药中甘草为君,治七十二种乳石毒,解一千二百般草本毒,调和众药有功,故有国老之号。"陶弘景云:"国老即帝师之称,虽非君而为君所宗,是以能安和草石而解诸毒也。"

太子参 Taizishen《本草从新》

【来源】本品为石竹科植物孩儿参的干燥块根。夏季茎叶大部分枯萎时采挖,洗净,除去须根,置沸水中略煮后晒干或直接晒干。生用。

【性味归经】甘、微苦,平。归脾、肺经。

【功效主治】

益气健脾,生津润肺。用于脾肺气阴两虚证。本品能补脾肺之气,兼能养阴生津,其性略偏寒凉,药力较缓,属补气药中的清补之品。用于热病之后,气阴两亏,倦怠自汗,口干少津而不宜峻补者,宜与山药、石斛等同用,以达益气健脾、养胃生津;用于肺虚津伤的燥咳,常与北沙参、麦门冬、川贝母等同用;本品也可用于心气与心阴两虚所致心悸不眠,虚热汗多,宜与五味子、酸枣仁等同用,以益气养心,敛阴止汗。

【用量用法】9~30 g,煎服。

【歌诀】

> 补脾益气太子参,生津止渴似洋参。

大枣 Dazao《神农本草经》

【来源】本品为鼠李科植物枣的干燥成熟果实。秋季果实成熟时采收,晒干,生用。

【性味归经】甘,温。归脾、胃、心经。

【功效主治】

1.补中益气,用于脾虚症。本品能补脾益气,适用于脾虚营养不良,消瘦、倦怠乏力、便溏等症,常与人参、白术等补脾益气药配伍。

2.养血安神,用于脏躁及失眠证。本品能益气养血而安神,为治疗心神无主的脏躁证的要药。单用治脏躁自悲自哭自笑,以红枣烧存性,米饮调下。也可与小麦、甘草配伍,如甘麦大枣汤。

此外,本品与部分药性峻烈或有毒的药物同用,有保护胃气,缓和其毒烈药性之效,如十枣汤,即用以缓和甘遂、大戟、芫花的烈性与毒性。

【用量用法】6～15 g,劈破煎服。

难点解释

脏躁证:又称歇斯底里症,指妇人以精神忧郁、情志烦乱、哭笑无常作为主要表现的一类症状,多由五脏之阴不足所致。

【歌诀】

> 大枣补脾益胃弱,调补脾胃辅助药。
>
> 补肝养血安神服,缓和药性力量雄。

蜂蜜 Fengmi《神农本草经》

【来源】本品为蜜蜂科昆虫中华蜜蜂或意大利蜜蜂所酿的蜜。春至秋季采收,过滤。

【性味归经】甘,平。归肺、脾、大肠经。

【功效主治】

1.补中,用于脾气虚弱,营养不良及中虚脘腹挛急疼痛。本品既能补中益气,又能缓急止痛,用于脾气虚弱、脘腹疼痛等症,可与芍药、甘草等同用。多作为补脾益气丸剂、膏剂的赋型剂,或作为炮炙补脾益气药的辅料的形式应用。

2.润燥,用于肺虚久咳及燥咳证。本品既能补肺,又能润肺。用于虚劳咳嗽,气阴耗伤,气短乏力,咽燥痰少者,常与人参、地黄等品同用,如琼玉膏。燥邪伤肺,干咳无痰或痰少而黏者,也可用本品润肺止咳。可与阿胶、桑叶、川贝母等养阴润燥,清肺止咳之品配伍。本品更多作为炮炙止咳药的辅料,或作为润肺止咳类丸剂或膏剂的赋型剂。

3.用于便秘症。本品润燥之功,能够润肠通便。治疗肠燥便秘,可单用大量冲服,或与地黄、当归、火麻仁等滋阴、生津、养血、润肠通便之品配伍。也可将本品制成栓剂,纳入肛内,以通导大便。

4.解毒,能解乌头类药毒。本品与乌头类药物同煎,可降低其毒性。服乌头类药物中毒者,大剂量服用本品,有一定解毒作用。

此外,本品外用,对疮疡肿毒有解毒消疮之效;对溃疡、水火烧烫伤有解毒防腐,生肌敛疮之效。

【用量用法】15～30 g,煎服或冲服,大剂量30～60 g。外用适量,本品作栓剂肛内给药,通便效果较口服更捷。

【使用注意】本品助湿壅中,又能润肠,故湿阻中满及便溏泄泻者慎用。

课堂互动

补气药药名巧记:补气四参草芪术,蜜糖大枣煎药服。

21.2 补血药

以滋养营血,纠正营血亏虚的病理偏向为主要功效,治疗血虚证的药物,称为补血药。

本类药物的性味以甘温或甘平为主,质地滋润,主入心、肝、脾等经。由于心主血,肝藏血,脾为气血生化之源,故以补血为主要功效,主要用于各种血虚证。症见面色苍白无华或萎黄、唇爪苍白、眩晕耳鸣、心悸怔忡、失眠健忘,或月经愆期、量少色淡,甚则闭经、舌淡脉细等症。部分药物兼能滋阴或滋养肝肾,生精填髓。可用于肝肾精血亏虚所致之眩晕耳鸣、腰膝酸软、须发早白等证。

使用补血药常配伍补气药,即所谓"有形之血不能自生,生于无形之气";若兼见阴虚者,可与补阴药或兼有补阴补血作用的药物配伍;脾为后天之本,血虚源于脾虚,故多配伍补益脾胃之品。

补血药多滋腻黏滞,故脾虚湿阻、气滞食少者慎用。必要时,可配伍化湿行气消食药,以助运化。

当归 Danggui《神农本草经》

【来源】本品为伞形科植物当归的干燥根。秋末采挖,除尽芦头、须根和泥沙,待水分稍蒸发后,按大小粗细分别捆成小把,用烟火慢慢熏干。切片生用,或经酒拌、酒炒用。

【性味归经】甘、辛,温。归肝、心、脾经。

【功效主治】

1.补血活血,用于血虚诸证。本品甘温质润,长于补血,可用于血虚所致之各种证候,有"血家百病此药通"之美誉,常与熟地黄、白芍、川芎同用,如四物汤;用于治疗贫血、产后血虚等证,常与党参、黄芪、白芍、茯苓等同用,如当归养血丸;若气血两虚,常配黄芪、人参补气生血,如中成药当归补血口服液;治疗血虚心失所养之惊悸怔忡、心烦失眠、多梦健忘等证,均可用本品补血以养心,宜与养心安神之品酸枣仁、柏子仁配伍,如天王补心丹;治疗血虚肝失所养之眩晕、耳鸣、两目干涩、视力减退、雀目等症,以常用本品补血以养肝。

2.调经止痛,用于血虚或血虚兼瘀之月经不调、经闭、痛经等。本品既能补血,又能活血,调经止痛,有妇科圣药之称。无论血虚、血瘀、气血不和、冲任不调之月经不调、经闭、痛经等证,皆可应用,如四物汤;若兼气虚者,可配人参、黄芪等补气药;若兼气滞者,可配香附、延胡索等药;若兼血热者,可配黄芩、黄连,或牡丹皮、地骨皮等清热泻火药;若血瘀经闭不通者,可配桃仁、红花等药;若血虚寒滞者,可配阿胶、艾叶等药。治疗血虚、肝郁、脾虚型的原发性痛经,以当归配伍川芎、白术、茯苓、泽泻等同用。

3.用于虚寒性腹痛、跌打损伤、风寒痹痛等证。本品辛行温通,补血活血,有较好的止痛作用。用于血虚血瘀寒凝之腹痛,配桂枝、赤芍、生姜等药同用;治疗跌打损伤瘀血作痛,与乳香、没药、桃仁、红花等同用;若风寒痹痛、肢体麻木,常与羌活、防风、黄芪等同用。

4.用于痈疽疮疡。本品补血活血,既能散瘀消肿,又能止痛生肌,故也为外科常用之品。用于疮疡初起肿胀疼痛,常与金银花、赤芍、天花粉等同用,以活血消肿止痛,如仙方活命饮;用于气血亏虚,痈疽溃后不敛,与黄芪、人参、肉桂等同用,如十全大补汤。

5.润肠通便,用于血虚肠燥便秘。本品补血以润肠通便,用于治疗血虚肠燥便秘。常与肉苁蓉、牛膝、升麻等同用,如济川煎。

【用量用法】6~12 g,煎服。

【使用注意】湿盛中满、大便泄泻者忌服。

【歌诀】

> 当归补血治贫血,活血止痛功效捷。
> 调经能治妇产疾,润肠通便治便秘。

> **知识链接**
>
> 当归味甘能补,辛则可散,性温则通,故有补血、活血、止痛、调经、润肠之功,凡血虚、血瘀、血虚气滞、血瘀气滞所致的诸症,不论寒热虚实,经相应配伍皆可应用。但是传统认为当归的不同部位其功用有异,一般认为,当归身补血为强,当归尾侧重于活血止痛,全当归既能补血,又可活血,统称为和血。诸如《雷公炮炙论》载云:"若要破血,即使头一节硬实处,若要止痛止血,即用尾。"

熟地黄 Shudihuang《本草拾遗》

【来源】本品为生地黄的炮制加工品(生地黄经加黄酒拌蒸至内外色黑、油润,或直接蒸至黑润而成)。切厚片用,或炒炭用。

【性味归经】甘,微温。归肝、肾经。

【功效主治】

1.补血滋阴,用于血虚诸证。本品甘温质润,为养血补虚之要药。常与当归、白芍、川芎同用,治疗血虚萎黄、眩晕、心悸、失眠及月经不调、崩漏等证,如四物汤;若心血虚之心悸怔忡、心烦失眠、多梦健忘等证,可与远志、酸枣仁等安神药同用;若崩漏下血而致血虚血寒、少腹冷痛者,可与阿胶、艾叶等补血止血、温经散寒药同用,如胶艾汤。

2.用于肝肾阴虚诸证。本品质润入肾,善滋补肾阴,为补肾阴之要药。常与山药、山茱萸等同用,治疗肝肾阴虚,症见腰膝酸软、遗精、盗汗、耳鸣、耳聋及消渴等,如六味地黄丸;也可与知母、黄柏、龟甲等同用,治疗阴虚骨蒸潮热,如大补阴丸。

3.益精填髓,用于肾精亏虚诸证。本品益精血、填骨髓,为治疗肾精亏虚之要药。用治精血不足,须发早白,常与何首乌、牛膝、菟丝子等配伍,如中成药七宝美髯颗粒;治疗肝肾不足,五迟五软,常与龟甲、锁阳、狗脊等同用。

此外,熟地黄炭能止血,可用于崩漏等血虚出血证。

【用量用法】9~15 g,煎服。

【使用注意】本品性质黏腻,有碍运化,凡气滞痰多、脘腹胀痛、食少便溏者忌服。

【歌诀】

> 熟地补血益肾精,又补肝肾之阴虚。

【相似药物】

名称	相同点		不同点
	功效	应用	功用
鲜地黄	养阴生津	均可治疗阴虚精亏诸证	鲜地黄甘苦大寒,滋阴之力虽弱,但长于清热凉血,泻火除烦,多用于血热邪盛,阴虚精亏证
地黄			地黄甘寒质润,凉血之力稍逊,但长于养心肾之阴,血热阴伤及阴虚发热者宜之
熟地黄			熟地黄性味甘温,入肝肾而功专养血滋阴,填精益髓,凡真阴不足,精髓亏虚者,皆可用之

白芍 Baishao《神农本草经》

【来源】本品为毛茛科植物芍药的干燥根。夏、秋二季采挖,洗净,除去头尾和细根,置沸水中煮后除去外皮或去皮后再煮,晒干。生用、酒炒或清炒用。

【性味归经】苦、酸,微寒。归肝、脾经。

【功效主治】

1.养血调经,用于治疗血虚、月经不调、崩漏等证。本品味酸入肝,养血敛阴,为治疗血虚、月经不调之要药。用治肝血亏虚,面色苍白,眩晕心悸,或月经不调,崩中漏下,常与熟地黄、当归等同用,如四物汤;对于血虚有热,月经不调者,与黄芩、黄柏、续断等药同用;血虚崩漏,可与阿胶、艾叶等同用。

2.敛阴止汗,用于盗汗、自汗证。本品味酸收敛,有止汗之功。用于治疗外感风寒,营卫不和之汗出恶风,常与桂枝等用,以调和营卫,如桂枝汤;对于阴虚盗汗,则常与龙骨、牡蛎、浮小麦等同用。

3.柔肝止痛,用于胸胁、脘腹、四肢挛急疼痛。本品养血柔肝,缓急止痛,具有较好的止痛作用。治疗肝气郁结,肋胁胀痛,常与柴胡、香附、枳壳等同用,如柴胡疏肝散;脾虚肝旺,泄泻腹痛,与白术、防风、陈皮同用,如痛泻要方;痢疾腹痛,与木香、黄连等同用;阴血亏虚,筋脉失养之手足挛急作痛,常配甘草缓急止痛。

4.平抑肝阳,用于肝阳上亢之头痛眩晕。本品生用,敛阴平肝,可用于肝阳亢盛的头痛、眩晕等症,常配牛膝、赭石、龙骨、牡蛎等同用,如镇肝息风汤。

【用量用法】6~15 g,煎服;大剂量 15~30 g。

【使用注意】不宜与藜芦同用。

【歌诀】

> 白芍重在平肝阳,柔肝止痛效力强。
>
> 养血敛阴是特长,多种病证配方良。

何首乌 Heshouwu《日华子本草》

【来源】本品为蓼科植物何首乌的干燥块根。秋、冬二季茎叶枯萎时采挖。削去两端,洗净。切厚片,晒干或微烘,称生首乌;若以黑豆煮汁拌蒸,晒后变为黑色,称制首乌。

【性味归经】苦、甘、涩,微温。归肝、心、肾经。

【功效主治】

1.生用:解毒,消痈,截疟,润肠通便。何首乌用于痈疽、瘰疬,可解毒以消痈散结。用于瘰疬痈疮、皮肤瘙痒,可与防风、苦参、薄荷同用煎汤洗;治遍身疮肿痒痛,如何首乌散用于疮痈、瘰疬、风疹瘙痒、久疟体虚、肠燥便秘等。何首乌有截疟解毒、润肠通便之效,用于疟疾日久,气血虚弱,可与人参、当归、陈皮、煨姜同用,如何人饮;若用于血虚肠燥便秘,常与肉苁蓉、当归、火麻仁等同用。

2.制用:补肝肾,益精血,乌须发,强筋骨,化浊降脂。用于血虚萎黄、眩晕耳鸣、须发早白等精血亏虚证。用于治疗肝肾亏虚,头晕眼花,腰膝无力等,常与女贞子、覆盆子、牛膝、杜仲等配伍;治肝肾阴虚的头痛、头晕、目眩等,可与天麻、白芷、熟地黄等配伍,如天麻首乌胶囊;用于治疗血虚萎黄,失眠健忘,常与熟地黄、当归、酸枣仁等同用;治疗精血亏虚,须发早白,常与当归、枸杞子、补骨脂等同用,如七宝美髯丹。

【用量用法】6~12 g,煎服。

【歌诀】

首乌炙用益精血,补益肝肾最适宜。

生用解毒通便秘,近治诸多老年疾。

> **知识链接**
>
> 生或鲜何首乌长于解毒、截疟;制何首乌侧重于补益精血,擅长乌须发,为治精血亏虚诸证及须发早白之要药。其甘而不腻,苦而不燥,涩而不敛,微温而不伤阴。

阿胶 Ejiao《神农本草经》

【来源】本品为马科动物驴的干燥皮或鲜皮经煎煮、浓缩制成的固体胶。以原胶块,或将胶块打碎,用蛤粉或蒲黄炒成阿胶珠用。

【性味归经】甘,平。归肺、肝、肾经。

【功效主治】

1.补血滋阴,用于血虚证。本品甘平质润,补血兼能止血,多用于治疗血虚诸证。而尤以治疗出血而致血虚为佳。可单用,也常配熟地、当归、芍药等同用,如阿胶四物汤;现代治疗气血两虚的头晕目眩、心悸失眠、食欲不振等,与红参、熟地黄、党参等配伍,如中成药复方阿胶浆。也可与桂枝、甘草、人参等同用,可治气虚血少之心动悸、脉结代,如炙甘草汤。

2.用于出血证。本品为止血要药,可用于治疗一切出血之证,尤以咯血、便血、崩漏等多用。治疗肺结核咯血,常与炙甘草、马兜铃、牛蒡子等同用;治疗血热吐衄,常与蒲黄、地黄等同用;治血虚崩漏,可与熟地黄、当归、芍药等同用,如胶艾汤;治脾虚便血或吐血等,常配白术、灶心土、附子等同用,如黄土汤。

3.润燥,用于阴虚肺燥。本品滋阴润肺,治疗肺热阴虚,燥咳痰少,痰中带血等,常与马兜铃、牛蒡子、苦杏仁等同用;治疗燥邪伤肺,心烦口渴,鼻燥咽干等,常与桑叶、苦杏仁、麦冬等同用。

4.用于热病伤阴之心烦失眠及阴虚风动。本品长于滋养肾阴,可用于治疗热病伤阴,心烦不眠等证,常与黄连、白芍等同用,如黄连阿胶汤;也可用于治疗温热病后期,阴虚风动等证,与龟甲、白芍等药同用。

【用量用法】3～9 g。入汤剂宜烊化兑服。

【使用注意】本品性滋腻,有碍消化。胃弱便溏者慎用。

【歌诀】

> 阿胶补血治贫血,养阴润肺治干咳。
>
> 止血力强记分明,滋补肾阴效也捷。

龙眼肉 Longyanrou《神农本草经》

【来源】本品为无患子科植物龙眼的假种皮。夏、秋二季果实成熟时采摘,烘干或晒干,除去壳、核,晒至干爽不黏。

【性味归经】甘,温。归心、脾经。

【功效主治】

补益心脾,养血安神,用于思虑过度,劳伤心脾,而致惊悸怔忡,失眠健忘,食少体倦,以及脾虚气弱,便血崩漏等。本品能补心脾、益气血、安神,与人参、当归、酸枣仁等同用,如归脾汤;用于气血亏虚,可单用本品加白糖蒸熟,开水冲服。

【用量用法】9～15 g,煎服;大剂量 30～60 g。

【使用注意】湿盛中满或有停饮、痰、火者忌服。

【歌诀】

> 桂圆补血又安神,心脾两虚最适宜。

课堂互动

补血药药名巧记:补血当归熟地黄,胶芍龙眼何首乌。

21.3 补阳药

以补助阳气,纠正阳气虚衰的病理偏向为主要功效,常用于治疗阳虚证的药物,称为补阳药。

本类药物多具甘温或咸温、辛热之性,归于肾肝脾心等经。甘温助阳,咸温补肾,辛热祛寒,故能温补肾阳。肾阳为一身之元阳,通过补肾阳,可消除或改善全身阳虚诸证。

本类药物主要适用于肾阳不足所致的畏寒肢冷、脉沉迟、水肿、阳痿遗精、血滞经闭;肾精不足之头晕耳鸣、腰膝酸软、不育不孕、带下清稀;筋脉不健之手足痿弱、小儿行迟、齿迟、囟门不合;脾肾阳虚之五更泻以及肾不纳气之虚喘等。

使用补阳药,若以其助心阳、温脾阳,多配伍温里药;若兼见气虚,多配伍补脾益肺之品;精血亏虚者,多与养阴补血益精药配伍,使"阳得阴助,生化无穷"。

补阳药性多燥烈,易助火伤阴,故阴虚火旺者忌用。

鹿茸 Lurong《神农本草经》

【来源】本品为鹿科动物梅花鹿或马鹿的雄鹿头上未骨化密生茸毛的幼角。前者习称"花鹿茸",后者习称"马鹿茸"。夏、秋二季雄鹿长出的新角尚未骨化时,将角锯下,用时燎去毛,切片后阴干或烘干入药。

【性味归经】甘、咸,温。归肾、肝经。

【功效主治】

1.补肾阳,益精血,用于肾阳虚衰,精血不足证。本品甘咸性温,能峻补肾阳、益精养血。用于治疗肾阳虚,精血不足,畏寒肢冷、阳痿早泄、宫冷不孕、小便频数、腰膝酸痛、头晕耳鸣、精神疲乏等症,均可以本品单用或配入复方。以本品与人参同用,治疗体虚怕冷,腰膝酸软等;与人参、黄芪、当归等药同用,治疗诸虚百损,五劳七伤,元气不足,畏寒肢冷、阳痿早泄、宫冷不孕、小便频数等证,如中成药参茸固本片。

2.强筋骨,用于治疗肾虚骨弱,腰膝酸软或小儿五迟等证。本品既能温补肾阳,又能益精血,补督脉,强筋骨。常与五加皮、熟地、山萸肉等同用;也可与骨碎补、川断、自然铜等药同用,治骨折后期,愈合不良。

3.调冲任,用于冲任虚寒,崩漏带下。本品甘咸性温,能补肝肾、调冲任而固崩止带。用于治疗崩漏不止,虚损羸瘦,与乌贼骨、龙骨、续断等同用;若带下清稀量过多,可与狗脊、白蔹等配伍。

4.托疮毒,用于疮疡久溃不敛,疮疡塌陷不起。疮疡已起,因正虚毒盛,不能托毒外达,疮顶塌陷不起,难溃难腐者,用本品补阳气、益精血而具有温补托毒之效。治疗疮疡久溃不敛,阴疽疮肿内陷不起,常与黄芪、当归、肉桂等补火助阳、补益气血之品配伍。

【用量用法】1~2 g,研末吞服。

【使用注意】服用本品宜从小量开始,缓缓增加,不可骤用大量,以免阳升风动,头晕目赤,或伤阴动血。凡发热者均当忌服。

【歌诀】

> 鹿茸补阳益精血,强筋壮骨记分明。
>
> 温经止血鹿胶灵,生肌敛疮鹿霜奇。

📖 **知识链接**

单门:习称具有一个侧枝的马鹿茸为"单门";二杠茸:习称具有一个侧枝的花鹿茸为"二杠茸";莲花茸:习称具有两个侧枝的马鹿茸为"莲花茸";三岔茸:习称具有两个侧枝的花鹿茸和具有3个侧枝的马鹿茸为"三岔茸";四岔茸:习称具有4个侧枝的马鹿茸为"四岔茸"。

杜仲 Duzhong《神农本草经》

【来源】本品为杜仲科植物杜仲的干燥树皮。4—6月剥去,刮去粗皮,堆置"发汗"至内皮呈紫褐色,晒干。生用或盐水炒用。

【性味归经】甘,温。归肝、肾经。

【功效主治】

1.补肝肾,强筋骨,用于肾阳虚证。本品性偏温补,能补肾阳,又长于强筋骨,以治肾虚筋骨不健之腰膝酸痛,下肢痿软见长。治肾虚阳痿、精冷不固、小便频数等证,常与鹿茸、山茱萸、菟丝子等同用;治疗肾虚腰痛,常与胡桃肉、补骨脂等同用;治疗风湿腰痛,常与独活、桑寄生、细辛等同用,如独活寄生汤;治疗外伤腰痛,常与川芎、桂枝、丹参等同用。

2.安胎,用于胎动不安、胎漏下血或滑胎。本品善补肝肾,能固冲任而安胎。用于肝肾亏虚、冲任不固之胎动不安,常与桑寄生、续断、阿胶、菟丝子等同用;也可与续断、山药等同用,治习惯性堕胎。

此外,本品还能降血压,近年来单用或配入复方治高血压病有较好效果,多与钩藤、夏枯草、黄芩等同用。

【用量用法】6~10 g,煎服。

【使用注意】炒用破坏其胶质有利于有效成分煎出,故比生用效果好。本品为温补之品,阴虚火旺者慎用。

【歌诀】

温补肝肾强筋骨,安胎降压杜仲雄。

补骨脂 Buguzhi《药性论》

【来源】本品为豆科植物补骨脂的干燥成熟果实。秋季果实成熟时采收果序,晒干,搓出果实,除去杂质。生用,炒或盐水炒用。

【性味归经】辛、苦,温。归肾、脾经。

【功效主治】

1.温肾助阳,用于肾阳不足之阳痿遗精,遗尿尿频,腰膝冷痛等症。本品苦辛温燥,善温补肾阳。用于肾虚阳痿,常与菟丝子、胡桃肉、沉香等同用;用于肾阳虚衰,腰膝冷痛等,常与杜仲、胡桃肉等同用;此外,本品兼能固涩,长于固精缩尿,用于肾虚遗精、遗尿、尿频,肾气虚冷、小便频数,与小茴香等配伍。

2.温脾止泻,用于治疗五更泄泻。本品能温肾阳、暖脾阳,涩肠止泻,用于脾肾阳虚之五更泻,与肉豆蔻、吴茱萸、五味子同用,如四神丸。

3.纳气平喘,用于肾不纳气,虚寒喘咳。本品补肾助阳,纳气平喘,多配伍胡桃肉、蜂蜜等;治虚寒性喘咳,可配人参、木香等同用。

【用量用法】6~10 g,煎服。外用20%~30%酊剂涂患处。

【使用注意】本品性质温燥,能伤阴助火,故阴虚火旺及大便秘结者忌服。

【歌诀】

补骨脂能补肾阳,温脾止泻是特长。

外涂皮癣斑秃良,配用石脂止血强。

难点解释

五更泻:指发生在黎明前(五更时)的泄泻。主要症状是每至黎明前脐腹作痛,肠鸣即泻,泻后则安。其病机主要是脾肾阳虚,故也称肾泻。

巴戟天 Bajitian《神农本草经》

【来源】本品为茜草科植物巴戟天的干燥根。全年均可采挖,洗净,除去须根,晒至六七成干,轻轻搓扁,晒干。用时润透或蒸过,除去木质心,切片或盐水炒用。

【性味归经】辛、甘,微温。归肾、肝经。

【功效主治】

1.补肾阳,用于肾阳亏虚诸证。本品补肾阳之力温和,温而不热,有"补其火而不烁其水"之说。故长于补肾助阳,适用于肾阳亏虚所致的多种病症。阳痿遗精,常与人参、覆盆子、菟丝子等配伍;遗尿尿频,与桑螵蛸、菟丝子、附子、肉桂等同用;不孕不育,与淫羊藿、仙茅、枸杞子等同用,如赞育丸;下元虚冷,月经不调,少腹冷痛等,与肉桂、高良姜、吴茱萸等配伍。

2.强筋骨,祛风湿,用于风湿痹痛,筋骨痿软。本品能补肾阳、强筋骨、祛风湿,用于肝肾不足,筋骨痿软等,常与肉苁蓉、杜仲、菟丝子等同用;风湿痹证兼肝肾不足,常与羌活、杜仲、五加皮等同用。

【用量用法】3~10 g,水煎服。

【使用注意】阴虚火旺及有热者不宜服。

【歌诀】

巴戟功同仙灵脾,补火助阳相须食。

强筋壮骨配方宜,又祛风湿治痹疼。

淫羊藿 Yinyanghuo《神农本草经》

【来源】本品为小檗科植物淫羊藿、箭叶淫羊藿、柔毛淫羊藿或朝鲜淫羊藿的干燥叶。夏、秋茎叶茂盛时采收,晒干或阴干。生用或以羊脂油炙用。

【性味归经】辛、甘,温。归肝、肾经。

【功效主治】

1.补肾阳,强筋骨,用于治疗肾阳亏虚之阳痿不育、宫寒不孕及尿频遗尿,腰膝无力等症。本品辛甘性温燥烈,长于补肾壮阳。不仅能壮阳起痿,还能改善因肾阳虚所致精少、精子活动力低下。主要用于阳痿遗精等症,可单用浸酒服,也与巴戟天、熟地黄、枸杞子等配伍;用于肝肾亏虚,腰膝酸软,常与杜仲、巴戟天、桑寄生等同用。

2.祛风湿,用于治疗风寒湿痹,肢体不遂等。本品辛温散寒,祛风胜湿,入肝肾强筋骨,可用于风湿痹痛,筋骨不利及肢体麻木,常与威灵仙、苍耳子、川芎、肉桂同用。

此外,本品还能祛痰止咳、降血压,用于肺肾两虚之喘咳,常与补骨脂、五味子、胡桃仁等同用。用于妇女更年期高血压属阴阳两虚型者,与仙茅、巴戟天、知母、黄柏等补肾阳、滋阴降火之品同用,有较好的疗效。

【用量用法】6~10 g,煎服。

【使用注意】阴虚火旺者不宜服。

【歌诀】

> 补火助阳仙灵脾,强筋壮骨祛风湿。
>
> 止咳平喘虚喘宜,降压配方二仙奇。

【相似药物】

名　　称	相同点		不同点
	功　　效	应　　用	功　　用
淫羊藿	补肾阳,强筋骨,祛风湿	两者性味归经和功效应用皆相同。凡肾阳亏虚而兼有风寒湿痹、肢体麻木者,两药相须为用	补肾助阳力较大,特别适用于肾阳亏虚,命门火衰之不孕不育证
巴戟天			助阳之力稍逊于淫羊藿

蛤蚧 Gejie《雷公炮炙论》

【来源】本品为脊椎动物壁虎科动物蛤蚧的干燥体。全年均可捕捉,除去内脏,拭净,用竹片撑开,使全体扁平顺直,低温干燥。用时去头、足和鳞片,也有单取其尾,或炒酥研末。

【性味归经】咸,平。归肺、肾经。

【功效主治】

1.补肺益肾,纳气平喘,用于肺肾两虚之咳喘。本品味咸性平,入肺肾二经,长于补肺气、助肾阳、定喘咳,为治多种虚症喘咳之佳品。用于肺肾两虚之咳喘,与瓜蒌、黄芩、百合等同用,如中成药蛤蚧定喘胶囊;用于肺痨喘咳,常与麦冬、款冬花、胡黄连等同用;用于心气衰弱,肾虚喘咳,可与川贝母、紫菀、苦杏仁等同用。

2.助阳益精,用于肾虚阳痿。本品质润不燥,补肾助阳兼能益精养血,有固本培元之功。可单用浸酒服;也可与益智仁、巴戟天、补骨脂等同用。

【用量用法】3~6 g,煎服,多入丸散或酒剂。

【使用注意】风寒或实热咳喘忌服。

【歌诀】

> 蛤蚧补肾益肺气,纳气平喘效力甚。
>
> 补肾助阳功效记,阳痿遗精尿频治。

冬虫夏草 Dongchongxiacao《本草从新》

【来源】本品为麦角菌科真菌冬虫夏草菌寄生在蝙蝠蛾科昆虫幼虫上的子座和幼虫尸体的干燥复合体。夏初子座出土、孢子未发散时挖取,晒至六七成干,除去似纤维状的附着物及杂质,晒干或低温干燥。生用。

【性味归经】甘,平。归肺、肾经。

【功效主治】

1.补肾益肺,用于阳痿遗精、腰膝酸痛。本品性味甘平,能补肾阳,滋肺阴,为平补阴阳之佳品。用于肾阳不足,精血亏虚之阳痿遗精、腰膝酸痛,可单用浸酒服,或与淫羊藿、杜仲、巴戟天等同用;若肺肾两虚,摄纳无权,气虚作喘者,可与人参、黄芪、胡桃肉等同用。

2.止血化痰,用于久咳虚喘、劳嗽痰血。本品能补益肺肾、止血化痰,为治疗劳嗽痰血之要药。可单用,或与沙参、川贝母、阿胶、生地、麦冬等同用。

此外,还可用于病后体虚不复或自汗畏寒,可以本品与鸡、鸭、猪肉等炖服,有补肾固本,补肺益卫之功。

【用量用法】3~9 g,煎服。也可入丸、散。

【使用注意】有表邪者不宜用。

【歌诀】

虫草补阳益肾精,补益肺肾平喘知。

肉苁蓉 Roucongrong《神农本草经》

【来源】本品为列当科植物肉苁蓉或管花肉苁蓉的干燥带鳞叶的肉质茎。春季苗刚出土时或秋季冻土前采挖,除去茎尖,切段,晒干。生用,或酒制用。

【性味归经】甘、咸,温。归肾、大肠经。

【功效主治】

1.补肾阳,益精血,用于肾阳不足,精血亏虚的筋骨痿软、阳痿不孕等证。本品甘咸性温,温而不燥,补而不峻,为补肾阳,益精血之良药。用于肾虚阳痿、早泄、腰膝酸软等证,常配伍菟丝子、续断、杜仲同用;治疗肾虚筋骨痿弱,不能起动,可与杜仲、巴戟肉、紫河车等同用;用于肾阳不足,肾精亏虚之头晕眼花、耳鸣失聪及须发早白等症也可用本品补肾阳、益肾精。

2.润肠通便,用于肠燥便秘。本品性温质润,可温润滑肠,用于肾气虚弱,大便不通,可与当归、牛膝、枳壳、泽泻等同用,如济川煎;用于脾肾不足,气阴两虚,可与黄芪、白术、太子参等同用;用于津枯肠燥之便秘,常与沉香、麻子仁同用。

【用量用法】6~10 g,煎服。

【歌诀】

苁蓉补阳益精血,润肠通便治便秘。

续断 Xuduan《神农本草经》

【来源】本品为川续断科植物川续断的干燥根。秋季采挖,除去根头和须根,用微火烘至半干,堆置"发汗"至内部变绿色时,再烘干,切片用。

【性味归经】苦、辛,微温。归肝、肾经。

【功效主治】

1.补肝肾,强筋骨,用于肾阳虚证。本品辛温,助阳散寒,用治肾阳不足,下元虚冷诸症,常与鹿茸、肉苁蓉、菟丝子等配伍;或与远志、蛇床子、山药等壮阳益阴,交通心肾之品同用;也可与龙骨、茯苓等同用,用于治疗滑泄不禁之症;用于腰膝酸痛,寒湿痹痛。用于治疗肝肾不足,腰膝酸痛,可与萆薢、杜仲、牛膝等同用;治肝肾不足,寒湿痹痛,也可与防风、川乌等配伍。

2.续折伤,用于跌打损伤,筋伤骨折。本品辛散温通,善能通行血脉而有续筋接骨、疗伤止痛之效。用于治疗跌打损伤,瘀血肿痛,常与桃仁、红花、穿山甲、苏木等配伍同用;用于闭合性骨折,常与自然铜、土鳖虫、骨碎补、当归、没药等同用。

3.止崩漏,安胎,用于崩漏下血,胎动不安。本品补益肝肾,调理冲任,有固本安胎之功。用于肝肾不足,崩漏下血,与刘寄奴、白芍、贯众炭等同用;用于胎动不安,可与桑寄生、阿胶等配伍。

【用量用法】9～15 g,煎服,或入丸、散剂。外用适量研末敷。崩漏下血宜炒用。

【歌诀】

补益肝肾强筋骨,续断杜仲功效同。

补肾安胎相须服,续筋接骨效力雄。

菟丝子 Tusizi《神农本草经》

【来源】本品为旋花科植物南方菟丝子或菟丝子的干燥成熟种子。秋季果实成熟时采收植株,晒干,打下种子,除去杂质。炒用或盐水炙用。

【性味归经】辛、甘,平。归肾、肝、脾经。

【功效主治】

1.补益肝肾,固精缩尿,用于肾虚诸证。本品补而不峻,温而不燥,既能补足肾阳,又能益肾精,可随配伍广泛用于肾阳不足,肾精亏虚所致的各种证候。治肾阳虚遗精,可与桑螵蛸、榧子等益肾固精之品同用;用于下焦虚冷之小便频数、遗尿等,可与益智、山茱萸等温肾缩尿之品同用;用于肾虚腰痛,可与炒杜仲等同用;用于肾阳不足,精亏血虚所致早衰、须发早白、牙齿松动等,可与枸杞子、何首乌等同用;用于男子阳痿不育,女子宫寒不孕,短气虚喘,水肿等证的古方中,用本品补肾阳、益肾精。

2.安胎,用于肝肾不足,冲任不固之胎动不安。本品为常用的安胎药,常与续断、桑寄生、阿胶等同用。

3.明目,用于肝肾不足,目暗目昏。本品滋补肝肾,益精明目,为眼科治疗内障目暗的常用药。常与熟地黄、枸杞子、车前子等同用。

4.止泻,用于脾肾阳虚,便溏泄泻。常与枸杞子、山药、茯苓、莲子等同用。

【用量用法】6～12 g,煎服。外用适量。

【使用注意】本品为平补之药,但偏补阳,阴虚火旺,大便燥结、小便短赤者不宜服。

【歌诀】

菟丝子能补肾阳,补益肾精功效良。

养肝明目是特长,温脾止泻安胎强。

益智 Yizhi《本草拾遗》

【来源】本品为姜科植物益智的干燥成熟果实。夏、秋二季间果实由绿转红时采收,晒干或低温干燥。砂炒后去壳取仁,生用或盐水微炒用。用时捣碎。

【性味归经】辛,温。归脾、肾经。

【功效主治】

1.暖肾固精缩尿,用于肾虚不固之遗精、遗尿、尿频。本品温肾助阳,温而兼涩。用于遗精滑泄,常与乌药、山药等同用;用于遗尿、小便频数等,以益智、乌药等同用,如缩泉丸。

2.温脾止泻摄唾,用于脾胃虚寒,腹痛吐泻及口多涎唾。脾主运化,在液为涎,肾主闭藏,在液为唾,脾肾阳虚,多见涎唾。治脘腹冷痛,呕吐泄利,常配川乌、干姜、青皮等同用;用于中气虚寒,食少,多涎唾,可与党参、白术、干姜等同用。

【用量用法】3～10 g,煎服。

【歌诀】

> 益智仁能补肾阳,固精缩尿效力强。
> 温脾止泻配方疗,固摄唾液是特长。

海马 Haima《本草拾遗》

【来源】本品为海龙科动物线纹海马、刺海马、大海马、三斑海马或小海马(海蛆)的干燥体。夏、秋二季捕捞,洗净,晒干,或除去皮膜和内脏晒干。捣碎或研粉用。

【性味归经】甘、咸,温。归肝、肾经。

【功效主治】

1.温肾壮阳,用于阳痿、遗精遗尿、肾虚作喘等症。本品性味甘温,能温肾助阳,用于治疗肾阳亏虚,阳痿不举、遗精等症,常与鹿茸、人参、熟地黄等配伍应用;若治疗遗尿尿频,可与桑螵蛸、五味子、覆盆子等同用。

2.散结消肿,用于癥瘕积聚,跌打损伤等症。本品既能温肾阳,又能活血散结、消肿止痛。用于治疗气滞血瘀,癥瘕积聚,每与大黄、青皮等同用;用于治疗跌打损伤,瘀血肿痛,可与血竭、当归、川芎、乳香、没药等配伍。

此外,外用可治痈肿疔疮等。

【用量用法】3~9 g,煎服。外用适量,研末敷患处。

【使用注意】孕妇及阴虚火旺者忌服。

紫河车 Ziheche《本草拾遗》

【来源】本品为健康产妇的干燥胎盘。将取得的新鲜胎盘除去羊膜和脐带,割开血管,用清水反复洗净,蒸或置沸水中略煮后,烘干,研粉用。也可鲜用。

【性味归经】甘、咸,温。归肺、肝、肾经。

【功效主治】

【应用】

1.益肾补精,用于阳痿遗精、腰酸头晕耳鸣。本品补肾阳,益精血,可用于肾阳不足,精血衰少诸证,可单用,也可与补益药同用。治肾阳虚衰,精血不足之足膝无力、目昏耳鸣、男子遗精、女子不孕等证,常与龟板、杜仲、牛膝等同用。

2.益气养血,用于气血不足诸症。治疗面色萎黄消瘦、体倦乏力、产后乳汁缺少等,可单用,也可与人参、黄芪、当归、熟地黄等同用。

3.用于肺肾两虚之咳喘。本品能补肺固肾,纳气平喘。可与人参、蛤蚧、冬虫夏草、胡桃肉、五味子等同用。

【用量用法】2~3 g,研末装胶囊服,也可入丸、散。如用鲜胎盘,每次半个至一个,水煮服食。

【使用注意】阴虚火旺不宜单独应用。

【歌诀】

> 胎盘补阳益肾精,肾虚病证可用之。
> 大补气血配党参,善治肺痨喘嗽知。

紫河车源于健康产妇的胎盘,为血肉有情之品,功善补气、养血、益精而力强。凡气虚、血亏、精竭诸证皆为要药。特别重要的是,若要应用本品,必须采自健康产妇的胎盘为原则。所谓"健康产妇的胎盘"必须经医学有关技术检测,绝对禁止将诸如艾滋病毒携带者(HIV)、艾滋病患者(AIDS)以及患有各类肝炎等传染病产妇的胎盘入药。

21.4 补阴药

以滋养阴液,纠正阴液亏虚的病理偏向为主要功效,常用于阴虚症的药物,称为补阴药。

本类药性味甘寒或甘凉,质地滋润,主要归肺胃肝肾心等经,具有滋养阴液,生津润燥的作用。部分药物兼有苦味,具有清热作用。

补阴包括补肺阴、补胃(脾)阴、补肝阴、补肾阴、补心阴等方面。根据补阴药的功用特点,主要适用于肺胃阴虚证和肝肾阴虚证。肺胃阴虚多见干咳少痰、咯血、声音嘶哑或口干咽燥、胃脘隐痛、饥不欲食,或脘痞不舒、干呕呃逆、肠燥便秘等症;肝肾阴虚多见潮热、盗汗、五心烦热、两颧发红、眼目干涩、肢麻筋挛、爪甲不荣或头晕目眩、耳鸣耳聋、牙齿松动、腰膝酸痛、遗精等证。心阴虚则多见心悸怔忡、失眠多梦等症。

使用本类药物治疗阴虚症时,除应结合其兼有功效综合考虑外,用于热邪伤阴或邪热未尽者,常与清热药配伍,以利阴液的恢复或阴虚内热的消除;用于阴虚内热者,常配伍清退虚热药同用;阴虚阳亢者,应配伍潜阳药;如阴虚兼血虚或气虚者,又需与补血药或补气药同用。

本类药大多甘寒滋腻,易助湿留邪,凡脾胃虚弱,痰湿内阻,腹满便溏者均应慎用。

北沙参 Beishashen《本草汇言》

【来源】本品为伞形科植物珊瑚菜的干燥根。夏、秋二季采挖,除去须根,洗净,稍凉,置沸水中烫后,除去外皮,干燥,或洗净后直接干燥。切段生用。

【性味归经】甘、微苦,微寒。归肺、胃经。

【功效主治】

1.养阴清肺,用于肺阴虚证。本品甘苦性寒,能补肺阴,兼能清肺热,适用于阴虚肺燥有热之干咳痰少、咳血或咽干音哑等证。治燥热伤肺,发热咳喘或咯血,宜与麦冬、玉竹、桑叶、茜草等药同用;治肺火受刑,咳嗽音哑,宜与麦冬、天冬等同用。

2.益胃生津。用于胃阴虚证。本品甘寒归于胃经,有益胃生津之效,兼能清胃热。适用于胃阴虚有热之口干多饮、饥不欲食、大便干结、舌苔光剥或舌红少津及胃痛、胃胀、干呕等证,常与地黄、麦冬、玉竹等同用;胃阴脾气俱虚者,宜与山药、太子参、黄精等养阴、益气健脾之品同用。

【用量用法】5~12 g,煎服。

【使用注意】不宜与藜芦同用。

【歌诀】

> 沙参养阴润肺药,益胃生津胃阴服。
> 南参效力比北弱,祛痰补气南沙求。

南沙参 Nanshashen《神农本草经》

【来源】本品为桔梗科植物轮叶沙参或沙参的干燥根。春、秋二季采挖,洗后趁鲜刮去粗皮,干燥。切厚片或短段生用。

【性味归经】甘,微寒。归肺、胃经。

【功效主治】

1.养阴清肺,用于肺阴虚证。本品甘而微寒,能补肺阴、润肺燥。用于阴虚肺燥之干咳痰少、咳血或咽干音哑等证。其润肺清肺之力均略逊于北沙参。但对肺燥痰黏,咯痰不利者,因兼有一定的祛痰的作用,可促进排痰;对气阴两伤者,还略能补脾肺之气,可气阴两补,常与北沙参、麦冬、苦杏仁等配伍。

2.益胃生津,用于久病气津不足或脾胃虚弱。本品甘寒,能益胃生津止渴。用于胃阴虚有热之口燥咽干、大便秘结、舌红少津及饥不欲食、呕吐等证,多与石斛、麦冬、地黄等配伍。本品养胃阴、清胃热之力也不及北沙参。但兼能补脾气,对于胃阴脾气俱虚之证,有气阴双补之效。

【用量用法】9～15 g,煎服。

【使用注意】不宜与藜芦同用。

【相似药物】

名 称	相同点		不同点
	功 效	应 用	功 用
北沙参	养阴清肺,益胃生津	均可用于肺虚燥咳,津伤口渴之证	偏于养阴润肺生津
南沙参			偏于清肺化痰、止咳

麦冬 Maidong《神农本草经》

【来源】本品为百合科植物麦冬的干燥块根。主产于四川、浙江、江苏等地。夏季采挖,洗净,反复暴晒、堆置,至七八成干,除去须根,干燥,打破生用。

【性味归经】甘、微苦,微寒。归心、肺、胃经。

【功效主治】

1.润肺清心,用于肺阴虚证。本品甘寒微苦,善养肺阴,润肺燥,清肺热。适用于阴虚肺燥有热的鼻燥咽干,干咳痰少、咳血,咽痛音哑等证,常与阿胶、石膏、桑叶、枇杷叶等品同用;也可用于肺肾阴虚之劳嗽咳血,常与天门冬配伍。

2.用于心阴虚证。本品甘寒微苦,归心经,能养心阴,清心热,而具清心除烦作用。用于心阴虚有热之心烦、失眠多梦、健忘、心悸怔忡等证,常与当归、五味子、酸枣仁等配伍,如天王补心丹;治疗热伤心营,神烦少寐者,常与黄连、地黄、玄参等品同用,如清营汤。

3.养阴生津,用于胃阴虚证。本品味甘柔润,性偏苦寒,长于滋养胃阴,生津止渴,清热润燥。用于热伤胃阴,口干舌燥,常与地黄、玉竹、沙参等品同用,如益胃汤;治疗消渴证,可与天花粉、乌梅等品同用;治疗胃阴不足之气逆呕吐,常与半夏、人参等同用。

【用量用法】6～12 g,煎服。

【歌诀】

> 麦冬功用同沙参,养阴润肺益胃津。
>
> 清心除烦功效真,心烦失眠可选之。

石斛 Shihu《神农本草经》

【来源】本品为兰科植物金钗石斛、鼓槌石斛或流苏石斛的栽培品及其同属植物近似种的新鲜或干燥茎。全年均可采取,鲜用者除去根和泥沙;干用者采收后除去杂质,用开水略烫或烘软,再边搓边烘晒,至叶鞘搓净,干燥。

【性味归经】甘,微寒。归胃、肾经。

【功效主治】

1.益胃生津,用于胃阴虚及热病伤津证。本品甘而微寒,长于滋养胃阴,其生津止渴、清胃热之效优于麦冬。用于热病伤津、烦渴、舌干苔少之证,常与天花粉、鲜生地、麦冬等品同用;治胃热阴虚之胃脘疼痛、牙龈肿痛、口舌生疮可与地黄、麦冬、黄芩等品同用。

2.滋阴清热,用于肾阴虚证。本品能滋肾阴,兼能降虚火。用于肾阴亏虚之目暗不明,常与枸杞子、熟地黄、菟丝子等品同用,如中成药石斛夜光丸;用于筋骨痿软者,与熟地黄、山茱萸、杜仲、牛膝等同用;肾虚火旺,骨蒸劳热者,常与地黄、枸杞子、黄柏、麦冬等滋肾阴、退虚热之品同用。

【用量用法】6～12 g,煎服;鲜品,15～30 g。

【歌诀】

> 石斛益胃善生津,胃阴津亏最宜之。
>
> 养阴清热虚热清,强壮腰膝明目真。

枸杞子 Gouqizi《神农本草经》

【来源】本品为茄科植物宁夏枸杞的干燥成熟果实。夏、秋二季果实呈红色时采收,热风烘干,除去果梗,或晾至皮皱后,晒干,除去果梗。生用。

【性味归经】甘,平。归肝、肾经。

【功效主治】

滋补肝肾,益精明目,用于肝肾阴虚及早衰证。本品为平补肝肾之品。用于肝肾不足所致的头晕目眩、须发早白等证,与怀牛膝、菟丝子、何首乌等品同用,如七宝美髯丹;用于视力减退、内障目昏,常与熟地黄、山茱萸、山药、菊花等品同用,如杞菊地黄丸;用于遗精滑泄、失眠多梦等证,与熟地黄、沙苑子、菟丝子等同用;治消渴证,常与地黄、天花粉、麦冬等同用。

【用量用法】6～12 g,煎服。

【歌诀】

> 枸杞滋阴又补血,益精明目最奇特。

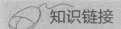

百合 Baihe《神农本草经》

【来源】本品为百合科植物卷丹、百合或细叶百合的干燥肉质鳞叶。秋季采挖,洗净,剥取鳞叶,置沸水中略烫,干燥。生用或蜜炙用。

【性味归经】甘,寒。归心、肺经。

【功效主治】

1.养阴润肺,用于肺阴虚证。本品能补肺阴,兼能清肺热。作用平和,润肺清肺之力不及北沙参,但兼有一定的止咳祛痰作用。用于阴虚肺燥有热之干咳少痰、咳血或咽干音哑等证,常与地黄、玄参、桔梗、川贝母等清肺、祛痰药同用,如百合固金汤或中成药百合固金丸、百合固金口服液。

2.清心安神,用于阴虚有热之失眠心悸。本品能养阴清心,宁心安神。用于虚热上扰,失眠,心悸,可与知母、地黄等同用。

此外,本品还能养胃阴、清胃热,对胃阴虚有热之胃脘疼痛也宜选用。

【用量用法】6~12 g,煎服。蜜炙可增加润肺作用。

【歌诀】

　　　　　　百合润肺又止咳,阴虚肺燥干咳宜。

　　　　　　清心安神效独特,百合病证选服食。

龟甲 Guijia《神农本草经》

【来源】本品为龟科动物乌龟的腹甲及背甲。全年均可捕捉,以秋、冬二季为多,捕捉后杀死,或用沸水烫死,剥取背甲和腹甲,除去残肉,晒干。以砂炒后醋淬用。

【性味归经】甘、咸,微寒。归肝、肾、心经。

【功效主治】

1.滋阴潜阳,用于肝肾阴虚所致的阴虚阳亢、阴虚内热、阴虚风动证。本品甘咸性寒,长于滋补肝肾之阴而退虚热,又能潜降肝阳而熄内风。用于阴虚内热、骨蒸潮热、盗汗遗精等,可单用,也可与熟地黄、知母、黄柏等品同用,如大补阴丸;用于阴虚阳亢,头目眩晕,常与天冬、白芍、牡蛎等品同用,如镇肝息风汤;用于阴虚风动,手足蠕动者,常与阿胶、鳖甲、地黄等品同用,如大定风珠。

2.益肾强骨,用于肾虚筋骨痿弱。本品长于滋养肝肾,故能强筋健骨。用于肾虚筋骨不健、腰膝酸软、步履乏力及小儿鸡胸、龟背、囟门不合诸症,常与熟地黄、知母、黄柏、锁阳等品同用;用于小儿脾肾不足,发育不良,出现鸡胸、龟背者,宜与紫河车、鹿茸、山药、当归等同用。

3.养血补心,用于惊悸、失眠、健忘等症。本品入于心肾,能养血补心,安神定志,适用于阴血不足,心肾失养之惊悸、失眠、健忘,常与石菖蒲、远志、龙骨等品同用。

4.固经止崩,用于阴虚血热之冲任不固、崩漏、月经过多等症。本品既能滋补肝肾以固冲任,又能清热止血。常与黄芩、黄柏、椿皮等同用。

【用量用法】9~24 g,煎服。宜先煎。本品经砂炒醋淬后,有效成分更容易煎出;并除去腥气,便于制剂。

【歌诀】

龟板滋阴补肾强,强筋壮骨是特长。

育阴潜阳熄风良,虚热出血配方疗。

鳖甲 Biejia《神农本草经》

【来源】本品为鳖科动物鳖的背甲。全年均可捕捉,以秋、冬二季为多,捕捉后杀死,或用沸水烫至背甲上的硬皮能剥落时取出,剥取背甲,除去残肉,晒干。以砂炒后醋淬用。

【性味归经】咸,微寒。归肝、肾经。

【功效主治】

1.滋阴潜阳,退热除蒸,用于肝肾阴虚内热证。本品甘咸性寒,入肝肾经,能滋阴潜阳,退热除蒸。本品滋养之力不及龟甲,但长于退虚热、除骨蒸。用于温病后期,阴液耗伤,邪伏阴分,夜热早凉,热退无汗者,常与牡丹皮、地黄、青蒿等品同用,如青蒿鳖甲汤;治疗阴血亏虚,骨蒸潮热者,常与秦艽、地骨皮等品同用。

2.软坚散结,用于癥瘕积聚等证。本品味咸,长于软坚散结,适用于肝脾肿大等癥瘕积聚。用于慢性肝炎肝纤维化以及早期肝硬化等证,常与三七、赤芍、冬虫夏草等配伍;用于湿热蕴结所致的各型痔疮,常与黄柏、地榆、槐角等配伍;治疗慢性肝炎、肝硬化等引起的肝脾肿大,以及腹部良性肿瘤等,常与牡丹皮、桃仁、土鳖虫、半夏等品同用。

【用量用法】9~24 g,煎服。宜先煎。本品经砂炒醋淬后,有效成分更容易煎出;其可去其腥气,易于粉碎,方便制剂。

【歌诀】

鳖甲滋阴降火热,阴虚骨蒸潮热宜。

潜阳熄风虚风熄,软坚散结效奇特。

【相似药物】

名　称	相同点		不同点
	功　效	应　用	功　用
龟甲	滋阴潜阳,软坚散结	皆能用于治疗肾阴不足、虚火亢旺之骨蒸潮热、盗汗、遗精及肝阴不足之头痛、眩晕等症。常相须配伍	长于滋阴、补肾健骨、养心等以补益为主,用于筋骨软弱、腰膝酸软、妇女崩漏、月经过多等
鳖甲			优于退虚热、软坚散结,用于癥瘕积聚、肝脾大、闭经等

玉竹 Yuzhu《神农本草经》

【来源】本品为百合科植物玉竹的干燥根茎。秋季采挖,除去须根,洗净,晒至柔软后反复揉搓,晾晒至无硬心,晒干。切厚片或段用。

【性味归经】甘,微寒。归肺、胃经。

【功效主治】

1.养阴润燥,用于肺阴虚燥咳证。本品药性甘润,作用平和,能养肺阴,清肺热。用于阴虚肺燥有热的干咳少痰、咳血、声音嘶哑等证,常与沙参、麦冬、桑叶等品同用,如沙参麦冬汤。

2.生津止渴,用于胃阴虚证。本品能养胃阴,清胃热,用于热病伤阴,胃热口渴,常与麦冬、沙参等品同用;治胃热津伤之消渴,可与石膏、知母、麦冬、天花粉等品同用。

本品滋而不腻,常与疏散风热之薄荷、淡豆豉等品同用,治疗阴虚外感。

【用量用法】6~12 g,煎服。

【歌诀】

玉竹养阴润肺良,肺燥干咳无痰尝。

阴虚外感风热疗,益胃生津口渴攘。

【相似药物】

名　称	相同点		不同点
	功　效	应　用	功　用
玉竹	养阴润燥,生津止渴	共治胃阴亏虚所致的口渴、咽干、胃脘灼热、大便干结等症,两药相须配伍,功用倍增	玉竹归肺经,养肺阴、润燥止咳
石斛			石斛入肾经,滋肾阴,降虚火,多用于治疗肾阴虚诸证。此外,尚能养阴明目,用于治疗肝肾阴虚所致目暗不明等症

黄精 Huangjing《名医别录》

【来源】本品为百合科植物黄精、滇黄精或多花黄精的干燥根茎。按形状不同,习称“大黄精”“鸡头黄精”“姜形黄精”。春、秋二季采挖,除去须根,洗净,置沸水中略烫或蒸至透心,干燥。切厚片用。

【性味归经】甘,平。归脾、肺、肾经。

【功效主治】

1.补气养阴,健脾,用于脾胃虚弱证。本品能补益脾气,又养脾阴。主治脾脏气阴两虚之面色萎黄、困倦乏力、口干食少、大便干燥。本品能气阴双补,单用或与补气健脾药同用。

2.润肺,用于阴虚肺燥、干咳少痰及肺肾阴虚的劳咳久咳。本品甘平,能养肺阴,益肺气。治疗气阴两伤之干咳少痰,多与沙参、川贝母等药同用;用于肺肾阴虚之劳嗽久咳,可与熟地黄、百部、天冬等同用。

3.益肾,用于肾精亏虚证。本品能补益肾精,用于肾精亏虚之头痛头晕、腰膝酸软、须发早白等,可单用;也可与枸杞子、何首乌等同用;用于治疗消渴,常与地黄、黄芪、麦冬等同用。

【用量用法】9~15 g,煎服。

【歌诀】

> 黄精养阴润肺药,滋补精血熟地同。
>
> 补脾益气配方服,足癣股癣宜外涂。

墨旱莲 Mohanlian《新修本草》

【来源】本品为菊科植物鳢肠的干燥地上部分。花开时采割,晒干。切段生用。

【性味归经】甘、酸,寒。归肾、肝经。

【功效主治】

1.滋补肝肾,用于肝肾阴虚证。本品甘寒,能补益肝肾之阴,适用于肝肾阴虚或阴虚内热所致须发早白、头晕目眩、失眠多梦、腰膝酸软、遗精耳鸣等证,可与女贞子同用,如二至丸;也可与何首乌、枸杞子等配伍。

2.凉血止血,用于阴虚血热的失血证。本品能凉血止血,用于阴虚血热的出血证。可单用或与地黄、阿胶等滋阴凉血止血之品同用。另外,以本品鲜用捣敷或干用研敷,可止外伤出血。

【用量用法】6~12 g,煎服。

【歌诀】

> 滋养肝肾旱莲草,凉血止血功效好。

女贞子 Nuzhenzi《神农本草经》

【来源】本品为木犀科植物女贞的干燥成熟果实。冬季果实成熟时采收,除去枝叶,稍蒸或置沸水中略烫后,干燥。生用或酒制用。

【性味归经】甘、苦,凉。归肝、肾经。

【功效主治】

滋补肝肾,明目乌发,用于肝肾阴虚诸证。本品甘苦性凉,能补益肝肾。用于肝肾阴虚所致的目暗不明、视力减退、须发早白、眩晕耳鸣、失眠多梦、腰膝酸软、遗精、消渴及阴虚内热之潮热、心烦等证。常与墨旱莲配伍,如二至丸;阴虚有热,眼珠作痛者,宜与地黄、石决明、谷精草等同用;肾阴亏虚消渴者,宜与地黄、天冬、山药等滋阴补肾之品同用;阴虚内热之潮热心烦者,宜与地黄、知母、地骨皮等同用。

【用量用法】6~12 g,煎服。

【歌诀】

> 女贞补益肝肾阴,养肝明目利尿真。

【相似药物】

名　称	相同点		不同点	
	功　效	应　用	功　效	应　用
女贞子	滋补肝肾	皆可用于肝肾阴虚之眩晕耳鸣、视力减退、潮热心烦等症	明目乌发	须发早白、目暗不明等症宜用
墨旱莲			凉血止血	阴虚内热出血者首选

其他补虚药

药　名	功　效	主　治	使用注意
白扁豆	健脾化湿、和中消暑	用于脾胃虚弱，食欲不振，大便溏泄，白带过多，暑湿吐泻，胸闷腹胀	9～15 g
锁阳	补肾助阳、益精血、润肠通便	用于肾阳不足，精血亏虚，腰膝酸软，阳痿滑精，肠燥便秘等证	5～10 g
仙茅	补肾阳、强筋骨、祛寒湿	用于阳痿精冷，筋骨软弱，阳虚冷泻，腰膝酸软	有毒，3～10 g
韭菜子	温补肝肾、壮阳固精	用于肝肾亏虚，腰膝酸痛，阳痿遗精，遗尿尿频，白浊带下	3～9 g
胡芦巴	温肾助阳、散寒止痛	用于肾阳不足，下元虚冷，小腹冷痛，疝气腹痛，寒湿脚气	5～10 g
核桃仁	补肾、温肺、润肠	用于肝肾亏虚，腰膝酸痛，阳痿遗精，遗尿尿频，虚寒喘咳，肠燥便秘	6～9 g
天冬	养阴润燥、清肺生津	用于肺燥干咳，顿咳痰黏，腰膝酸痛，骨蒸潮热，内热消渴，热病伤津，咽干口渴，肠燥便秘	6～12 g
桑椹	滋阴补血、生津润燥	用于肝肾阴虚，眩晕耳鸣，心悸失眠，须发早白，津伤口渴，内热消渴，肠燥便秘	9～15 g
黑芝麻	补肝肾、益精血、润肠燥	用于精血亏虚，头晕眼花，耳鸣耳聋，须发早白，病后脱发，肠燥便秘	9～15 g

【点滴积累】

补虚药的基本特点是性味甘温（部分补阳药兼有咸味和辛味），只有补阴药和个别药物性味甘寒或甘凉。归经因分类不同而异，补气药主要归于脾、肺经，补血药主要归于心、肝、脾、肾经，补阳药归于肾、肝、脾、心经，补阴药主要归于肺、胃、肝、肾、心经。补虚药能够补益人体气、血、阴、阳的不足，主要用于气虚、血虚、阴虚、阳虚等虚证；也可用于邪实正虚或正气已虚、余邪未尽的虚实夹杂之证。补虚药配伍，以气血阴阳的相互关系为基本原则，在此基础上根据兼症的不同，选择对症治疗的药物进行配伍。具体药物的学习，应以分类为前提，以功效为基础，先求同，后求异，根据功效分析其应用，最后概括药物的应用特点。

补气药学习重点是理解其补气作用的特点。如人参以固脱为长，黄芪以升阳为长；西洋参、太子参、山药能气阴双补，党参、大枣又能气血双补。其他可按固表、利水、健脾、解毒、缓急、润燥等功效再进行归纳。补血药学习重点是区别其不同功效。如当归兼能活血调经，阿胶又可止血滋阴；熟地滋阴生精填髓，白芍柔肝止痛敛阴，何首乌解毒通便，龙眼肉补脾安神等。补阳药数量较多，可按相同功效分组，再进行比较。如鹿茸、紫河车均能补肾阳、益精血；杜仲、续断均能补肝肾、强筋骨、安胎；蛤蚧、冬虫夏草、胡桃仁均能补益肺肾；补骨脂、益智仁均能固精缩尿、止泻；巴戟天、淫羊藿、仙茅均能强筋骨、祛风湿；菟丝子、沙苑子均能固精明目等。补阴有养阴、益阴、滋阴之别，这是与药物的归经相对应的。归肺经的药物，多有养阴润肺的功效；归胃经的药物，多有益胃生津的功效；归肝肾经的药物，有滋阴润燥或滋阴潜阳的作用；归心经的药物,有清心除烦或清心安神的功效。因此,可利用补阴药的归经来推导其功效,进而根据功效推导其应用。

【目标检测】

一、单选题

1.杜仲、续断、桑寄生都具有( )的功效。

  A.补肝肾、强筋骨、祛风湿　　　　　　　　B.补肝肾、强筋骨、安胎

  C.补肝肾、强筋骨、活血化瘀　　　　　　　D.补肝肾、强筋骨、续筋

2.在下例药中,( )具补肾阳、益精血、强筋骨的功效。

  A.肉苁蓉　　　　　　B.菟丝子　　　　　　C.鹿茸　　　　　　D.蛇床子

3.( )为补益药。

  A.气味芳香,具有化湿运脾作用的药物

  B.能温里散寒,治疗里寒证的药物

  C.能通利水道,渗利水湿,治疗水湿内停的药物

  D.补充人体物质,增强体质,提高抗病能力,消除虚弱证候的药物

4.治亡阳气脱效佳的药对为( )。

  A.附子、人参　　　　　　　　　　　　　　B.附子、干姜

  C.附子、吴茱萸　　　　　　　　　　　　　D.附子、肉桂

5.既治脾肺气虚证,又治热病伤津及心神不安,宜选( )。

  A.白术　　　　　　　B.山药　　　　　　　C.人参　　　　　　D.黄芪

6.黄芪功效为( )。

  A.补气升阳、益卫固表、生津止渴、利水消肿

  B.补气升阳、益卫固表、托毒生肌、利水消肿

  C.补气升阳、祛痰止咳、托毒生肌、利水消肿

  D.补气升阳、清火生津、祛痰止咳、利水消肿

7.黄芪的来源为( )。

  A.豆科植物蒙古黄芪的干燥根　　　　　　B.豆科植物膜荚黄芪的干燥根

  C.豆科植物扁茎黄芪的成熟种子　　　　　D.A+B

8.治气虚水肿,气虚自汗宜选( )。

  A.山药　　　　　　　B.白术　　　　　　　C.黄芪　　　　　　D.B+C

9.白术能治疗( )。

  A.津亏燥渴　　　　　B.表虚自汗　　　　　C.脾虚胎动　　　　D.B+C

10.关于甘草,( )是错误的。

  A.易助湿壅气、湿盛中满者不宜用　　　　B.大剂量服用,可治疗浮肿

  C.反甘遂、海藻、大戟　　　　　　　　　D.有解毒、清热之效

11.具补中缓急、润肺止咳、润肠通便功效,宜选( )。

  A.大枣　　　　　　　B.甘草　　　　　　　C.蜂蜜　　　　　　D.西洋参

12.鹿茸的功效为( )。

  A.补肾阳、益精血、强筋骨、调冲任、托疮毒

B.补肾阳、益精血、强筋骨、祛风湿、止痹痛

C.补肾阳、益精血、强筋骨、行血脉、续筋骨

D.补肾阳、益精血、强筋骨、补肺气、定喘嗽

13.治妇女冲任虚寒、崩漏带下,又治阴疽不敛,宜选(　　　)。

    A.杜仲　　　　　　　B.鹿茸　　　　　　　C.肉苁蓉　　　　　　D.锁阳

14.具补肾壮阳,固精缩尿,温脾止泻,纳气平喘功效的药宜选(　　　)。

    A.巴戟天　　　　　　B.菟丝子　　　　　　C.补骨脂　　　　　　D.益智

15.关于当归,(　　　)是错误的。

    A.甘辛温润入肝心脾经　　　　　　　　B.为补血调经要药

    C.治湿阻,泄泻效佳　　　　　　　　　D.治痹痛麻木,痈疽疮疡

二、多选题

1.缓急止痛应选用(　　　)。

    A.甘草　　　　　　　B.蜂蜜　　　　　　　C.饴糖　　　　　　　D.当归

2.人参可用于(　　　)。

    A.元气虚脱　　　　　B.消渴证　　　　　　C.肺虚久咳　　　　　D.失眠多梦

3.白芍的功效是(　　　)。

    A.补血　　　　　　　B.滋阴　　　　　　　C.柔肝　　　　　　　D.平肝

4.菟丝子的功效是(　　　)。

    A.补肾固精　　　　　B.养肝明目　　　　　C.缩尿　　　　　　　D.安胎

5.治肺热燥咳选用(　　　)。

    A.天冬　　　　　　　　　B.麦冬　　　　　　　　　C.北沙参

    D.南沙参　　　　　　　　E.墨旱莲

6.治疗肝肾虚,视物昏花的药宜选(　　　　)。

    A.菊花、枸杞子　　　　　　B.桑叶、黑芝麻　　　　　　C.桑叶、麦冬

    D.枸杞子、玉竹　　　　　　E.蝉蜕、桑叶

7.关于人参,(　　　)是错误的。

    A.为保证人参的补气药效,服用人参时不宜饮茶

    B.为保证人参的补气药效,服用人参时宜吃白萝卜

    C.属补益之品,邪实而正不虚者忌用

    D.忌同用莱菔子、皂荚、藜芦

    E.可以合用五灵脂

8.(　　　)不属黄芪的功效。

    A.托毒生肌　　　　　　　B.利水消肿　　　　　　　C.益卫固表

    D.祛痰止咳　　　　　　　E.回阳救逆

三、简答题

1.简述补虚的分类、适应证及使用注意。

2.简述龟甲与鳖甲在功效、应用方面有何异同。

3.黄芪、白术的功效主治有何异同?

4.白术、苍术均有燥湿健脾之功,应用有何区别?

5.枸杞子与菊花的明目作用有何区别与联系？

四、分析题

1.试述阿胶的功效、主治及用法。

2.麻黄、甘遂、猪苓、黄芪均能用于治疗水肿,各自作用机制及适应证有何不同？

3.试分析补阳药与温里药的适应证有何区别与联系？

第22章 驱虫药

1) 含义

凡以杀死肠道寄生虫或将其祛除体外为主要功效,用于治疗虫证的药物,称为驱虫药。主要驱绦虫、蛔虫,其主要作用是驱,即让虫体麻醉,不能附在小肠而排出。本章所述中药,基本都是驱虫的,杀虫的是极少数,在中药中,杀虫药主要是指外用时对皮肤的寄生虫或局部的一些虫,如阴道滴虫,皮肤上的疥虫、螨虫有杀灭作用。如果不加以区分,笼统地说某一味药杀虫,就弄不清是口服对肠道寄生虫有效还是外用有效,如果改为驱虫,就把外用杀虫作用和内用驱虫分清了。

2) 性能特点

驱虫药的性味与其杀虫功效无明显相关性,其药性多结合兼有功效而确定,其味多与滋味有关。因主治肠道寄生虫,故其归经以大肠及脾胃为主。部分药物为有毒之品。

偏温、偏寒都是通过兼有功效反映出来的,与驱虫无关。达到驱虫效果的用量时,这类药都有不良反应或毒性反应。

3) 功效与主治

归 经	功 效	适应证
大肠	驱虫	蛔虫、绦虫、蛲虫、钩虫、姜片虫等肠道及血吸虫、阴道滴虫等机体其他部位寄生虫病
脾胃	健脾和胃	脾胃不和食积气滞证
	消积化滞	小儿疳积、便秘
	治癣疗疮	疮、癣等皮肤病

4) 配伍应用

使用驱虫药,应根据寄生虫的种类、患者体质的强弱、病势的缓急以及不同兼证,而选择恰当的药物,并根据患者的不同兼证进行适当配伍。如大便秘结者,当配伍泻下药物;兼有积滞者,可与消积导滞药同用;应用驱虫药,常配伍泻下药物以促进虫体排出;脾胃虚弱者,又当配伍健脾和胃之品;体质虚弱者,须先补后攻或攻补兼施。

5) 使用注意

驱虫药一般在空腹时服用,使药物能充分作用于虫体而保证疗效;应用毒性的驱虫药,要注意用量、用法,以免用量过大中毒或损伤正气;年老体弱、孕妇也当慎用;对发热或腹痛剧烈者,暂时不宜驱虫,待症状缓解后,再用驱虫药物。

槟榔 Binglang《名医别录》

【来源】本品为棕榈科植物槟榔的成熟种子。浸透切片或捣碎用。

【性味归经】辛、苦,温。归胃、大肠经。

【功效主治】

1.杀虫,用于绦虫,也杀姜片虫及其他肠道寄生虫病。本品对绦虫、钩虫、蛲虫、蛔虫、姜片虫、鞭虫等多种寄生虫,均有驱杀作用。为驱蛔常用之品,对于因蛔虫引起的腹痛,有较好的疗效。本品滋味甘美,可炒熟单独服食,容易为儿童所接受,适用于单纯性或轻症的蛔虫病。如蛔虫病情较重的,也可配合苦楝根皮驱杀蛔虫药同用。槟榔尤善于驱杀绦虫,常与南瓜子同用。与牵牛子制成片剂,治疗姜片虫有良效。

2.行气消积,用于食积气滞,泻痢后重。本品辛散苦泄,善行胃肠之气,兼能缓泻通便而消积导滞。治饮食积滞,兼泻痢不爽者,常与木香、青皮、大黄等同用。治小儿形体消瘦、腹胀如臌、面色萎黄等症,常与党参、白术等同用。治湿热泻痢,常与木香、黄连、芍药等同用,如芍药汤。

3.行水,用于水肿,脚气肿痛。本品既能利水,又能行气,气行则助水运。治水肿实证,二便不利,常与商陆、泽泻、木通等配伍,如疏凿饮子。治寒湿脚气肿痛,常与木瓜、吴茱萸、橘皮等温里、化湿、行气的药物配伍,如鸡鸣散。

【用量用法】3~10 g,煎服;驱绦虫、姜片虫 30~60 g。

【使用注意】本品缓泻,并易耗气,故脾虚便溏及气虚下陷者忌用;孕妇慎用。

【歌诀】

槟榔杀虫治虫病,行气消积兼泻痢。

又能行水治水肿,虫病要用大剂量。

知识链接

槟榔含槟榔碱,有拟胆碱作用,能麻痹猪肉绦虫的全体,对牛肉绦虫则仅能麻痹头部和未成熟节片。对蛔虫、蛲虫、钩虫、鞭虫、姜片虫等也有驱杀作用。水浸液对皮肤真菌、流感病毒有抑制作用。

苦楝皮 Kulianpi《名医别录》

【来源】本品为楝科植物川楝或楝的干燥树皮和根皮。鲜用或切片生用。

【性味归经】苦,寒。有毒。归肝、脾、胃经。

【功效主治】

1.杀虫,用于蛔虫、蛲虫、钩虫等多种肠道寄生虫病,尤善驱蛔虫。本品根皮驱杀蛔虫作用显著,为治蛔虫病之要药,可单用水煎、煎膏或制成片剂、糖浆服用;也可配合槟榔、芜荑等同用。近来用本品配合茵陈、广郁金、青皮、木香等,可用于治疗胆道蛔虫病。

2.疗癣,用于疥癣、湿疮、头癣、湿疹瘙痒等证。本品能清热燥湿,杀虫止痒。治头癣、疥癣,用本品根炒炭研末,油调敷。

【用量用法】3~6 g。外用适量,研末,用猪脂调敷患处。

【使用注意】本品有毒,不可过量或持续服用。有效成分难溶于水,需文火久煎。孕妇及肝肾功能不全者慎用。

【歌诀】

苦楝杀虫尤治蛔,疗癣外用治疥疮。

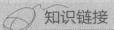

知识链接

苦楝皮主要成分苦楝素,有驱蛔作用。其煎液在体外对蛲虫有麻痹作用,对猪钩虫有驱杀作用。其乙醇浸液对常见致病真菌有明显抑制作用。其毒性反应常为头晕、头痛、嗜睡、恶心、腹痛等,严重者可出现中毒性肝炎、精神失常、呼吸中枢麻痹及内脏出血,甚至死亡。

【不良反应】

苦楝皮有毒成分为川楝素和异川楝素。中毒表现为:恶心呕吐、剧烈腹痛、腹泻、头晕头痛、视力模糊、全身麻木、心律不齐、血压下降、呼吸困难、神志恍惚、狂躁或萎靡、震颤或惊厥,最后因呼吸和循环衰竭而死亡。其原因或因用量过大或用法不当,或因患者体质所引起。解救办法可洗胃、催吐、导泻、补液及对症治疗;轻者可以用绿豆 120 g、龙眼肉 60 g、甘草 15 g,煎水频服。

使君子 Shijunzi《开宝本草》

【来源】本品为使君子科植物使君子的成熟果实。去壳,取种仁生用或炒香用。

【性味归经】甘,温。入脾、胃经。

【功效主治】

1.驱虫,用于蛔虫,杀虫兼驱虫。本品味甘气香而不苦,性温入脾胃经,有良好的驱杀蛔虫作用,善驱蛔虫和蛲虫,尤善驱蛔。因其味甘甜,故尤宜于小儿。轻证单用,炒香嚼服即可。因其作用缓和,虫证重证应配伍苦楝皮、芜荑等其他驱虫药,以增强疗效。如使君子散,以本品与苦楝皮、槟榔等同用。与百部、槟榔、大黄等同用,也可用于治疗蛲虫病。

2.消积,用于小儿疳积。治小儿疳积,面色萎黄,腹痛有虫,形瘦腹大,常与槟榔、神曲、麦芽等同用,如肥儿丸。

【用量用法】使君子 9~12 g,捣碎入煎剂;使君子仁 6~9 g,多入丸散或单用,作 1~2 次分服。小儿每岁 1~1.5 粒,炒香嚼服,1 日总量不超过 20 粒。

【使用注意】大量服用能引起呃逆、呕吐、眩晕等反应。与热茶同服,也能引起呃逆,故服用时当忌饮浓茶。

【不良反应】

使君子有毒成分为使君子酸钾。使君子氨酸的神经毒作用研究表明,可造成实验动物癫痫大发作,其引起的脑损伤与动物年龄、给药剂量有关。本品内服可致胃肠刺激及膈肌痉挛,毒副作用表现为呃逆、头痛、眩晕、恶心、呕吐、出冷汗、四肢发冷,重者可出现抽搐、惊厥、呼吸困难、血压下降等。中毒原因主要是内服生品、误食过量新鲜果实或用量过大。解救办法可洗胃、催吐,对症治疗;轻者可用绿豆、甘草煎水服。

【歌诀】

使君子驱蛔蛲虫,消积又能治疳积。

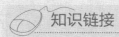

知识链接

使君子含使君子酸钾,为驱虫有效成分,对蛔虫、蛲虫均有较强的麻痹作用。水浸液对某些皮肤真菌有抑制作用。

药材典故

使君子的命名是根据一个人的名字,相传在北宋年间,潘洲一带有个名为郭使君的郎中,精通医道,深得乡邻尊敬。

一天,他上山采药被一种结在藤状植物上的果实所吸引。果实形如山栀,又似诃子,去壳尝之,其味甘淡,气芳香,于是摘下一些带回家来想研究它的药性。

几天后,郭使君见这些果实未干透,怕久放发霉,就放到锅中炙炒。不一会儿,浓郁的香气弥散开来,诱得年幼的孙子嚷着要吃。使君无奈,就拣出炒熟的三枚给孙儿吃。没想次日早晨,孙子解大便时竟排出了几条蛔虫。使君思想其缘故,莫非这果儿能驱除蛔虫?于是就又给孙子吃了八九枚。这下子可把孙儿折腾坏了,又是一个劲打嗝,又是呕吐。郎中断定是过量中毒,忙用甘草、生姜等给孙儿解了毒。几天后,他再次给孙子服食了三四枚,果然孙儿又顺利排出了几条蛔虫。这孙儿本偏食,面黄瘦弱,吃果子不仅驱了虫,而且食欲大增,身体也渐渐强壮起来。

此后,郭郎中在行医时,遇到疳积、虫积的患儿,就酌量用这种果实去医治,每获良效。人们问起这果子的名字,朗中一时想不出,最后应允了大家的叫法,取名"使君子",就是当时的一种官职,以人的名字来命名。

雷丸 Leiwan《神农本草经》

【来源】本品为白蘑科真菌雷丸的菌核。生用。

【性味归经】微苦,寒。归胃、大肠经。

【功效主治】

1.杀虫,本品驱虫面广,对绦虫、钩虫及蛔虫等多种肠道寄生虫均有驱杀作用,驱杀绦虫作用较强。治绦虫病,可单品研末服用,每次 20 g,日服 3 次,多数病例虫体在第 2~3 日全部或分段排出。若驱钩虫、蛔虫,常与槟榔、牵牛子等配伍。治蛲虫,可与大黄、牵牛子等同用。

2.消积,用于小儿疳积。本品味苦,性寒,常与槟榔同用。

【用量用法】15~21 g,不宜入煎剂,一般研粉服,一次 5~7 g,饭后用温开水调服,一日 3 次,连服 3 天。

【使用注意】有小毒,不宜入煎剂。因本品含蛋白酶,加热 60 ℃左右即易于破坏而失效。有虫积而脾胃虚寒者慎用。

【歌诀】

雷丸杀虫尤绦虫,消积治小儿疳积。

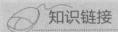 知识链接

　　雷丸是一种药用菌,具有非常显著的抗癌功效,医药学家将雷丸(竹苓)、茯苓、猪苓并称为抗癌"三苓"。古人称雷丸为"四时神药",因为其功效非常广泛,不分四季,将其与各种药物配伍,不管寒、温、风、湿诸疾,都能发挥其独特功效。

　　雷丸独产于中国,主产于甘肃、河南、安徽、浙江、四川、云南、湖北等地也有少量生产,其中以甘肃河西走廊张掖地区出产的雷丸品质最佳,中药材市场自古就有"世界雷丸在中国,中国雷丸在甘肃,甘肃雷丸在河西,河西雷丸在张掖"的说法。

鹤虱 Heshi《新修本草》

【来源】本品为菊科植物天名精的干燥成熟果实。生用。

【性味归经】苦、辛,平。有小毒。入脾、胃经。

【功效主治】

1.杀虫,用于虫积腹痛等症。本品擅杀虫,可用于多种肠寄生虫病。治蛔虫、蛲虫等小儿虫积腹痛病症,常与槟榔、使君子、川楝子等配用。

2.消积,用于小儿疳积,可与使君子、槟榔、木香同用,治湿热蕴结之疳蛔,或与胡粉、槟榔、苦楝皮、白矾同用,治虫积所致四肢羸困、面色青黄、饮食虽进、不生肌肤等症。

【用量用法】3~9 g。

【使用注意】本品有小毒,服后可有头晕、恶心、耳鸣、腹痛等反应,孕妇、腹泻者禁用。

【歌诀】

鹤虱杀虫治虫积,消积也可治疳积。

南鹤虱 Nanhesi《新修本草》

【来源】本品为伞形科植物野胡萝卜的干燥成熟果实。生用。

【性味归经】苦、辛,平;有小毒。归脾、胃经。

【功效主治】

1.杀虫,用于蛔虫病、蛲虫病、绦虫病、虫积腹痛等症。本品单味做丸、散服用,也常与槟榔、使君子等配用,增强杀虫疗效。

2.消积,用于小儿疳积。本品味辛、苦,性平,可与槟榔、木香同用。

【用量用法】3~9 g。

【使用注意】本品有小毒,服后可有头晕、恶心、耳鸣、腹痛等反应,孕妇、腹泻者禁用。又有抗生育作用,孕妇忌用。

【歌诀】

南鹤虱能治虫病,消食积治疳积。

【不良反应】

鹤虱中毒症状有:恶心呕吐,食欲不振,头晕,头痛,四肢软弱无力,不能行走,说话困难,严重时能引起阵发性痉挛、抽搐。南鹤虱的毒性小,服药后数小时或第二天有轻微头晕、恶心、耳鸣、腹痛等,但症状可自行消失。中毒原因主要是用药过量或配伍不当,可采用对症治疗,或用甘草、绿豆各30 g,煎汤当茶饮。

其他驱虫药

药 名	功 效	主 治	要 点	使用注意
贯众	杀虫,清热解毒,凉血止血	钩虫、蛲虫、绦虫等肠道寄生虫;风热感冒、温热斑疹及痄腮;预防麻疹、流感、流脑;血热吐血、衄血、便血、崩漏等证	清热解毒宜生用,止血宜炒炭用	有小毒,脾胃虚寒者、孕妇慎用
南瓜子	杀虫	绦虫病、蛔虫病、钩虫病、血吸虫病等	杀虫常用药物,治疗血吸虫须生用大量久服	研粉吞服,不宜入煎剂
鹤草芽	杀虫	用于绦虫病,可外用于阴道滴虫病	驱杀绦虫良药	研粉吞服,不宜入煎剂
榧子	杀虫消积,润肺止咳,润燥通便	钩虫病、蛔虫病、绦虫病,虫积腹痛,小儿疳积,肺燥咳嗽,大便秘结	甘润平和,杀虫又有润肠、润肺之效	入煎剂生用。大便溏薄,肺热咳喘不宜用。不与绿豆同用
芜荑	杀虫消积	虫积腹痛、小儿疳积,用于治疗疥癣瘙痒、皮肤恶疮	味辛、苦,既能杀虫止痛,又能消积疗疳	脾胃虚弱,肺、脾燥热者忌服

【点滴积累】

驱虫药多味苦,对人体肠道寄生虫有毒杀作用,善于驱虫或杀虫。

使君子消积健脾,为儿科驱蛔消疳之良药,唯服时不能过量或与热茶同服。苦楝皮驱蛔效力大而可靠,又驱钩虫,治钩虫病;还能清湿热,治疥癣;有毒,不能过量服用。槟榔能杀虫、消积、泻下、利水,治虫积腹痛、食积腹胀、泻痢里急后重及水肿等证。南瓜子主要麻痹绦虫的中段及后段节片,大量久服又治血吸虫;还兼润肠,治肠燥便秘。鹤草芽缓泻,利于虫体排出,制成栓剂又治阴道滴虫病。雷丸能破坏绦虫节片,又能驱杀蛔虫、蛲虫、钩虫,还能治疗脑囊虫,其驱虫成分不耐高温,60 ℃左右即失效,宜饭后冷水送服。贯众生用能杀虫、清热解毒,治多种肠道寄生虫病、风热感冒、热毒斑疹、痄腮肿痛以及预防麻疹、流感、流脑等。炒炭清热兼止血,治血热衄血、吐血等症。榧子甘润平和,杀虫又有润肠、润肺之效,芜荑味辛、苦,既能杀虫止痛,又能消积疗疳,是一种非常用驱虫药。

【目标检测】

一、单选题

1.具有杀虫消积作用,炒香嚼服的药物是(　　)。
　　A.使君子　　　　　　B.南瓜子　　　　　　C.槟榔　　　　　　D.雷丸

2.既能杀虫又能清热解毒止血的药物是(　　)。
　　A.青黛　　　　　　　B.蒲公英　　　　　　C.紫草　　　　　　D.贯众

3.既能杀虫又能缓泻还可润肺止咳的药物是(　　)。
　　A.槟榔　　　　　　　B.使君子　　　　　　C.鹤草芽　　　　　D.榧子

4.既能杀虫消积,又能行气利水的药物是(　　)。
　　A.使君子　　　　　　B.苦楝皮　　　　　　C.川楝子　　　　　D.槟榔

5.既能驱杀肠寄生虫,又能用于小儿疳积的药物是(　　)。
　　A.鹤草芽　　　　　　B.雷丸　　　　　　　C.南瓜子　　　　　D.虎杖

6.雷丸驱虫的最佳剂型是(　　)。
　　A.水煎液　　　　　　B.酒煮剂　　　　　　C.散剂　　　　　　D.酒浸剂

7.既能杀虫又可疗癣的药物是(　　)。
　　A.使君子　　　　　　B.苦楝皮　　　　　　C.南瓜子　　　　　D.鹤虱

8.为提高驱虫药的疗效,当配合服用的药物是(　　)。
　　A.与清热解毒药配伍　　　　　　　　B.与消食药配伍
　　C.与泻下药配伍　　　　　　　　　　D.与行气药配伍

9.使君子宜于驱杀(　　)。
　　A.蛔虫　　　　　　　B.绦虫　　　　　　　C.钩虫
　　D.姜片虫　　　　　　E.血吸虫

10.可用治食积气滞、泻痢后重病症的药物是(　　)。
　　A.山楂　　　　　　　B.使君子　　　　　　C.雷丸　　　　　　D.槟榔

二、配伍选择

A.蛇床子　　　　B.使君子　　　　C.川楝子　　　　D.苦楝皮

1.功效是杀虫疗癣的驱虫药是(　　)。

2.功效是"驱虫消积"的驱虫药是(　　)。

A.驱虫消积　　　B.杀虫疗癣　　　C.行气解郁　　　D.驱虫消积,行气利水

3.使君子的功效是(　　)。

4.槟榔的功效是(　　)。

三、多选题

1.槟榔可驱杀(　　)。
　　A.绦虫　　　　　　　B.蛔虫　　　　　　　C.蛲虫　　　　　　D.姜片虫

2.可用于治疗蛲虫病的药物有(　　)。
　　A.使君子　　　　　　B.槟榔　　　　　　　C.雷丸　　　　　　D.鹤虱

3.在驱虫药中,含有毒性的药物有(　　)。
　　A.苦楝皮　　　　　　B.鹤草芽　　　　　　C.雷丸　　　　　　D.鹤虱

4.驱虫药中,不宜入煎剂的药物有(　　　)。

  A.使君子   B.南瓜子   C.鹤草芽   D.雷丸

5.使君子与热茶同服可能引起的不良反应是(　　　)。

  A.呕吐   B.便秘   C.呃逆   D.眩晕

6.在下列药物中,具有驱虫消积作用的是(　　　)。

  A.苦楝皮   B.南瓜子   C.使君子   D.槟榔

7.南瓜子主要驱杀(　　　)。

  A.绦虫   B.钩虫   C.姜片虫   D.蛔虫

8.能够驱杀钩虫的药物是(　　　)。

  A.鹤草芽   B.雷丸   C.使君子   D.南瓜子

四、填空题

1.具有杀虫消积功效的药物有_____、_____、_____、_____(任写4味药)。

2.能用于治疗蛔虫病的药物有_____、_____、_____、_____(任写4味药)。

3.槟榔的功效是_____、_____、_____、_____。其中生用于_____,炒用于_____,鲜品优于_____者。

4.能用于治疗绦虫病的药物有_____、_____、_____、_____(任写4味药)。

5.在驱虫药中,能用于治疗疥癣的药物是_____,能用于治疗疟疾的药物是_____,能用于治疗肠燥便秘的药物是_____。

五、简答题

1.何谓驱虫药?

2.使用使君子、苦楝皮时,应注意什么问题?

3.简述雷丸在临床上的用法用量。

4.试述使君子、苦楝皮、槟榔、南瓜子、鹤草芽、榧子的用量用法。

5.在驱虫药中,作用于蛔蛲虫、绦虫、钩虫的药物各有哪些?

第23章 收涩药

1）含义

以收敛固涩为主要功效,常用以治疗滑脱不禁证的药物,称为收敛固涩药,也称收涩药或固涩药。

2）性能特点

本类药物一般具有酸味或涩味,部分有甘味。大多具温性或平性,个别药物具寒凉药性。主入肺、脾、肾、大肠经。本章药物除罂粟壳有毒外,其余药物在常用剂量内安全可靠,一般视为无毒。

收敛固涩的作用趋向向内,故本类药均具沉降之性。肺合皮毛,咳为肺病,能固表止汗或止咳的药可归肺经;汗为心液,能养心益气止汗的药物可归心经;止泻药可归大肠经;涩精药、缩尿药可归肾经;止带药可归肾经或脾经。

3）功效与主治

收涩药均有收敛固涩功效,具体包括止汗、止泻、固精、缩尿、止带等。分别适用于自汗、盗汗、久泻、久病、遗精、滑精、遗尿、尿频、带下等滑脱不禁证。故本类药物可分为三类:固表止汗药、敛肺涩肠药、固精缩尿止带药。其具体功效、主治见下表:

分　类	功　效	适应证
固表止汗药	固表止汗	①气虚自汗证;②阴虚盗汗证
敛肺涩肠药	敛肺止咳 涩肠止泻	①肺虚喘咳,久治不愈,肺肾两虚,摄纳无权的虚喘证;②脾虚久泄久痢,脾肾虚寒泄泻
固精缩尿止带药	固精、缩尿、固崩止带	①肾虚致遗精、滑精;②膀胱失约导致的遗尿、尿频;③肾虚冲任不固导致的崩漏、带下

4）配伍应用

由于导致滑脱不禁证的根本原因是正气虚弱,而收涩药除少数药物有一定补虚作用外,大多不具有补益作用,只能收敛固涩以治其标,故常需与补虚药配伍,以标本兼顾。如气虚自汗者须配伍补气药;阴虚盗汗者须配伍补阴药;脾肾阳虚之久泻、久病须配伍温补脾肾药;肾虚不固之遗精、滑精、遗尿、尿频须配伍补肾药;脾气亏虚或肾阳不足之带下,须配伍补气健脾药或温补肾阳药。若正气虽衰而余邪未尽者,单用收涩药有留邪之弊,须适当配伍相应祛邪药,如久泻、久病余邪未尽者,可适当配伍清热解毒燥湿药等。

总之,应根据具体证候,追根溯本,适当配伍,标本兼治,方能收到较好效果。

5）使用注意

不同的滑脱之证，应选择不同的收涩药。收涩药有敛邪之弊，故邪气较盛时不宜过早使用，以免闭门留寇。如湿热所致的泻痢、带下；血热导致的出血以及高热汗出者等，当以祛邪为主，不宜过早使用收涩药。

23.1　固表止汗药

本类药物大多甘平，性主收敛。主入肺、心二经，以收敛止汗为主要功效，常用以治气虚不能固表之自汗、阴虚盗汗。治自汗，常配补气药；治盗汗，常配滋阴药。

对于亡阳虚脱导致的汗出，应以回阳固脱为主，非本类药物单用即能奏效。

麻黄根 Mahuanggen《本草经集注》

【来源】本品为麻黄科植物草麻黄或中麻黄的干燥根和根茎。秋末采挖，除去残茎、须根和泥沙，干燥。切段，生用。

【性味归经】甘、涩，平。归心、肺经。

【功效主治】

固表止汗，用于自汗，盗汗。本品收敛止汗作用较强，不论内服外用均有止汗效果，为临床主治体虚多汗的常用之品。气虚自汗、阴虚盗汗均可配伍应用。治气虚自汗，常与黄芪、牡蛎等同用，如牡蛎散。治阴虚盗汗，宜与当归、地黄等同用，如当归六黄汤。治产后虚汗不止，常配黄芪、当归等益气补血之品。

【用量用法】3~9 g，煎服。外用适量，研粉撒扑。

【使用注意】有表邪者忌用。

【歌诀】

> 麻黄根乃止汗药，自汗盗汗虚汗服。
>
> 配方应用效更雄，外用撒布治汗脱。

浮小麦 Fuxiaomai《本草蒙筌》

【来源】为禾本科植物小麦的干瘪果实。夏季果实成熟时采收。取扬场时瘪瘦轻浮者入药。生用，或炒用。

【性味归经】涩、甘，凉。归心经。

【功效主治】

1.固表止汗，用于自汗、盗汗。本品以止汗见长，对自汗而心气不足或盗汗而心阴不足者，还兼有一定的益心气、养心阴作用；对阴虚内热盗汗还略能清虚热，有标本兼顾之效。治气虚自汗，常与黄芪、白术、麻黄根等同用。治阴虚内热盗汗，宜与五味子、地骨皮等同用。

2.益气除热，用于虚劳骨蒸潮热、阴虚发热等。本品性甘凉，甘能益气，凉可除热，治阴虚发热，常与地黄、麦冬等同用。

【用量用法】15~30 g，煎服。研末服，3~5 g。

【歌诀】

收敛止汗浮小麦,清心安神用小麦。

【附　药】

小麦:为小麦的成熟果实。性味甘,微寒。归心经。功能益心气,养心阴,除烦。常用于心神不宁、烦躁失眠及妇人脏燥等证。水煎服,30～60 g。

糯稻根须 Nuodaogenxu《本草再新》

【来源】为禾本科植物糯稻的根茎及根。9—10月糯稻收割后采挖。晒干,生用。

【性味归经】甘、平。归心、肝经。

【功效主治】

1.固表止汗,用于体虚自汗、盗汗。本品性平,对阴虚内热盗汗,兼有一定清退虚热作用;汗出津伤口渴者,还略具生津止渴作用。其作用平和,宜入复方使用。

2.退虚热,益胃生津,用于虚热不退、骨蒸潮热,或阴虚口渴等。本品能益胃生津,退虚热。治病后阴虚汗多,虚热不退,骨蒸潮热等证,可与沙参、地骨皮、麦冬等配伍。

【用量用法】15～30 g,煎服。

【歌诀】

糯稻根须敛汗奇,益气生津退虚热。

23.2　敛肺涩肠药

本类药物的药味以酸涩为主,主入肺或大肠经。分别具有敛肺止咳和涩肠止血作用,或两者相互兼有。适用于肺虚喘咳,久治不愈;肺肾两虚,摄纳无权的虚喘证;脾虚久泄久痢;脾肾虚寒泄泻等。

本类药物对于咳嗽初起或痰多壅肺导致的咳喘病证,以及热毒泻痢、湿热泻痢或食积腹泻等实证腹泻均不宜使用。

五味子 Wuweizi《神农本草经》

【来源】本品为木兰科植物五味子的干燥成熟果实。习称"北五味子"。秋季果实成熟时采摘,晒干或蒸后晒干,除去果梗和杂质,晒干。生用或用醋、蜜炙用。用时打碎。

【性味归经】酸、甘,温。归肺、心、肾经。

【功效主治】

1.收敛固涩,用于久咳虚喘,梦遗滑精,遗尿尿频,久泻不止,自汗盗汗等。

本品有较强的止咳祛痰作用,因其具温补固涩作用,故多用于虚寒证。属寒饮内蓄者,常与干姜、细辛等配伍。对肺虚久咳痰多者,常与人参、黄芪、紫苑等同用。本品也能涩肠止泻。对脾肾虚寒之久泻不止,兼能补益脾肾之气,常与补骨脂、吴茱萸、肉豆蔻等配伍,如四神丸。

本品又能收敛止汗。治气虚自汗,常与人参、麦冬等配伍,如生脉散。治阴虚盗汗,常与熟地黄、山茱萸、麦冬等配伍,如麦味地黄丸。本品还能补肾涩精,适用于肾气亏虚,精关不固之遗精、滑精,常与枸杞子、菟丝子、覆盆子等同用,如五子衍宗丸。

2.益气生津,用于津伤口渴及内热消渴。本品甘能益气,酸能生津,可用于津伤口渴等证。对热伤气阴,汗多口渴,常与益气生津之品配伍,如生脉散。对阴虚内热,口渴多饮之消渴,常与黄芪、山药、天花粉等配伍,如玉液汤。

3.补肾宁心,用于失眠多梦、心悸。本品还能安定心神,适用于心神不安之失眠多梦、心悸等症。对心肾不交者,又能滋养心肾,常配伍酸枣仁、地黄等,如天王补心丹。

【用量用法】2~6 g,煎服;每次 1~3 g,研末服。

【使用注意】本品性酸收,凡表邪未解,内有实热,咳嗽初起,麻疹初期均不宜使用。

【歌诀】

> 五味益气生津液,收敛固涩治多疾。
>
> 养心安神效力捷,保肝降酶新功能。

乌梅 Wumei《神农本草经》

【来源】本品为蔷薇科植物梅的干燥近成熟果实。夏季果实近成熟时采收,低温烘干后闷至色变黑。去核生用或炒炭用。

【性味归经】酸、涩,平。归肝、脾、肺、大肠经。

【功效主治】

1.敛肺止咳,用于肺虚久咳。本品酸收之性较强,治肺虚久咳,单用有效,如乌梅膏,即单用本品煎膏含化,治久咳不止。也常与罂粟壳、苦杏仁等同用。

2.涩肠止泻,用于久泻、久痢。本品有较强的涩肠止泻痢作用。用于久泻,常与人参、肉豆蔻等同用,如固肠丸。

3.生津,用于虚热消渴。本品味酸性平,善能生津液,止烦渴。单用有效。也常与麦冬、人参、天花粉等同用,如玉泉丸。

4.安蛔,用于蛔厥呕吐腹痛。蛔虫得酸则伏,本品滋味极酸,为安蛔要药,适用于蛔虫所致之腹痛,呕吐,四肢厥逆,如乌梅丸。

此外,本品还可止血,用于便血、尿血、崩漏、咳血。外敷能消疮毒、平胬肉。

【用量用法】6~12 g,煎服。

【使用注意】本品性酸收,凡表邪未解,内有实热积滞者慎用。

【歌诀】

> 乌梅收敛固涩药,止咳止泻止血雄。
>
> 生津止渴治消渴,安蛔止痛首选服。

五倍子 Wubeizi《本草拾遗》

【来源】本品为漆树科植物盐肤木、青麸杨或红麸杨叶上的虫瘿,主要由五倍子蚜寄生而形成。秋季采摘,置沸水中略煮或蒸至表面呈灰色,杀死蚜虫,取出,干燥。生用。按外形不同,分为"肚倍"和"角倍"。

【性味归经】酸、涩,寒。归肺、大肠、肾经。

【功效主治】

1.敛肺降火,用于肺虚久咳,肺热痰嗽。本品酸涩,可用于肺虚久咳,又因其性寒凉,还可用于肺热痰嗽。治肺虚久咳,常配五味子、罂粟壳等同用。治肺热咳嗽,常配黄芩、瓜蒌、贝母等。治热灼肺络之咯血,常配白及等。

2.涩肠止泻,用于久泻久痢。本品酸涩能涩肠止泻,适用于久泻、久痢。可与诃子、枯矾等同用。

3.敛汗,用于自汗盗汗。本品内服外用均有敛汗作用,适用于虚汗证。如《本草纲目》用本品与荞面等分作饼,煨熟,夜卧待饥时干食,治瘰中盗汗;单用本品研末,水调填脐中,缚定,治自汗、盗汗。

4.止血,用于便血痔血、崩漏、外伤出血等出血证。本品具有较强的收敛止血作用,不论内服外用均有效。可用于多种出血证,而以便血、崩漏及外伤出血尤为多用。治便血痔血,常配地榆、槐花等;治崩漏,可单用,或配棕榈炭、血余炭等。

5.收湿敛疮,用于痈肿疮毒,皮肤湿烂。本品对于痈肿疮毒,初起者有解毒消痈之效;溃后又能促其敛合。单用或与清热解毒之品配伍。

此外,本品也能涩精,用于遗精、滑精。常与龙骨等涩精止遗之品同用。

【用量用法】3~6 g,煎服。每次 1~1.5 g,入丸散服。外用适量。研末外敷或煎汤熏洗。

【使用注意】本品收涩,凡外感咳嗽、湿热泻痢者忌用。

【歌诀】

五倍收效能止血,止汗止泻又止咳。

清降肺部火热邪,解毒敛疮外用奇。

【相似药物】

名　　称	相同点		不同点	
	功　　效	应　　用	功　　效	应　　用
五倍子	敛肺止咳、敛汗、涩肠固精	用于肺虚久咳、自汗盗汗、遗精滑精、久泻不止等	清肺降火、收敛止血、收湿敛疮	用于肺热咳嗽、咯血、痈肿疮毒,皮肤湿烂等
五味子			益气生津,补肾,宁心安神	用于津伤口渴,肺肾两虚喘咳及失眠多梦等

诃子 Hezi《药性论》

【来源】本品为使君子科植物诃子或绒毛诃子的干燥成熟果实。秋、冬二季果实成熟时采收,除去杂质,晒干。生用或煨用。若用果肉则去核。

【性味归经】苦、酸、涩,平。归肺、大肠经。

【功效主治】

1.涩肠止泻,用于久泻、久痢,便血脱肛。本品煨用长于涩肠止泻,对于滑脱不禁证中的久泻、久痢,单用本品即可。若虚寒久泄久痢,常配罂粟壳、干姜等。泻痢日久,气虚脱肛者,常配人参、黄芪等。

2.敛肺止咳,降火利咽,用于肺虚喘咳,久嗽不止,咽痛音哑。本品能止咳、利咽开音,适用于肺虚咳嗽、久咳失音,不论生用、煨用均可,但生品更为临床多用,可单用或与人参、五味子等同用。若痰热郁肺,久咳失音,可配桔梗、甘草等药。

【用量用法】3~10 g,煎服。涩肠止泻宜煨用,敛肺止咳,降火利咽宜生用。

【使用注意】本品收涩,故外有表邪、内有湿热积滞者忌服。

【歌诀】

> 诃子涩肠善止泻,久泻久痢煨用治。
>
> 生用敛肺止咳甚,清肺利咽失音去。

罂粟壳 Yingsuke《本草发挥》

【来源】本品为罂粟科植物罂粟的干燥成熟果壳。秋季将成熟果实或已割取浆汁后的成熟果实摘下,破开,除去种子和枝梗,干燥。醋炒或蜜炙用。

【性味归经】酸、涩,平;有毒。归肺、大肠、肾经。

【功效主治】

1.敛肺止咳,用于久咳。本品性酸涩,有较强的敛肺止咳作用,适用于肺虚无火或邪尽而咳不止者。可单用蜜炙研末冲服,或与乌梅、诃子等同用。

2.涩肠止泻,用于久泻、久痢。本品有较强的涩肠止泻作用,但无去邪之功,故用于无实邪之久泄久痢。治泄泻不止,或久痢无腹痛者,常配肉豆蔻、丁香、肉桂等;又兼能止痛,对泻痢伴腹痛者有兼顾之效。

3.止痛,用于脘腹疼痛。本品也有良好的止痛作用,属中寒腹痛,宜与干姜等同用;兼气滞胀满者,宜与木香、陈皮等同用。此外,还可治疗筋骨疼痛。

【用量用法】3~6 g,煎服。止咳宜蜜炙用;止血止痛宜醋炒后用。

【使用注意】本品有成瘾性,不宜过量或长期服用。咳嗽及泻痢初起不宜用。

【歌诀】

> 粟壳敛肺又止咳,涩肠止泻效力奇。
>
> 解痉止痛功效捷,不可过量长服食。

石榴皮 Shiliupi《名医别录》

【来源】本品为石榴科植物石榴的干燥果皮。秋季果实成熟后收集果皮,晒干。生用或炒炭用。

【性味归经】酸、涩,温。归大肠经。

【功效主治】

1.涩肠止泻,用于久泻久痢、脱肛。本品能涩肠止泻,为治久泄久痢常用药物。可单用,或研末冲服。久痢下血者,本品还能止血。兼气虚脱肛者,多配黄芪、人参等。

2.止血,用于便血、崩漏。本品能止血,可用于便血、崩漏等出血证。治便血,可单用或配地榆、槐花等;治崩漏、妊娠下血,常配阿胶、艾叶等。

【用量用法】3~9 g,煎服。止血多炒炭用。

肉豆蔻 Roudoukou《药性论》

【来源】本品为肉豆蔻科植物肉豆蔻的干燥种仁。以冬春两季果实成熟时采收。低温烘干。煨用。

【性味归经】辛,温。归脾、胃、大肠经。

【功效主治】

1.温中行气,用于脾胃虚寒,脘腹胀痛,食少呕吐。本品能温暖脾胃,行气止痛,治脾胃虚寒之食滞不消,脘腹胀痛,常与干姜、白术、木香等同用。

2.涩肠止泻,用于脾胃虚寒久泻、久痢。本品能温暖脾胃,煨用又具有一定的涩肠止泻作用。脾胃虚寒较甚者,宜与干姜、肉桂、人参等同用。脾肾虚寒之五更泻,又常与补骨脂、吴茱萸等配伍,如四神丸。

【用量用法】3～10 g,煎服;每次 0.5～1 g,入丸散服。内服须煨制去油后使用,一般不用生品。

【使用注意】湿热泻痢者忌用。本品生品有一定毒性,一般不生用。

【歌诀】

肉蔻涩肠止泻药,温中散寒行气雄。

【相似药物】

名　称	相同点		不同点	
	功　效	应　用	功　效	应　用
肉豆蔻	温中行气	均可用于胃寒气滞证	以涩肠止泻为主	用于脾胃虚寒引起的久泻久痢
豆蔻			以化湿为主,还可止呕	用于湿滞中焦和胃寒气滞引起的呕吐

赤石脂 Chishizhi《神农本草经》

【来源】本品为硅酸盐类矿物多水高岭石族多水高岭石,主含四水硅酸铝 $[Al_4(Si_4O_{10})(OH)_8 \cdot 4H_2O]$。采挖后,除去杂石。研末水飞或煅后捣碎。

【性味归经】甘、酸、涩,温。归大肠、胃经。

【功效主治】

1.涩肠,用于久泻、久痢。本品味涩质重,收敛涩肠止泻作用较强。中焦虚寒者,宜配伍干姜、粳米等同用。脾肾虚寒者,宜与干姜、白术、附子等同用。

2.止血,用于便血、崩漏带下。本品内服外用均能止血。治便血、痔血,可配地榆、槐花、禹余粮等;治崩漏,可配侧柏叶、海螵蛸等;治肾虚带下,可配芡实等。

3.生肌敛疮,用于疮疡久溃不敛,湿疮脓水浸淫。本品外用对久溃疮疡、烧烫伤及黄水疮有收湿敛疮生肌之效。可与煅石膏、龙骨、炉甘石等同用,研末撒敷患处。

【用量用法】9～12 g,煎服,先煎。外用适量,研末敷患处。

【使用注意】孕妇慎服。湿热积滞泻痢者忌服。畏官桂。

【歌诀】

涩肠止泻赤石脂,久泻不止常用之。

收敛止血效力轻,生肌敛疮外用知。

禹余粮 Yuyuliang《神农本草经》

【来源】本品为氢氧化物类矿物褐铁矿,主含碱式氧化铁[FeO(OH)]。采挖后,除去杂石。醋煅用。

【性味归经】甘、涩,微寒。归胃、大肠经。

【功效主治】

1.涩肠止泻,用于久泻久痢。本品功能类似赤石脂而稍弱于赤石脂,适用于虚寒性滑泻、久痢。常与赤石脂相须为用,如赤石脂禹余粮汤。

2.收敛止血,用于便血、崩漏。本品收涩性强,治便血属气虚者,可配人参、棕榈炭等。治崩漏,常配赤石脂等同用。

3.止带,用于虚寒性带下。本品性微寒,对于虚寒性带下,宜与白术、干姜、附子等温补脾肾之品以及白果、海螵蛸等同用。

【用量用法】9~15 g,水煎,先煎;或入丸散。

【使用注意】孕妇慎用。

23.3　固精缩尿止带药

本类药物的药味以涩或酸为主,温或平。主入肾、膀胱经。功以涩精、缩尿、止带为主要功效。其中部分药物兼甘味,具补益补肾作用。主要适用于肾虚不固之遗精、滑精、遗尿、尿频及崩漏、带下等症。常需根据病情配伍补肾药或补脾药以标本兼顾。

本类药物性酸涩收敛,对外邪入侵,湿热下注之遗精、尿频、带下等不宜使用。

山茱萸 Shanzhuyu《神农本草经》

【来源】本品为山茱萸科植物山茱萸的干燥成熟果肉。秋末冬初果皮变红时采收果实,用文火烘或置沸水中略烫后,及时除去果核,干燥。生用。

【性味归经】酸、涩,微温。归肝、肾经。

【功效主治】

1.补益肝肾,用于肝肾阴虚所致的眩晕耳鸣、腰膝酸痛以及阳痿遗精等。本品既能补肾阳,又能补肝肾之阴。治肝肾阴虚,常与熟地黄、山药等配伍。治肾阳虚衰之阳痿,腰膝冷痛,常与附子、肉桂、补骨脂等配伍。

2.收涩固脱,用于遗精,遗尿尿频,崩漏带下,大汗虚脱等滑脱证。本品为固精止遗之要药。治肾阳虚衰之遗精、滑精,常与补骨脂、淫羊藿等同用。治心肾两虚之遗尿,常配桑螵蛸等。治老年肾虚致遗尿尿频,可配益智、人参等。治崩漏带下属肝肾亏虚者,常配当归、熟地等;属脾气虚弱者,可配白术、黄芪等。治大汗虚脱,常配人参、牡蛎等同用。

此外,本品还可用于消渴证。尤宜于消渴有肾虚见症者。可与地黄、天花粉等同用。

【用量用法】6~12 g,煎服。

【使用注意】湿热淋证之小便淋涩者,不宜使用。

【歌诀】

枣皮又叫山茱萸,平补肝肾佳品明。

收敛固涩效力奇,多种滑脱证适宜。

【相似药物】

名　称	相同点		不同点	
	功　效	应　用	功　效	应　用
山茱萸	无		补益肝肾、收涩固脱	用于肝肾阴虚引起的腰膝酸软、头晕耳鸣、阳痿遗精遗尿、崩漏等
吴茱萸			散寒止痛、降逆止呕、助阳止泻	用于寒滞肝脉诸痛证、呕吐吞酸、虚寒泄泻等

覆盆子 Fupenzi《本草经集注》

【来源】本品为蔷薇科植物华东覆盆子的干燥果实。夏初果实由绿变绿黄时采收,除去梗、叶,置沸水中略烫或略蒸,取出,干燥。生用。

【性味归经】甘、酸,温。归肝、肾、膀胱经。

【功效主治】

1.益肾固精缩尿,用于肾虚所致的遗精滑精,遗尿尿频,阳痿早泄等症。本品补而能涩,既能益肾气,又能缩尿固精,但作用平和,多在复方中作辅助药应用。治遗精滑精、阳痿早泄,常与菟丝子、枸杞子等同用,如五子衍宗丸。治遗尿尿频者,常配桑螵蛸等。

2.养肝明目,用于肝肾亏虚之目暗昏花。本品又能益肾养肝明目,适用于肝肾亏虚之目暗不明,可单用久服,或与枸杞子、菟丝子等同用。

【用量用法】6~12 g,煎服。

【使用注意】本品性温固涩,肾虚有火之小便短涩者不宜使用。

【歌诀】

涩精缩尿用覆盆,滋补肝肾明目奇。

桑螵蛸 Sangpiaoxiao《神农本草经》

【来源】本品为螳螂科昆虫大刀螂、小刀螂,或巨斧螳螂的干燥卵鞘。以上三种分别习称"团螵蛸""长螵蛸"及"黑螵蛸"。深秋至次春收集,除去杂质,蒸至虫卵死后,干燥。生用。

【性味归经】甘、咸,平。归肝、肾经。

【功效主治】

1.固精缩尿,用于肾虚不固的遗精滑精,遗尿尿频,小便白浊等。本品以收敛固涩作用为主,兼有补助肾阳作用,特点在于补而能涩,为肾虚之遗精滑精、遗尿尿频者之良药。可单用,或与补骨脂、菟丝子、益智、五味子等配伍。

2.补肾助阳,用于肾虚阳痿。本品用于肾虚阳痿有一定助阳起痿之效。但药力稍弱,常与鹿茸、菟丝子、人参等同用。

【用量用法】5~10 g,煎服。

【使用注意】本品固涩且助阳,故阴虚火旺、膀胱有热之尿频不宜使用。

【歌诀】

> 桑螵蛸能补肾阳,肾虚阳痿最宜尝。
> 固精缩尿效力强,小儿遗尿首选疗。

海螵蛸 Haipiaoxiao《神农本草经》

【来源】本品为乌贼科动物无针乌贼或金乌贼的干燥内壳。收集乌贼鱼的骨状内壳,洗净,干燥。生用。

【性味归经】咸、涩,温。归脾、肾经。

【功效主治】

1.收敛止血,用于吐血衄血、崩漏便血及外伤出血。本品内服外用均有止血作用,可用于多种出血证。单用或与止血药等配伍。治肺胃出血,与白及等同用。治崩漏,可与山茱萸、棕榈炭等同用。治便血,可与地榆、槐花等同用。治外伤出血,可单用本品研末外敷。

2.涩精止带,用于遗精、滑精、赤白带下。本品性收敛,既能收涩止带,适用于虚证带下不止;又能固精,治肾虚不固之遗精、滑精。治带下,属脾肾亏虚者,宜与芡实、山药、鹿角霜等同用;若脾虚而有湿热者,宜与黄柏等同用。治肾虚遗精滑精,常配菟丝子、补骨脂等补肾固精之品。

3.制酸止痛,用于胃痛吞酸。本品内服有良好的制酸作用,对于胃酸过多,既可制酸,又可缓解胃痛。单用或与浙贝母同用,如乌贝散,或配延胡索等。

4.外用收湿敛疮,用于湿疹、湿疮及溃疡不敛。本品外用,有较好的收湿敛疮之效。可单用,或与清热解毒燥湿药或生肌敛疮药配伍。治湿疹湿疮,可与黄连、冰片等同用;治疮疡溃久不敛,可研末外敷,或配枯矾、冰片等共研末外敷。

【用量用法】5~10 g,煎服。外用适量,研末敷患处。

【使用注意】本品能伤阴助热,阴虚火旺者忌服,大便秘结者慎服。

【相似药物】

名 称	相同点		不同点	
	功 效	应 用	功 效	应 用
桑螵蛸	固涩肾精	用于肾虚不固之遗精、滑精	可缩尿,还可补肾助阳	用于肾虚遗尿尿频;肾虚阳痿
海螵蛸			可止带、收敛止血、制酸止痛;研末外用,还可收湿敛疮	用于带下;多种出血证;胃酸胃痛;研末外用,用于湿疹湿疮、溃疡不敛等

金樱子 Jinyingzi《雷公炮炙论》

【来源】本品为蔷薇科植物金樱子的干燥成熟果实。10—11月果实成熟变红时采收,干燥,除去毛刺。生用。

【性味归经】酸、甘、涩,平。归肾、膀胱、大肠经。

【功效主治】

1.固精缩尿,用于遗精、滑精、遗尿、尿频。本品以固精见长,兼能缩尿、止带。单用即有一定疗效,临床更多与补益脾肾之品配伍以标本兼顾。治遗精、尿频,可与菟丝子、五味子、桑螵蛸等同用。

2.固崩止带,用于崩漏带下。治崩漏,可与山茱萸、棕榈炭等同用。治带下,可与白扁豆、莲子等同用。

3.涩肠止泻,用于久泻、久痢。本品可用于脾虚导致的久泻、久痢。可单用煎浓汁服用;脾虚甚者,可配党参、白术等补气健脾之品。

【用量用法】6~12 g,煎服。

【使用注意】本品功专收敛,凡有实火、实邪者不宜服用。

【歌诀】

> 金樱固精缩尿强,遗精遗尿治效良。
>
> 涩肠止泻泻痢疗,子宫脱垂也可尝。

莲子 Lianzi《神农本草经》

【来源】本品为睡莲科植物莲的干燥成熟种子。秋季果实成熟时采割莲房,取出果实,除去果皮,干燥。生用。

【性味归经】甘、涩,平。归脾、肾、心经。

【功效应用】

1.补脾止泻,用于脾虚泄泻。本品既能补气健脾,又能涩肠止泻,标本同治。故适用于脾虚食少,久泻者。本品富含营养成分,可药食两用,为久病体虚及病后体虚营养不良者之佳品。在方中,常与补气健脾之人参、茯苓、白术等同用,如参苓白术散。中焦虚寒者,还应配伍干姜、白术等温中散寒之品。

2.止带,用于脾虚、肾虚之带下病。本品既能补气健脾,又能固涩止带,可用于脾虚湿邪下注之带下病。又能益肾,对脾肾俱虚者有兼顾之效。治脾虚者,常与山药、茯苓、白术等同用;治脾肾两虚者,常与山药、芡实等配伍。

3.益肾涩精,用于肾虚遗精、滑精等。本品既能益肾,又能固精,可用于肾虚不固之遗精、滑精。病轻者单用有效;病重者,宜与补肾固精之品配伍,如菟丝子、补骨脂、益智等同用。

4.养心安神,用于心肾不交之心悸、心烦、失眠。本品能补益心气,还能安神。其性平和,宜与人参、酸枣仁、远志等同用。

【用量用法】6~15 g,煎服。

【歌诀】

> 莲子补脾又止泻,固肾涩精安神志。

芡实 Qianshi《神农本草经》

【来源】本品为睡莲科植物芡的干燥成熟种仁。秋末冬初采收成熟果实,除去果皮,取出种子,洗净,再除去硬壳(外种皮),晒干。捣碎生用或炒用。

【性味归经】甘、涩,平。归脾、肾经。

【功效主治】

1.益肾固精,用于遗精滑精,遗尿尿频,白浊。本品能益肾固精,适用于肾虚不固之遗精滑精、遗尿尿频。治遗精滑精,常与金樱子相须为用;或配沙苑、蒺藜、莲须、龙骨等,如金锁固精丸;治遗尿尿频,多配益智、桑螵蛸等。

2.补脾止泻,用于脾虚久泻。本品甘味入脾,善健脾除湿、涩肠止泻。与莲子类似,同为药食两用补益之佳品。治脾虚久泻,常与党参、白术、茯苓等同用,共奏补脾祛湿止泻之功。

3.除湿止带,用于带下病。本品能益肾健脾,又能除湿,适用于脾虚湿浊下注或脾肾两虚之带下病。治脾肾虚者,带下清稀,宜与山药、党参、茯苓等同用。若脾虚而有湿热者,带下黄稠,宜与黄柏、车前子、白果等同用,如易黄汤。

【用量用法】9~15 g,煎服。

【使用注意】本品性收,故湿热泻痢者不宜使用。

【歌诀】

> 芡实补脾也止泻,固肾涩精莲米似。
> 除湿止带功效甚,湿热脾虚带下治。

【点滴积累】

收涩药一般具有酸味或涩味,主治滑脱不禁者分为固表止汗药、敛肺涩肠药、固精缩尿药。

止汗药中,麻黄、浮小麦,均能止汗,治自汗、盗汗。其中麻黄根性平,专入肺经,功善走表而专于收敛止汗。浮小麦性凉入心,又可益气除热,尤适于气阴不足之虚汗证。

敛肺涩肠药中,五味子、乌梅、五倍子、诃子、罂粟壳均能敛肺止咳、涩肠止泻,治肺虚久咳,久泄久痢。其中五味子宜于肺肾两虚之喘咳,乌梅还善治蛔厥腹痛。五倍子治肺虚久咳、肺热痰咳皆可。诃子还可利咽开音,久咳、失音者常用之。罂粟壳功专收涩,止咳止泻均佳,还用于止胃痛、腹痛、筋骨疼痛者,但易于成瘾,不宜多服和常服。肉豆蔻、赤石脂、禹余粮均能涩肠止泻,治久泄久痢。其中肉豆蔻还可温中,多用于脾肾阳虚之五更泻。赤石脂、禹余粮还能收敛止血,且赤石脂还可敛疮生肌。

固精缩尿止带药中,山茱萸、覆盆子均既可涩精固脱,又能补益肝肾,多用于肝肾亏虚引起的遗精阳痿等。金樱子功专收涩,治肾虚不固之遗精滑精。桑螵蛸既助阳,又收敛,为肾虚不固之遗精滑精、遗尿尿频之良药。莲子、芡实均可药食两用,既可治肾虚遗滑、脾虚泄泻,又为体虚营养之佳品。海螵蛸除涩精止带外,还可收敛止血,制酸止痛。

使用收涩药,凡有表邪、湿热积滞、血热等实邪者,均不宜使用,以免"闭门留寇"。

【目标检测】

一、单选题

1.麻黄根的功效是( )。

A.发汗解表　　　　B.宣肺平喘　　　　C.止汗　　　　D.利水消肿

2.具有敛汗、除热作用的药物是( )。

A.乌梅　　　　B.五味子　　　　C.浮小麦　　　　D.五倍子

3.可用于久咳、失音的药物是( )。

A.薄荷　　　　B.诃子　　　　C.葶苈子　　　　D.菟丝子

4.善治蛔厥腹痛的药物是(　　　)。

  A.桑螵蛸   B.五倍子   C.乌梅   D.五味子

5.既治肺虚久咳,也治肺热痰嗽的药物是(　　　)。

  A.瓜蒌   B.川贝   C.五倍子   D.乌梅

6.肉豆蔻内服的炮制要求是(　　　)。

  A.煨制去油用 B.生用   C.麸炒用   D.蜜制用

7.既能涩肠止泻,又能温中行气的药物是(　　　)。

  A.诃子   B.肉豆蔻   C.乌梅   D.五味子

8.既能补益肝肾,又能收敛固涩的药物是(　　　)。

  A.山茱萸   B.海螵蛸   C.桑螵蛸   D.女贞子

9.可用于治疗胃痛吐酸的药物是(　　　)。

  A.桑螵蛸   B.海螵蛸   C.五味子   D.五倍子

10.既能益肾固精,又能补脾止泻的药物是(　　　)。

  A.薏苡仁   B.莲子   C.乌梅   D.金樱子

二、配伍选择

  A.五味子   B.乌梅   C.五倍子   D.诃子

1.善治蛔厥腹痛的是(　　　)。

2.能利咽开音的是(　　　)。

3.肺虚久咳、肺热痰咳皆可使用的是(　　　)。

4.用于肺肾两虚之喘咳宜选(　　　)。

三、多选题

1.治虚寒久泻久痢,滑脱不禁,常相须为用的两种收涩药物是(　　　)。

  A.山茱萸 B.覆盆子 C.海螵蛸 D.赤石脂 E.禹余粮

2.五味子主治的病证是(　　　)。

  A.久咳虚喘 B.津伤口渴 C.自汗盗汗 D.遗精滑精 E.心悸失眠

3.桑螵蛸的功效是(　　　)。

  A.收敛止血 B.制酸止痛 C.固精缩尿 D.补肾助阳 E.收湿敛疮

4.肉豆蔻主治的病证是(　　　)。

  A.湿浊中阻,脘腹胀满   B.脾胃虚寒,久泻久痢   C.胃寒胀痛,食少呕吐

  D.湿热泻痢   E.脾肾阳虚之五更泻

5.莲子的功效是(　　　)。

  A.补脾止泻 B.止带 C.养心 D.敛汗 E.益肾固精

四、填空题

1.收涩药分别具有_____、_____、_____等作用。

2.固表止汗药,治气虚自汗当配_____药同用,治阴虚盗汗当配_____同用,以治病求本。

3.山茱萸的功效是_____、_____。

4.五味子的功效是_____、_____、_____、_____。其使用注意事项:有_____、_____、_____、_____均不宜用。

5.诃子涩肠止泻时宜_____用,敛肺清热利咽开音宜_____用。

五、简答题

1.简述收涩药的分类、适应证、使用注意。

2.比较山茱萸和吴茱萸在来源、功效和主治方面有何异同。

第24章 外用药

1）含义

外用药是指常以外用为主的药物。

2）性能特点

本类药多具毒性，以外用为主，有些兼可内服。具有解毒杀虫、燥湿止痒、消肿止痛、化腐生肌、吸湿敛疮等功效，可用于疮痈疔毒、虫蛇咬伤、疥癣、湿疹瘙痒、外伤及五官科之耳、鼻、喉、目等疾患。根据疾病发生部位及表现不同，用药形式多样，可膏贴、涂搽、吹喉、滴鼻、点眼、熏洗、熨、栓塞等。

3）功效与主治

功效	适应证
攻毒疗疮	痈疮疔毒、虫蛇咬伤等
杀虫	肠道及体表寄生虫
燥湿止痒	疥癣、湿疹瘙痒等
消肿止痛	痈疮，五官科之口舌生疮、咽喉肿痛、目赤翳障等
化腐生肌	痈疽疮疡溃后脓出不畅，或溃后腐肉不去、新肉不长、疮口难愈
收敛止血	外伤出血

4）使用注意

本类药很多具有不同程度的毒性，尤其是攻毒疗疮药，"攻毒"含有以毒攻毒之义。无论内服或外用，皆严格控制用量和用法，不可过量或长期持续使用，以防中毒。制剂应严格按照炮制和制剂法度，确保用药安全。

难点解释

1.攻毒疗疮："攻毒"，以毒攻毒之义。攻毒疗疮指用一些毒性的药物治疗一些热毒疮疡证或毒虫咬伤证。

2.化腐生肌：指用药物祛除腐肉，以促使新肉生长，加速疮口愈合的方法。

雄黄 Xionghuang《神农本草经》

【来源】本品为硫化物类矿物雄黄族雄黄,主含二硫化二砷(As_2S_2)。研细或水飞用。忌火煅。

【性味归经】辛,温。有毒。归肝、大肠经。

【功效主治】

1.解毒疗疮,用于痈疽恶疮、湿疹疥癣、虫蛇毒伤。本品温燥,有毒,外用或内服均能攻毒,且能止痒。治痈肿疔疮,常配乳香、没药等同用,如醒消丸;治湿疹疥癣,配白矾为末,清茶调涂;虫蛇咬伤,可单用本品粉末,香油调涂,并可黄酒冲服。

2.杀虫,用于虫积腹痛。本品内服外用皆可杀虫。用于蛔虫证,可配槟榔、牵牛子同用,如牵牛丸;治蛲虫所致肛门瘙痒,可配铜绿为末,撒于肛门处,或用本品为末,用凡士林制成纱布条,塞于肛门内。

此外本品内服能燥湿祛痰、截疟,用于哮喘、惊痫、痰壅喉痹、疟疾等证。

【用量用法】外用适量,研末撒敷,或香油调敷;内服 0.05~0.1 g,入丸散用。

【使用注意】本品有毒,以外用为主,能从皮肤吸收,故外用不宜大面积使用或长期持续使用。内服宜慎,孕妇禁服;忌火煅,火煅则分解生成砒石,有剧毒,"雄黄见火毒如砒"。

【歌诀】

雄黄解毒力甚强,驱杀蛔虫配槟榔。

【不良反应】

雄黄的毒性——雄黄主要含二硫化二砷,也含有少量三氧化二砷(砒霜的主要成分)及少量其他重金属。砷危害神经细胞,使中枢神经中毒,而产生一系列的中枢神经中毒症状;并可直接损害毛细血管,使其扩张松弛,造成血管通透性增强;也可使血管舒缩中枢麻痹,而导致毛细血管扩张;并可引起肝、肾、脾及心肌等实质器官的脂肪变性和坏死。

硫黄 Liuhuang《神农本草经》

【来源】本品为自然元素类矿物硫族自然硫。供内服者需与豆腐同煮至豆腐呈黑绿色后除去豆腐,阴干。

【性味归经】酸,温;有毒。归肾、大肠经。

【功效主治】

1.解毒杀虫止痒,用于疥癣、湿疹、秃疮等证。本品外用有杀虫、止痒之功,尤善疗疥疮,为皮肤科外用良药、疗疥疮之要药。治疥疮,可单用为末,香油调涂;治湿疹瘙痒,可单用为末外敷,或与枯矾、蛇床子等同用。

2.补火助阳通便,用于肾虚寒喘、阳痿、虚冷便秘等下焦虚冷诸证。本品内服有助阳补火、通便之功,可治下焦虚冷。治寒喘,配附子、肉桂等药同用,如黑锡丹;治肾阳不足之阳痿、腰膝冷痛、小便频数,配鹿茸、补骨脂等同用;治肾阳不足之虚寒便秘,配半夏同用,如半硫丸。

【用量用法】外用适量,研末撒敷或香油调涂;内服 1~3 g,入丸、散服。

【使用注意】孕妇忌服;阴虚阳亢者不宜服。畏朴硝。

【歌诀】

硫黄外用能解毒,杀虫止痒效力雄。
补火助阳宜内服,阳虚便秘通下速。

【相似药物】

名 称	相同点		不同点	
	功 效	应 用	功 效	应 用
雄黄	解毒杀虫	疥癣、恶疮、湿疹等证	燥湿祛痰、截疟	雄黄解毒力强,可用于痈肿疔疮、虫蛇咬伤等证;内服可燥湿祛痰、截疟,用于哮喘、疟疾、惊痫等证
硫黄			补火助阳通便	硫黄杀虫止痒力强,多用于疥癣、湿疹等皮肤瘙痒证,为治疥疮之要药;内服可补火助阳通便,用于寒喘、阳痿、虚寒便秘等下焦虚寒之证

蟾蜍 Chanchu《名医别录》

【来源】本品为蟾蜍科动物中华大蟾蜍或黑框蟾蜍的全体。夏秋捕捉,杀死直接晒干或除去内脏将体腔撑开晒干,前者习称"干蟾",后者习称"干蟾皮",生用或炒用,也可鲜用。

【性味归经】辛,凉;有毒。归心经。

【功效主治】

1.解毒散结,用于疮疡肿毒,瘰疬,多种癌症。本品有毒,能以毒攻毒,具有较强的解毒散结作用。用于疮疡肿毒,可单用本品研末,金银花露调敷,如金蟾散;治瘰疬,可与硫黄、乳香、蜂房等合用为末,制膏贴之,如蟾蜍膏;治癣,用干蟾烧灰,猪脂和涂之。现用于多种癌症,如与儿茶、延胡索等用于胃癌,与山慈菇、莪术等用于子宫颈癌等。

2.利水消胀,用于疳积腹胀。本品能杀虫,消疳积,又能利水消胀,可用于小儿疳积腹胀。治小儿疳积,与皂角、蛤粉、麝香等同用,如五疳保童丸。也可用于癌性胸腹水。

此外,本品能化痰止咳,用于喘咳痰多。

【用量用法】煎服 1~3 g;研末入丸散服,每次 0.3~0.9 g;外用适量,鲜品捣敷或研末调敷。

【使用注意】本品有毒,内服不能过量,外用也可经皮下吸收入血。

【歌诀】

蟾酥解毒又消肿,止痛开窍记清楚。

【不良反应】

蟾蜍的毒性——蟾蜍皮含有强心苷配糖体,对心脏有类似洋地黄的强心作用,通过迷走神经兴奋作用于心肌,最终可致心力衰竭而死亡;对胃肠道有刺激作用。中毒表现有恶心、呕吐、腹痛、腹泻、头昏、头痛,甚至神志昏迷、面色苍白、四肢厥冷、脉搏微弱、心律不齐,严重者死亡。烧煮不能消除其毒性,一般认为不宜食用。

白矾 Baifan《神农本草经》

【来源】本品为硫酸盐类矿物明矾石经加工提炼制成。主含水硫酸铝钾 $[KAl(SO_4)_2 \cdot 12H_2O]$,又称明矾。捣碎生用,或煅用,煅者称"枯矾"。

【性味归经】酸、涩,寒。归肺、脾、肝、大肠经。

【功效主治】

1.外用解毒杀虫,燥湿止痒,用于湿疹、湿疮、疥癣、疮疡证。本品外用能解毒杀虫,止痒,收敛性强,且无毒,为外科常用之药。治湿疹瘙痒,配煅石膏、冰片等,共研末外撒;治疥癣、湿疮瘙痒,配硫黄、冰片等研末外用;治耳道流脓,配铅丹研末,吹敷患处;治小儿鹅口疮,配朱砂研末外敷。

2.内服止血止泻,用于各种出血及久泻久痢。本品内服能收敛止血,涩肠止泻。治便血、崩漏下血,配五倍子、地榆等同用;外伤出血,可单用,或配松香研末外敷伤处;治久泻久痢,配五倍子、诃子、五味子等同用,如玉关丸。

3.祛除风痰,用于风痰壅盛所致之昏厥、癫痫、癫狂等。本品生品内服善祛风痰。治风痰壅盛,喉中痰鸣,配半夏、甘草、姜汁等同用,如稀涎千缗汤;治中风痰厥,配皂荚,研末,温水调灌;治风痰癫狂,配郁金,如白金丸。

【用量用法】外用适量,研末外撒,或调敷,或化水洗;内服1.5~3 g,多如丸、散。

【使用注意】胃弱者及无湿热痰火者不宜服。

【歌诀】

> 明矾解毒消肿良,杀虫止痒疥癣疗。
> 收敛止血止泻强,善祛风痰癫痫尝。
> 解毒燥湿黄疸疗,诸多功效细端详。

【不良反应】

白矾浓溶液对皮肤黏膜有明显刺激性,大剂量白矾内服可引起口腔、喉头烧伤,呕吐、腹泻、虚脱甚至死亡。

此外,白矾含铝,过量摄入铝影响人体对铁、钙等元素的吸收,从而导致贫血、骨质疏松等,长期摄入,也使人提前出现脑萎缩、痴呆等。

蛇床子 Shechuangzi《神农本草经》

【来源】本品为伞形科植物蛇床的干燥成熟果实。生用。

【性味归经】辛、苦,温。归肾经。

【功效主治】

1.杀虫止痒,用于湿疹、疥癣、阴部瘙痒等。本品辛苦温燥,外用能燥湿杀虫止痒,为皮肤科及妇科常用药。治湿疹疥癣,配地肤子、苦参等药煎汤外洗;治阴痒,可单用或配白矾、苦参、黄柏等煎汤外洗或坐浴。近代有以本品制成软膏或栓剂治滴虫性阴道炎。

2.温肾助阳,用于阳痿、宫冷不孕。内服可温肾壮阳,适用于肾阳不足,下焦虚寒之阳痿、宫冷不孕。本品配伍五味子、菟丝子,如三子丸。

3.燥湿祛风,用于寒湿带下,湿痹腰痛等证。本品温燥,内服又能燥湿,祛风,散寒。治寒湿带下,配山茱萸、五味子等药同用;治湿痹腰痛,配伍桑寄生、杜仲、牛膝等药。

【用量用法】外用15~30 g,煎汤外洗,或适量研末外掺,或制成软膏、栓剂、油膏外用;煎服,3~10 g。

【使用注意】阴虚火旺者、下焦湿热者,不宜内服。

【歌诀】

> 蛇床温肾能壮阳,宫寒不孕阳痿疗。
> 散寒燥湿功效强,杀虫止痒外用良。

炉甘石 Luganshi《本草品汇精要》

【来源】本品为碳酸盐类矿物方解石族菱锌矿，主含碳酸锌。打碎，生用，或煅后水飞用。

【性味归经】甘，平。归肝、胃经。

【功效主治】

1.解毒明目退翳，用于目赤翳障、烂弦赤眼。本品专供外用，能解毒，明目退翳，又兼能收湿、止痒，且药性平和，无刺激，为眼科外用要药。治目暴赤肿，与风化硝等份研末，化水点眼；治目赤翳膜，配青矾、朴硝等份，沸水化开，温洗；治目赤肿痛，眼睑赤烂，翳膜胬肉遮睛等多种目疾，常配硼砂、冰片等制成眼药点眼。近代，用本品与十大功劳制成眼膏外用，治各种眼睑炎。

2.收湿生肌敛疮，用于溃疡不敛、湿疮湿疹等。本品既能解毒生肌敛疮，又能吸湿止痒。治溃疡不敛、脓水淋漓及湿疹湿疮瘙痒，配青黛、黄柏、煅石膏等研末外用。

【用量用法】外用适量，水飞点眼；研末外撒或调敷。

【使用注意】宜炮制后使用。专作外用，不可内服。

【歌诀】

> 明目退翳炉甘石，外用点眼效力奇。
> 收湿敛疮止痒神，湿疹湿疮外用宜。

【不良反应】

本品主含碳酸锌，口服后在胃内可生成氯化锌而刺激腐蚀胃肠道。

砒石 Pishi《日华子本草》

【来源】本品为天然矿石砷化，或毒砂、雄黄等矿石的加工制成品。又名信石。有红信石、白信石之分，药用以红信石为主，主含三氧化二砷及少量硫化砷。凡砒石，须装入砂罐内，用泥将口封严，置炉火中煅红，取出放凉，或以绿豆同煮，减其毒性。研细粉，或水飞用。其升华物为砒霜，毒性更剧。

【性味归经】辛，大热。有大毒。归肺、肝经。

【功效主治】

1.外用：蚀疮去腐，用于瘰疬、疥癣、牙疳、痔疮、溃疡腐肉不去等。本品外用有强烈的蚀疮去腐及杀虫之功。治瘰疬，本品为末，以浓墨汁为丸如赤小豆大，用针刺破患处，用药丸半丸外贴，蚀尽为度；治疥癣恶疮，本品少许，研细末，米汤调涂患处；治走马牙疳，用去核枣肉包裹信石，煅炭，研末，外敷患处；治痔疮，配白矾、硼砂等药外用，如枯痔散；治溃疡腐肉不去，形成瘘管，配白矾、雄黄制成药线插入瘘管。

2.内服：劫痰平喘，用于寒痰哮喘。治寒饮哮喘，不能平卧，配伍淡豆豉，如紫金丹。

此外，本品内服尚能截疟，用于疟疾。疗效可靠，但不可持续和大量服用，只可暂用。本品同醋煮硫黄、绿豆等份，为末，作丸，空心服。

【用量用法】外用：适量，研末外撒或入膏药。内服：每次 0.001～0.004 g，入丸、散服。

【使用注意】本品剧毒，内服宜慎，须控制好用法用量，不可持续服用，不能做酒剂服，孕妇忌服。外用也不宜过量，以防局部吸收中毒。畏水银。

【歌诀】

> 砒石蚀疮去腐奇，痔疮痈疽瘰疬宜。
> 内服截疟少用明，劫痰平喘冷哮灵。

蜂房 Fengfang《神农本草经》

【来源】本品胡蜂科昆虫果马蜂、日本长脚胡蜂或异腹胡蜂的巢。秋、冬二季采收,晒干,或略蒸,除去死蜂死蛹,晒干。生用或炒用。

【性味归经】甘,平。归胃经。

【功效主治】

1.攻毒杀虫,用于痈疽,瘰疬,癣疮。本品能攻毒杀虫疗疮,又能祛风止痛止痒,痈疽、瘰疬、癣疮无论新久皆可选用。治痈疽初起,本品焙黄研末内服,或煎汤外洗热敷;治瘰疬,配玄参、蛇蜕等熬膏外贴;治疥癣,本品为末,猪脂调涂,或配蜈蚣、白矾,焙焦为末,香油调涂。

2.祛风止痛,用于风湿痹痛,瘾疹瘙痒,牙痛等。本品善祛风,又能止痛,且止痒。治风湿痹痛,配桂枝、蜈蚣等同用;治瘾疹瘙痒,配蝉蜕、白鲜皮等同用;治牙痛,可单用,或配细辛、花椒煎水含漱口。

此外,本品也常用于恶性肿瘤,配蜈蚣、全蝎、山慈菇等。

【用量用法】外用:适量,研末油调敷,或煎水漱、洗患处。煎服:3~6 g。

【歌诀】

解毒疗疮露蜂房,消肿止痛功效良。

祛风治痹风痹疗,益肾壮阳不多尝。

木鳖子 Mubiezi《开宝本草》

【来源】本品葫芦科植物木鳖的干燥成熟种子。捣碎生用或制霜用。

【性味归经】苦、微甘,凉;有毒。归肝、脾、胃经。

【功效主治】

1.散结消肿,攻毒疗疮,用于疮疡肿毒,瘰疬,痔漏,干癣,秃疮,无名肿毒等。本品能攻毒消肿散结,且能止痛。治疮疡、疔毒、瘰疬,配松香、乳香、没药等制成膏外贴,如神效千捶膏。治瘰疬脓血淋漓,本品研碎,乌鸡鸡蛋调和,蒸熟服用,如木鳖膏。治痔疮,配荆芥、朴硝,煎汤熏洗。治干癣、秃疮、牛皮癣,本品蘸醋磨汁外涂。

2.祛风止痛,用于风湿痹痛,筋脉拘挛,跌打损伤瘀肿疼痛。治经络受风寒邪气,拘挛疼痛麻痹,可配乳香为末,清油、黄蜡为膏,摩擦患处,如木鳖子膏;治跌打损伤,瘀血肿痛,配肉桂、芸苔子、丁香为末,生姜汁煮米粥掺入药末摊纸上,裹患处,如木鳖裹方。

此外,木鳖子尚可用于小儿疳积,小儿久痢脱肛等。

【用量用法】外用:适量,研末醋调敷,或磨汁涂,或煎汤熏洗。内服:入煎剂0.9~1.2 g,多入丸、散。

【使用注意】孕妇及体虚者忌服。

【点滴积累】

外用药多有毒性,以外用为主,具有解毒杀虫、燥湿止痒、消肿止痛、化腐生肌、吸湿敛疮等不同功效,而相应地用于疮痈疔毒、虫蛇咬伤、疥癣、湿疹瘙痒、外伤及五官科之耳、鼻、喉、目等病证。

雄黄、硫黄均有解毒杀虫之功,用于疥癣、恶疮、湿疹等证。但雄黄解毒力强,可用于痈肿疔疮、虫蛇咬伤等;内服又燥湿祛痰、截疟用于寒痰哮喘,惊痫以及疟疾等病证。而硫黄杀虫止痒力强,多用于疥癣、湿疹等皮肤瘙痒证,为治疥疮之要药;内服可补火助阳通便,用于寒喘、阳痿、虚寒便秘等下焦虚寒之证。蟾酥有毒,有较强的解毒散结之功,可用于疮疡肿毒、瘰疬及多种癌症;又能杀虫,消疳积,利水消肿,用于小儿疳积及癌性胸腹水。白矾、蛇床子外用皆能用于湿疹、湿疮、疥癣等皮肤瘙痒证。但白矾酸涩性寒,收敛性强且无毒,为外科常用药;内服也有较强的收敛性,能收敛止血,涩肠止泻,而用于便血、崩漏、外伤出血、久泻久痢等证;此外内服又善祛风痰,用于风痰昏厥、癫痫发狂等证。蛇床子性偏温燥,有燥湿杀虫止痒之功,为皮肤科及妇科常用药;内服能温肾助阳、燥湿祛风,而用于下焦虚寒的阳痿、宫冷、寒湿带下及风寒湿痹。炉甘石专供外用,能解毒,明目退翳,又兼能收湿、止痒,且药性平和,无刺激,为眼科外用要药;又能收湿生肌敛疮,用于溃疡不敛,湿疮湿疹等。砒石虽有大毒,但外用有强烈的蚀疮去腐及杀虫之功,而用于恶疮瘰疬等证,内服辛热可劫痰平喘,用于寒痰哮喘不能平卧之证。蜂房、木鳖子均能攻毒疗疮,祛风止痛,用于疮肿、疥癣、瘰疬及风湿痹证。

【目标检测】
一、单选题
1.下列药物中哪味中药外用有较强杀虫止痒之功,为治疗疥疮的要药( )。
　A.雄黄　　　B.硫黄　　　C.砒石　　　D.白矾
2.外用能杀虫止痒,内服能助阳通便,用于肾虚寒喘,阳痿,虚冷便秘的是( )。
　A.雄黄　　　B.吴茱萸　　　C.蛇床子　　　D.硫黄
3.无论外用、内服皆有较强收敛性,可用于湿疹、湿疮及便血、崩漏、久泻久痢的是( )。
　A.肉豆蔻　　B.蛇床子　　C.白矾　　D.炉甘石
4.无论内服外用皆有杀虫作用,外用可用于疥癣、虫蛇咬伤,内服可用于蛔虫证的是( )。
　A.雄黄　　　B.砒石　　　C.硫黄　　　D.白矾
5.入药忌火煅的是( )。
　A.白矾　　　B.雄黄　　　C.硫黄　　　D.炉甘石

二、配伍选择
A.雄黄　　B.硫黄　　C.白矾　　D.炉甘石　　E.蟾酥
1.入药,经皮肤可吸收,外用不宜大面积涂擦,以防中毒的是( )。
2.内服善祛风痰,可用于风痰癫狂的是( )。
3.可用于虚寒性便秘的是( )。
4.可用于癌性腹水的是( )。
5.眼科要药是( )。

三、多选题
1.下列药物中忌火煅的是( )。
　A.石膏　　　B.朱砂　　　C.炉甘石　　　D.雄黄　　　E.白矾
2.下列药物中有明显毒性的是( )。
　A.雄黄　　　B.炉甘石　　　C.硫黄　　　D.砒石　　　E.蟾酥

3.雄黄可治疗的病证有(　　　)。

A.毒虫咬伤　　　B.痈肿疔疮　　　C.蛔虫症　　　　D.哮喘　　　　E.疟疾

4.硫黄的性能特点有(　　　)。

A.酸温有毒　　　　　　B.辛温有毒　　　　　C.入大肠经能助阳通便

D.入肾经能补火助阳　　E.外涂善杀虫止痒

5.硫黄可治疗(　　　)。

A.疥疮　　　　B.毒虫咬伤　　　C.虚寒冷秘　　　D.湿疹　　　　E.肾虚阳痿

6.白矾的主治病证有(　　　)。

A.便血　　　　B.崩漏　　　C.湿疹　　　　D.风痰昏厥　　　E.寒痰咳嗽

四、填空题

在外用药中,忌火煅的是_____,被称为疥疮要药的是_____,有眼科要药之称的是_____。

五、简答题

朱砂与雄黄入药皆忌火煅,有何原因?

综合练习试题

综合练习试题（一）

一、单选题

1.我国历史上第一部官修本草是(　　　　)。

    A.《本草拾遗》　　　　　B.《本草经集注》　　　　C.《神农本草经》　　　　D.《新修本草》

2.能减轻或消除药物毒性的方法是(　　　　)。

    A.炮制、配伍　　　　　B.配伍、服法　　　　　C.炮制、服法　　　　　D.煎法、服法

3.能发散或有芳香气味(挥发油)的药物,在煎煮时宜(　　　　)。

    A.先煎　　　　　　　　B.久煎　　　　　　　　C.包煎　　　　　　　　D.不宜久煎

4.症见阳明头痛,齿痛,鼻渊宜选用(　　　　)。

    A.防风　　　　　　　　B.葛根　　　　　　　　C.柴胡　　　　　　　　D.白芷

5.能发汗解肌,温通经脉的药物是(　　　　)。

    A.麻黄　　　　　　　　B.紫苏叶　　　　　　　C.桂枝　　　　　　　　D.羌活

6.患者症见恶寒无汗,项背强痛宜选用(　　　　)。

    A.薄荷　　　　　　　　B.牛蒡子　　　　　　　C.菊花　　　　　　　　D.葛根

7.番泻叶的功效是(　　　　)。

    A.泻下导滞　　　　　　B.泻下冷积　　　　　　C.活血祛瘀　　　　　　清胃止呕

8.既善利水渗湿,又能泄肾与膀胱之热的是(　　　　)。

    A.猪苓　　　　　　　　B.知母　　　　　　　　C.黄柏　　　　　　　　D.泽泻

9.能化瘀止血止痛,为伤科要药的是(　　　　)。

    A.蒲黄　　　　　　　　B.赤芍　　　　　　　　C.牡丹皮　　　　　　　D.三七

10.能补肾固精,养肝明目的是(　　　　)。

    A.菟丝子、沙苑子　　　B.韭子、海马　　　　　C.益智仁、补骨脂　　　D.锁阳、杜仲

11.没有安胎作用的是(　　　　)。

    A.白术　　　　　　　　B.黄芩　　　　　　　　C.苍术　　　　　　　　D.砂仁

12."能行血中气滞,气中血滞,专治一身上下诸痛"的是(　　　　)。

    A.川芎　　　　　　　　B.延胡索　　　　　　　C.柴胡　　　　　　　　D.五灵脂

13.益母草最多用于(　　　)。

　　A.内科瘀血证　　　　B.妇科瘀血证　　　　C.伤科瘀血证　　　　D.外科瘀血证

14.以开提肺气、宣肺化痰为其特点的是(　　　)。

　　A.旋覆花　　　　　　B.桔梗　　　　　　　C.杏仁　　　　　　　D.苏子

15.具有清肺化痰、润肠通便的是(　　　)。

　　A.瓜蒌　　　　　　　B.苦杏仁　　　　　　C.紫苏子　　　　　　D.浙贝

16.能润肠通便、清肝明目的是(　　　)。

　　A.决明子　　　　　　B.菟丝子　　　　　　C.紫苏子　　　　　　D.车前子

17.善滋阴潜阳,为治阴虚发热的要药是(　　　)。

　　A.地黄　　　　　　　B.龟甲　　　　　　　C.青蒿　　　　　　　D.鳖甲

18.防己的功效是(　　　)。

　　A.祛风湿,止痛,活血通络　　　　　　　　B.祛风湿,止痛,利水消肿

　　C.祛风湿,止痛,清热解毒　　　　　　　　D.祛风湿,通经,凉血消肿

19.具有平肝潜阳、降气止呃逆的是(　　　)。

　　A.石决明　　　　　　B.磁石　　　　　　　C.赭石　　　　　　　D.牡蛎

20.既能清热解毒,又善疏散表热的是(　　　)。

　　A.桑叶　　　　　　　B.金银花　　　　　　C.柴胡　　　　　　　D.葛根

21.欲用大黄攻下通便,入汤剂应(　　　)。

　　A.先煎　　　　　　　B.同煎　　　　　　　C.后下　　　　　　　D.另煎

22.治诸骨哽咽,最宜用(　　　)。

　　A.独活　　　　　　　B.威灵仙　　　　　　C.白花蛇　　　　　　D.川乌

23.被称为"回阳救逆第一品药"的是(　　　)。

　　A.干姜　　　　　　　B.吴茱萸　　　　　　C.丁香　　　　　　　D.附子

24.木香的功效是(　　　)。

　　A.疏肝破气　　　　　B.理气宽胸　　　　　C.行气止痛　　　　　D.破气除痞

25.具有消食化积,行气散瘀的药物是(　　　)。

　　A.山楂　　　　　　　B.番泻叶　　　　　　C.鸡内金　　　　　　D.麦芽

26.功能收敛止血,善治肺胃出血的是(　　　)。

　　A.三七　　　　　　　B.白及　　　　　　　C.血余炭　　　　　　D.藕节

27.善治湿痰的是(　　　)。

　　A.半夏　　　　　　　B.桔梗　　　　　　　C.天南星　　　　　　D.竹茹

28.既能清热平喘,又能通利经络的是(　　　)。

　　A.地龙　　　　　　　B.石膏　　　　　　　C.麻黄　　　　　　　D.桑白皮

29.下列除(　　　)外,均是甘草的功效。

　　A.解毒生肌　　　　　B.益气补中　　　　　C.祛痰止咳　　　　　D.缓急止痛

30.具有补益精血,固肾乌须的良药是(　　　)。

　　A.熟地黄　　　　　　B.枸杞子　　　　　　C.黄精　　　　　　　D.制首乌

31.既能发汗解表,又能行气宽中的是(　　　)。

　　A.麻黄　　　　　　　B.桂枝　　　　　　　C.紫苏叶　　　　　　D.荆芥

32.芒硝入汤剂宜(　　)。
　　A.先煎　　　　　　B.后下　　　　　　C.包煎　　　　　　D.冲入药汁内

33.治诸淋涩痛之要药是(　　)。
　　A.木通　　　　　　B.滑石　　　　　　C.海金沙　　　　　D.石韦

34.功能温中散寒、降逆止呕止呃,为治胃寒呕逆之要药是(　　)。
　　A.高良姜　　　　　B.肉桂　　　　　　C.吴茱萸　　　　　D.丁香

35.香附的功效是(　　)。
　　A.疏肝理气,调经止痛　　　　　　　　B.疏肝理气,活血调经
　　C.疏肝理气,燥湿化痰　　　　　　　　D.理气健脾,活血祛瘀

36.既能活血祛瘀,又能利尿消肿的药物是(　　)。
　　A.益母草　　　　　B.茜草根　　　　　C.车前草　　　　　D.白茅根

37.下列除(　　)外,均为牛膝的功效。
　　A.活血祛瘀　　　　B.祛风湿　　　　　C.强筋骨　　　　　D.利尿通淋

38.功能润肺止咳、杀虫、灭虱的药物是(　　)。
　　A.紫菀　　　　　　B.款冬花　　　　　C.百部　　　　　　D.川贝母

39.既能益气养阴,又能补脾肺肾、固精止带的药物是(　　)。
　　A.人参　　　　　　B.西洋参　　　　　C.黄芪　　　　　　D.山药

40.升降浮沉反映药物作用的(　　)。
　　A.部位　　　　　　B.原理　　　　　　C.范围　　　　　　D.趋向性

41.用咸味药治瘰疬、痰火结核、瘿瘤等证,是取其(　　)。
　　A.泻下之功　　　　B.软坚散结之功　　C.宣泄之功　　　　D.发散之功

42.不是桑寄生功效的是(　　)。
　　A.祛风湿　　　　　B.活血通经　　　　C.益肝肾　　　　　D.强筋骨

43.可用于阳虚外感及寒痰停饮、鼻渊的药物是(　　)。
　　A.荆芥　　　　　　B.紫苏叶　　　　　C.生姜　　　　　　D.细辛

44.桑叶与菊花的共同功效是(　　)。
　　A.疏风热、平肝明目　　　　　　　　　B.散风寒、平肝明目
　　C.清热解毒、明目　　　　　　　　　　D.清肺润燥、疏风热

45.具有活血祛瘀、凉血消痈、养血安神等作用的是(　　)。
　　A.大蓟　　　　　　B.川芎　　　　　　C.丹参　　　　　　D.远志

46.人参、党参、西洋参的共同功效是(　　)。
　　A.补气养血　　　　B.补气升阳　　　　C.补气生津　　　　D.养血生津

47.在"十九畏"中,郁金畏(　　)。
　　A.巴豆　　　　　　B.川乌　　　　　　C.官桂　　　　　　D.丁香

48.既能平肝潜阳,又能清肝明目的是(　　)。
　　A.天麻　　　　　　B.僵蚕　　　　　　C.石决明　　　　　D.赭石

49.具有清肝火、散郁结的是(　　)。
　　A.栀子　　　　　　B.桑叶　　　　　　C.夏枯草　　　　　D.决明子

50.既能清气分实热,又能退虚热的是(   )。

    A.知母   B.黄芩   C.苦参   D.栀子

二、配伍选择

A.酸苦味   B.甘淡味   C.咸甘味   D.辛味   E.酸甘味

1.气滞之证多用何类药味治疗?

2.能泻下通便,治燥屎内结多用何类药味治疗?

A.相须   B.相使   C.相恶、相杀   D.相反、相恶   E.相杀、相畏

3.半夏与生姜同用,属于哪种配伍?

4.大黄与芒硝同用,属于哪种配伍?

A.消食健胃,和中止泻   B.消食化积,化痰除痞   C.消食健胃,清热解毒

D.消食化积,降气化痰   E.消食健胃,回乳消胀

5.莱菔子的功效是(   )。

6.麦芽的功效是(   )。

A.黄芩   B.黄连   C.黄柏   D.夏枯草   E.栀子

7.善清肺火的药物是(   )。

8.善清泻三焦火邪的药物是(   )。

A.清肺化痰、除烦止呕   B.清化热痰、清心安神   C.清肺化痰、利气宽胸

D.化痰止咳、清热散结   E.清热化痰、平肝熄风

9.贝母的功效是(   )。

10.瓜蒌皮的功效是(   )。

三、多选题

1.中药性能的内容包括(   )。

    A.四气五味   B.配伍   C.归经   D.毒性   E.升降浮沉

2.茯苓的功效是(   )。

    A.利水渗湿   B.利尿通淋   C.健脾补中   D.利湿退黄   E.宁心安神

3.木香的适应证是(   )。

    A.脾胃气滞证   B.泻痢,里急后重   C.湿热黄疸,胁痛

    D.肝郁月经不调   E.痰阻胸痹证

4.桃仁适应证有(   )。

    A.血瘀闭经,痛经   B.肠燥便秘   C.肺痈、肠痈

    D.皮肤痒疹   E.外伤出血

5.苍术的功效是(   )。

    A.燥湿健脾   B.解表   C.活血   D.祛风湿   E.利水

四、填空题

1.五味是指_____、_____、_____、_____、_____五种最基本的滋味。

2.肉桂功效是_____、_____、_____。

3.地龙的功效是_____、_____、_____、_____。

4.寒凉药多具有_____、_____、_____、_____等作用。

5.大黄的功效有_____、_____、_____、_____、_____。

五、简答题

1.比较黄芩、黄连、黄柏在功效和应用方面有何异同。（10分）

2.比较羌活与独活在功效、应用等方面的异同。（5分）

3.简述止血药的分类、功用及适应证,每类举出两味代表药物。（10分）

综合练习试题（二）

一、单选题

1.苦味药物的作用是( )。

    A.补虚   B.燥湿、降泄   C.发表、行气   D.缓急

2.二药合用能增强毒性的配伍关系是( )。

    A.相使   B.相畏   C.相杀   D.相反

3.用于水肿兼有表证的最佳药物是( )。

    A.麻黄   B.泽泻   C.黄芪   D.苍术

4.在辛温解表药中,既能祛内风,又能息内风的药物是( )。

    A.麻黄   B.防风   C.菊花   D.天麻

5.下列用于风寒感冒前额头痛的最佳药物是( )。

    A.桂枝   B.藁本   C.白芷   D.辛夷

6.下列清热药中,既能清热又能生津的药物是( )。

    A.知母   B.栀子   C.芦根   D.黄芩

7.既能泻下攻积,又能活血祛瘀的药物是( )。

    A.芒硝   B.大黄   C.芦荟   D.番泻叶

8.具有清血热、止血、化瘀作用的药物是( )。

    A.白及   B.仙鹤草   C.血余炭   D.茜草

9.在治疗上部出血时常可配伍牛膝,是因其能( )。

    A.引药下行   B.引药上行   C.调和药性   D.引血下行

10.下列药中为治疗湿痰咳嗽之要药的药物是( )。

    A.瓜蒌   B.半夏   C.竹茹   D.杏仁

11.在下列参类药材中能用于亡阳证的药物是( )。

    A.人参   B.西洋参   C.苦参   D.玄参

12.下列药物中可以用于各种原因引起的肝风内动的是( )。

    A.羚羊角   B.钩藤   C.赭石   D.天麻

13.可用于气虚致自汗的最佳药物是( )。

    A.人参   B.西洋参   C.黄芪   D.山药

14.在五味中具有发散作用的是( )。

    A.酸   B.苦   C.甘   D.辛

15. 在辛温解表药中,风寒表证和风热表证都可应用的是(   )。

    A.麻黄   B.防风   C.细辛   D.荆芥

16. 用于利水渗湿兼有清热之功的最佳药物是(   )。

    A.麻黄   B.泽泻   C.黄芪   D.苍术

17. 下列用于风寒感冒兼有汗出的最佳药物是(   )。

    A.桂枝   B.藁本   C.白芷   D.辛夷

18. 在下列药中能够益卫固表的是(   )。

    A.黄芩   B.黄连   C.黄柏   D.黄芪

19. 既补火助阳,又温肺化饮的药物是(   )。

    A.附子   B.干姜   C.肉豆蔻   D.吴茱萸

20. 具有燥湿行气,下气平喘的是(   )。

    A.川芎   B.陈皮   C.厚朴   D.木香

21. 用于降气消食的最佳药物是(   )。

    A.神曲   B.山楂   C.麦芽   D.莱菔子

22. 为化瘀止血要药的是(   )。

    A.大蓟   B.小蓟   C.地榆   D.三七

23. 具有收敛止血,善治胃出血的药物是(   )。

    A.白及   B.仙鹤草   C.血余炭   D.茜草

24. 在参类药材中能气血双补的药物是(   )。

    A.人参   B.西洋参   C.党参   D.玄参

25. 制何首乌功善(   )。

    A.润肠   B.截疟   C.解毒   D.补益精血

二、多选题

1. 下列哪些药物不能和甘草配伍(   )。

    A.海藻   B.大戟   C.芫花   D.大黄   E.甘遂

2. 下列药物通过配伍生姜可降低毒性的中药为(   )。

    A.半夏   B.苦杏仁   C.天南星   D.大黄   E.甘遂

3. 下列具有升阳作用的药物有(   )。

    A.柴胡   B.升麻   C.葛根   D.黄芪   E.桔梗

4. 下列需要包煎的药物是(   )。

    A.车前子   B.旋覆花   C.辛夷   D.朱砂   E.滑石粉

5. 下列主要用于寒痰咳嗽的药物有(   )。

    A.瓜蒌   B.半夏   C.天南星   D.紫菀   E.百部

6. 下列可用于肺燥咳嗽的药物有(   )。

    A.桑叶   B.菊花   C.川贝母   D.紫菀   E.百部

7. 下列可用于风热感冒的药物有(   )。

    A.桑叶   B.菊花   C.金银花   D.连翘   E.麻黄

8. 可用于疏肝解郁的药物有(   )。

    A.薄荷   B.柴胡   C.香附   D.青皮   E.陈皮

9.下列具有降逆止呕作用的药物有(　　　　)。

　　A.生姜　　　　　B.半夏　　　　　C.芦根　　　　　D.吴茱萸　　　　　E.赭石

10.甘草的功效包括(　　　　)。

　　A.补中益气　　　B.祛痰止咳　　　C.缓急止痛　　　D.清热解毒　　　E.调和药性

11.在中药配伍原则中,属于配伍禁忌的是(　　　　)。

　　A.相须　　　　　B.相畏　　　　　C.相恶　　　　　D.相杀　　　　　E.相反

12.下列有毒的中药为(　　　　)。

　　A.细辛　　　　　B.苦杏仁　　　　C.雷公藤　　　　D.大黄　　　　　E.半夏

13.下列具有升阳作用的药物有(　　　　)。

　　A.柴胡　　　　　B.升麻　　　　　C.牛膝　　　　　D.黄芪　　　　　E.葛根

14.下列需要包煎的药物是(　　　　)。

　　A.旋覆花　　　　B.辛夷　　　　　C.车前子　　　　D.蒲黄　　　　　E.朱砂

15.下列可用于热结便秘的药物有(　　　　)。

　　A.巴豆　　　　　B.火麻仁　　　　C.大黄　　　　　D.芒硝　　　　　E.芦荟

16.山药的功效包括(　　　　)。

　　A.补脾气　　　　B.补肺气　　　　C.补肺阴　　　　D.补肾气　　　　E.补肾阴

17.下列能够疏风散热的药物有(　　　　)。

　　A.桑叶　　　　　B.菊花　　　　　C.金银花　　　　D.连翘　　　　　E.麻黄

18.具有凉血止血,主要用于便血的药物(　　　　)。

　　A.大蓟　　　　　B.小蓟　　　　　C.地榆　　　　　D.槐花　　　　　E.茜草

19.可用于肝肾亏虚来安胎的药物有(　　　　)。

　　A.桑寄生　　　　B.续断　　　　　C.牛膝　　　　　D.鹿茸　　　　　E.杜仲

20.在补气药中,能够补脾气的药物有(　　　　)。

　　A.人参　　　　　B.白术　　　　　C.山药　　　　　D.党参　　　　　E.黄芪

三、填空题

1.相须是指_____的两种药合用,可增强其原有功效。

2.酸味的作用包括_____、_____。

3.桑叶和菊花的共同功效为_____、_____,此外,桑叶还可_____,_____;菊花还可_____。

4.麻黄茎和根的区别是,茎能_____,根能_____。

5.在芒硝的不同加工品中,_____泻下作用最强,_____清热解毒作用最强。

6.薄荷入煎剂宜_____,石膏入煎剂宜_____。

7.黄柏清热燥湿宜_____用,清虚热宜_____用。

8.茵陈蒿的功效为_____、_____,为治疗_____的要药。

9.在姜的不同炮制品中,_____可用于表证,_____可用于亡阳证,_____可用于虚寒性出血证。

10.在清热解毒药的应用中,乳痈首选_____,肺痈首选_____。_____为治疗疮痈之圣药。

11.滑石用于淋证,取其_____之功;用于爽身粉,取其_____之功。

12.消食药中,山楂善消_____,其生用功效侧重于_____,炒后功效侧重于_____;麦芽善消_____;神曲用于_____证最佳。

13.在补血药中,具有补血兼止血作用的药物是_____,兼活血作用的药物是_____。

14.在收敛止血药中,善治肺胃出血的是_____。

15.蒲黄止血宜_____,化瘀宜_____,入汤剂宜_____。

16.苦杏仁的功效为_____,_____;为_____之要药。

17.在何首乌的不同炮制品中,补益精血宜用_____,润肠解毒宜用_____。

18.百合功效为_____、_____。

19.在补阴药物中,既可滋阴又能潜阳的药物是_____、_____。

20.莲子的功效为_____,益肾涩精,_____。

21.甘味的作用包括_____、_____、_____。

22.茯苓与黄芪配伍属于配伍中的_____原则,大黄与芒硝配伍属于配伍中的_____原则。

23.藁本用于风寒感冒_____头痛,白芷用于_____头痛。

24.石膏生用可_____、_____,煎时需_____。

25.金银花的功效为_____、_____;青蒿的主要功效为_____。

26.在生姜、干姜、炮姜中,止呕用_____,回阳通脉用_____,温经止血用_____。

27.大黄泻下通便宜_____用,活血祛瘀宜_____用。

28.焦三仙包括_____、_____、_____;_____善消淀粉类食积。

29.藿香的功效包括_____、解表、_____。

30.理气药主治证为_____或_____证,_____为行气止痛的要药。

31.大蓟凉血止血又兼_____,小蓟尤善治_____血。

32.三七为化瘀止血的要药,其功效为_____、_____。

33.羚羊角为治疗_____生风之要药。

34.黄芪可用于气虚自汗证,是取其_____之功。

35.吴茱萸为_____药,山茱萸为_____药。

四、问答题

1.简述十八反的内容。

2.什么是理气药?并比较陈皮和青皮的异同点。

3.简述活血化瘀药的分类,以及各自的功效和适应证,并各举两例。

4.什么是清热药?简述清热药的分类,以及各自适应证,并举两例。

5.简述桑叶的功效主治。

6.简述人参的功效主治。

7.简述鹿茸的性味归经,功效主治。

8.简述大黄的功效主治。

9.列举4种以上特殊煎法,写出适用的药材类别,并各举1例。

10.试述川贝和浙贝的区别。

11.简述栀子的功效主治。

12.简述茯苓的功效主治,以及为什么说茯苓是利水渗湿的要药。

13.试述独活和羌活在功效应用上有何区别。

14.什么是补虚药,简述补虚药的分类,以及各自的功效和适应证,并举例。

15.试述菊花的功效和主治。

16.简述麻黄的功效和主治。

17.简述陈皮的功效和主治。

18.试述川贝和浙贝在功效和主治上的区别。

附 录

附录一　特殊煎煮方法中药归类

除处方注明有"先煎""后下""包煎""烊化""冲服""煎汤代水""榨汁"等特殊要求的药物,应按要求进行操作。

（1）先煎品种及煎煮方法

先煎品种:生石决明、石膏、生磁石、生赭石、生紫石英、生自然铜、生龟甲、生鳖甲、生珍珠母、生牡蛎、生瓦楞子、生蛤壳、生禹余粮、川乌、草乌、附子、水牛角、滑石块、金礞石、灶心土（布包先煎）等矿物、贝壳类及有毒性成分药材。

煎煮方法:将先煎的药物煮沸 20~30 min,再加入群药同煎。

（2）后下品种及煎煮方法

后下品种:薄荷、鲜薄荷、砂仁、豆蔻、钩藤、番泻叶、肉桂、沉香、檀香、大黄等芳香性药物及含挥发性成分药物。

煎煮方法:在群药煎好前 5~10 min,加入后下药同煎。

（3）包煎品种及煎煮方法

包煎品种:旋覆花、枇杷叶、菟丝子、车前子、葶苈子、青黛、黛蛤散、生蒲黄、蒲黄炭、滑石粉、儿茶、金礞石、海金沙、五灵脂、辛夷等细小种子、粉散、动物粪便及有茸毛药品。

煎煮方法:将药物装入纯棉纱布袋与群药同煎。

（4）烊化品种及煎煮方法

烊化品种:阿胶、鹿角胶、龟甲胶、鳖甲胶、龟鹿二仙胶、饴糖等胶质类药材。

煎煮方法:将药物加入适量热水或加热炖熔化,兑入煎好的药液同服。

（5）另煎品种及煎煮方法

另煎品种:人参、红参、高丽红参、西洋参、鹿茸片、羚羊角片、西红花、冬虫夏草等贵重药材。

煎煮方法:将另煎药物置适宜的药锅中,加适量水,单独煎煮,滤取药液合并到汤药中服用。

（6）冲服品种及服用方法

冲服品种:牛黄（含人工牛黄）、体外培育牛黄、朱砂粉、熊胆粉、鹿茸粉、三七粉、珍珠粉、羚羊角粉、琥珀粉、水牛角浓缩粉、玳瑁粉、马宝粉、猴枣粉、狗宝粉、人参粉、芒硝、玄明粉、竹沥、姜汁、砂仁粉、鲜生地汁、生藕汁、蜂蜜、黄酒等粉末状或汁液类药材。

服用方法：以少量水或随汤药冲服。

（7）对于其他特殊要求的药物，按处方要求操作

附录二　毒性中药及用法

名　称	毒　性	性味归经	用法用量	注　意
土荆皮	有毒	辛，温；有毒。归肺、脾经	外用适量，醋或酒浸涂搽，或研末调涂患处	
土鳖虫	有小毒	咸，寒；小毒。归肝经	3～10 g	孕妇禁用
山豆根	有毒	苦，寒；有毒。归肺、胃经	3～6 g	
制川乌	有毒	辛、苦，热；有毒。归心、肝、肾、脾经	1.5～3.0 g。宜先煎，久煎	
川楝子	有小毒	苦，寒，有小毒。归肝、小肠、膀胱经	5～10 g，外用适量，研末调涂	
制天南星	有毒	苦、辛，温；有毒。归肺、肝、脾经	3～9 g	孕妇慎用
木鳖子	有毒	苦、微甘，凉；有毒。归肝、脾、胃经	0.9～1.2 g。外用适量，研末，用油或醋调敷	孕妇慎用
水蛭	有小毒	咸，苦，平；有小毒。归肝经	1～3 g	孕妇禁用
艾叶	有小毒	辛、苦，温；有小毒。归肝、脾、肾经	3～9 g。外用适量，供灸治或熏洗用	
北豆根	有小毒	苦，寒；有小毒。归肺、胃、大肠经	3～9 g	
白附子	有毒	辛，温；有毒。归胃、肝经	3～6 g。一般炮制后用，外用生品适量捣烂，熬膏或研末后，酒调敷患处	孕妇慎用，生品内服宜慎
白果	有毒	甘、苦、涩，平；有毒。归肺、肾经	5～10 g	生食有毒
半夏	有毒	辛，温；有毒。归脾、胃、肺经	内服一般炮制后使用，3～9 g。外用适量，磨汁涂或研末以酒调敷患处	不宜与川乌、制川乌、草乌、制草乌、附子同用；生品内服宜慎

名 称	毒 性	性味归经	用法用量	注 意
全蝎	有毒	辛，平；有毒。归肝经	3~6 g	孕妇禁用
苍耳子	有毒	辛、苦，温；有毒。归肺经	3~10 g	
附子	有毒	辛、甘，大热；有毒。归心、肾、脾经	3~15 g，先煎，久煎	孕妇慎用；不宜与半夏、瓜蒌、瓜蒌子、瓜蒌皮、天花粉、贝母(川、浙、平、伊、湖北)、白蔹、白及同用
苦杏仁	有小毒	苦，微温；有小毒。归肺、大肠经	5~10 g。生品入煎剂宜后下	内服不宜过量，以免中毒
制草乌	有毒	辛、苦，热；有毒。归心、肝、肾、脾经	1.5~3 g。宜先煎、久煎	
南鹤虱	有小毒	苦，辛，平；有小毒。归脾、胃经	3~9 g	
牵牛子	有毒	苦，寒；有毒。归肺、肾、大肠经	3~6 g。入丸散服，每次 1.5~3 g	孕妇禁用，不宜与巴豆、巴豆霜同用
鸦胆子	有小毒	苦，寒；有小毒。归大肠、肝经	0.5~2 g。用龙眼肉包裹或装入胶囊吞服，外用适量	
香加皮	有毒	辛、苦，温；有毒。归肝、肾、心经	3~6 g	不宜过量服用
重楼	有小毒	苦，微寒；有小毒。归肝经	3~9 g。外用适量，研末调敷	
急性子	有小毒	微苦、辛，温；有小毒。归肺、肝经	3~5 g	孕妇慎用
常山	有毒	苦、辛，寒；有毒。归肺、肝、心经	5~9 g	有催吐副作用，用量不宜过大，孕妇慎用
蛇床子	有小毒	辛、苦，温；有小毒。归肾经	3~10 g。外用适量，多煎汤熏洗，或研末	
猪牙皂	有小毒	辛、咸，温；有小毒。归肺、大肠经	1~1.5 g，多入丸散用。外用适量研末吹鼻取嚏或调敷患处	孕妇及咯血、吐血患者禁用
绵马贯众	有小毒	苦，微寒；有小毒。归肝、胃经	4.5~9 g	
蒺藜	有小毒	辛、苦，微温；有小毒。归肝经	6~10 g	

续表

名 称	毒 性	性味归经	用法用量	注 意
蕲蛇	有毒	甘、咸,温;有毒。归肝经	3～9 g。研末吞服,1～1.5 g/次,一日2～3次	
鹤虱	有小毒	苦、辛,平;有小毒。归脾、胃经	3～9 g	
朱砂	有毒	甘,微寒;有毒,归心经	0.1～0.5 g。多入丸散服,不宜入煎剂,外用适量	不宜大量服用,也不宜少量久服,孕妇及肝肾功能不全者禁用
吴茱萸	有小毒	辛、苦,热;有小毒。归肝、脾、胃、肾经	2～5 g。外用适量	阴虚有热者忌用
苦楝皮	有毒	苦,寒;有毒。归肝、脾、胃经	3～6 g,外用适量,研末,用猪脂调敷患处	孕妇及肝肾功能不全者慎用
蜈蚣	有毒	辛,温;有毒。归肝经	3～5 g	孕妇禁用
仙茅	有毒	辛、热;有毒,归肾、肝、脾经	3～10 g	
两面针	有小毒	苦、辛,平;有小毒。归肝、胃经	5～10 g。外用适量,研末调敷或煎水外洗患处	不能过量服用,忌与酸味食物同服
丁公藤	有小毒	辛,温;有小毒。归肝、脾、胃经	3～6 g。通常配制酒剂,内服或外搽	本品因有强烈的发汗作用,虚弱者及孕妇禁用
干漆	有毒	辛,温;有毒。归肝、脾经	2～5 g	孕妇及对漆过敏者慎用
千金子	有毒	辛,温;有毒。归肝、肾、大肠经	1～2 g。去壳、去油用,多入丸散服,外用适量,捣烂敷患上	孕妇禁用,以免中毒
马钱子	有大毒	苦,温;有大毒。归肝、脾经	0.3～0.6 g,炮制后入丸散用	孕妇禁用;不宜多服久服及生用,运动员慎用,有毒成分能经皮肤吸收,外用不宜大面积涂敷
巴豆	有大毒	辛,热;有大毒。归胃、大肠经	外用适量,研末敷患处,或捣烂以纱布涂搽患处	孕妇禁用;不宜与牵牛子同用
甘遂	有毒	苦,寒;有毒。归肺、肾、大肠经	0.5～1.5 g。炮制后多入丸散用。外用适量,生用	孕妇禁用;不宜与甘草同用

名　称	毒　性	性味归经	用法用量	注　意
华山参	有毒	甘、微苦,温;有毒。归肺、心经	0.1~0.2 g	不宜多服,以免中毒;青光眼患者禁用;孕妇及前列腺重度肥大者慎用
红粉	有大毒	辛,热;有大毒。归肺、脾经	外用适量,研极细粉单用,或与其他药味配成散剂或制成药捻	只可外用,不可内服,外用也不宜久用
芫花	有毒	苦、辛,温;有毒。归肺、脾、肾经	1.5~3 g。醋芫花研末吞服,1 次0.6~0.9 g,一日 1 次,外用适量	注意用量,与甘草相反。孕妇禁用
苦木	有小毒	苦,寒;有小毒。归肺、大肠经	枝:3~4.5 g。叶:1~3 g。外用适量	
京大戟	有毒	苦,寒;有毒。归肺、脾、肾经	1.5~3 g。入丸散服,每次 1 g;内服醋制用。外用适量,生用	孕妇禁用,不宜与甘草同用
闹羊花	有大毒	辛,温;有大毒。归肝经	0.6~1.5 g。浸酒或入丸散。外用适量,煎水洗	不宜多服,久服,体虚患者及孕妇禁用
轻粉	有毒	辛,寒;有毒。归大肠、小肠经	外用适量,研末涂敷患处。0.1~0.2 g内服,一日 1~2 次,多入丸剂或胶囊,服后漱口	本品毒性剧烈,内服慎用,不可过量,孕妇禁服
洋金花	有毒	辛,温;有毒。归肺、肝经	0.3~0.6 g。宜入丸散;亦可作卷烟分次燃吸,一日量不可过1.5 g,外用适量	孕妇,外感、痰热咳嗽、青光眼、高血压及心动过速患者禁用
商陆	有毒	苦,寒;有毒。归肺、脾、肾、大肠经	3~9 g。外用适量,煎汤熏洗	孕妇禁用
斑蝥	有大毒	辛,热;有大毒。归肝、胃、肾经	0.03~0.06 g。炮制后多入丸散,外用适量,研末或浸酒醋,或制油膏涂用,不宜大面积用	本品有大毒,内服慎用,孕妇禁用
硫黄	有毒	酸,温;有毒。归肾、大肠经	内服 1.5~3 g。炮制后入丸散服。外用适量,研末油调敷患处	孕妇慎用,不宜与芒硝、玄明粉同用
雄黄	有毒	辛,温;有毒。归肝、大肠经	0.05~0.1 g。入丸散用。外用适量,熏涂患处	内服慎用;不可久用;孕妇禁用
蓖麻子	有毒	甘、辛、平;有毒。归大肠、肺经	2~5 g。外用适量	

续表

名　称	毒　性	性味归经	用法用量	注　意
罂粟壳	有毒	酸、涩、平；有毒。归肺、大肠、肾经	3~6 g	本品易成瘾，不宜常服；婴幼儿及哺乳期妇女禁用。运动员慎用
蟾酥	有毒	辛，温；有毒。归心经	0.015~0.030 g，多入丸散用。外用适量	孕妇慎用

注:用法用量除特殊说明外,为成人 1 日常用汤剂用量,并为药典规定炮制加工品。

参考答案

总论部分

第1章

一、单选题

1.A 2.A 3.A 4.D 5.A 6.D 7.C 8.D

二、填空题

1.雷敩;陶弘景;赵学敏

2.1 892 365 844 5 767

三、简答题

略。

第2章

一、单选题

1.B 2.A 3.C 4.C 5.A 6.D

二、填空题

1.活血通络、降低寒凉之性、利于煎煮、引药上行

2.纯净、减毒、增效、改性、制剂与贮存

3.修制、水制、火制、水火共制、其他制法

4.水制

5.炒黄、炒焦、炒炭

三、简答题

1.蜜炙增强补中益气,润肺止咳;酒炙增强活血通络,降低寒凉之性,利于煎煮以及引药上行之功;醋炙引药入肝,增强散瘀止痛,降低毒性,矫臭矫味;姜炙增强温胃止呕、缓和药性、解除毒性;盐炙增强补肾作用。

2.略。

第4章

一、单选题

1.C 2.A 3.D 4.C 5.A 6.D 7.A 8.D 9.A 10.D 11.C 12.C 13.B
14.A 15.D 16.B

二、配伍选择

1.D 2.A 3.B 4.E 5.C

三、多选题

1.ABDE 2.ABCE 3.ABCDE 4.BCDE 5.ACDE 6.BC

四、填空题

1.寒、凉、温、热

2.辛、甘、酸、苦、咸

3.清热泻火、凉血解毒

4.温里散寒、补火助阳、温经通络、回阳救逆

5.辛;酸、涩

6.辛、凉

7.滋味;作用

8.用药反应;病证寒热

五、简答题

1.四气是指寒热温凉四种药性,其反映药物在影响人体阴阳盛衰、寒热变化方面的作用倾向,是说明药物作用性质的重要概念之一。

2.升降浮沉反映药物作用的趋向性,是说明药物作用性质的概念之一。

3.归经是药物作用的定位概念,表示药物作用部位。归是作用的归属,经是脏腑经络的概称。

4.掌握药物升降浮沉性能,可以更好地指导临床用药,使气机恢复正常;或因势利导,有助于祛邪外出。一般来说,病变在上、在表宜用升浮不宜用沉降;病变在下、在里宜用沉降不宜用升浮;病势上逆者宜降不宜升;病势下陷者宜升不宜降。

5.五味有辛、甘、酸、苦、咸五种基本的滋味。此外,还有淡味和涩味,其作用和适应证如下所述。

(1)辛味有发散、行气、行血等作用。一般治疗表证、气滞血瘀证。一些芳香气味的药物也标上"辛",芳香药除有能散、能行的特点外,还包含芳香辟秽,芳香化湿,芳香开窍等作用。

(2)甘味有补益、缓急止痛、调和药性、和中的作用。一般用于虚证、缓急止痛、调和诸药。某些甘味药还有解药食中毒的作用。

(3)酸味有收敛、固涩作用。多用于体虚多汗,肺虚久咳,久泻久痢,遗精滑精,尿频遗尿等证。涩味,与酸味作用相似而不尽相同。酸能生津,酸甘化阴,而涩味药并不具备。

(4)苦能泄,能燥。泄其含义有三:一是通泄,二是降泄,三是清泄。燥指燥湿,用于湿证。温性的苦燥药用于寒湿证;寒性的苦燥药用于湿热证。

(5)咸有软坚散结,泻下的作用。多用于痰核、瘿瘤、瘰疬等病证。

此外,淡有渗湿利水作用,多用于治疗水肿,小便不利等证。

第5章

一、单选题

1.A 2.B 3.D 4.C 5.A 6.A 7.B 8.D 9.A 10.C 11.D 12.A 13.D

二、多选题

1.BCDE 2.ACDE 3.ACDE 4.ABCD

三、填空题

1.相杀;七情

2.服药饮食禁忌

3.汤

4.次数;冷热

四、简答题

1.按照病情的不同需要和药物的不同特点,有选择地将两种以上的药物合在一起应用。

2.前人将单行及其相须、相使、相畏、相杀、相恶、相反6种配伍关系,合称中药的七情。

3.单行就是单用一味药来治疗某种病情单一的疾病。对于病情比较单纯的病证,往往选择一种针对性较强的药物即可达到治疗目的。如古方独参汤,即单用一味人参,治疗大失血所引起元气虚脱的危重病证。

4.相畏是指一味药物的毒副作用会被与之配伍的另一药物降低或消除,相畏是临床应用有毒副作用的药物时,应当尽量加以利用的配伍关系;相恶是指一味药物的治疗作用会被与之配伍的另一药削弱或消除,相恶是临床用药时应当尽量避免的配伍关系。

5.服药食忌的一般原则是:一是忌食可能妨碍脾胃消化吸收功能,影响药物吸收的食物。二是忌食对某种病证不利的食物。三是忌食与所服药物之间存在类似相恶或相反配伍关系的食物。

五、论述题

1.相须与相使均是二药配伍后,疗效可以增强。但相须二药系性能功效相类似的药物,《本草纲目》认为相须是"同类不可离也"。如麻黄与桂枝在发汗解表方面相须,二药性能功效相类似,均属解表药中的发散风寒药。相使二药则只是性能功效方面有某种共性而非同类药。相使二药之间还有明显的主辅关系,即以一药为主,另一药为辅,用辅药去提高主药的疗效。如黄芪与茯苓相使,黄芪系补气药,茯苓系利水渗湿药,二药不同类,但二药均有健脾与利水两方面作用。用于气虚水肿证时,以黄芪为主,用茯苓去提高黄芪的补气利水效果。

2.相畏与相杀之间的联系在于,二者涉及的是同一药对。二者的区别在于:相畏是指具有毒副作用的药物的毒副作用被与之配伍的另一味药降低或消除;相杀是指一味药能降低或消除与之配伍的另一味药的毒副作用。如生半夏有毒,其毒性可被生姜降低,所以生半夏畏生姜;生姜能降低生半夏的毒性,所以生姜能杀生半夏之毒。

3.由于相须、相使能使治疗效应提高;相畏、相杀可使毒副效应降低或消除,所以,都是临床用药时应充分利用的配伍关系。由于相恶会使治疗效应降低或丧失;相反会使毒副效应增强或产生新的毒副效应,所以是临床用药时应尽量避免的配伍关系。单行因为药物彼此之间无明显影响,根据对单味药物的性能、功效的认识和病情的需要遣药组方,即可收到预期的疗效。

各论部分

第6章

一、单选题

1.A 2.B 3.A 4.C 5.C 6.C 7.B 8.B 9.B 10.C

二、配伍选择

1.A 2.D 3.B 4.C 5.C 6.A 7.B 8.D

三、多选题

1.ABD 2.ABD 3.ABC 4.ABCE 5.ABCD 6.BCD 7.AB 8.BCDE

四、填空题

1.发散风寒药;发散风热药

2.桂枝;荆芥

3.麻黄;香薷;生姜

4.清肺润肺

5.后下;包

五、简答题

1.解表药分为发散风寒药和发散风热药两类。发散风寒药性味辛温,主入肺与膀胱经。功以发散风寒为主,主要用于风寒表证,症见恶寒发热、无汗或汗出不畅、头身疼痛、口不渴、舌苔薄白、脉浮紧等。发散风热药性味多辛凉,主入肺肝二经。功以疏散风热为主,发汗力较缓和。主要用于外感风热或温病初起,邪在肺卫,症见发热重、恶寒轻、头痛、咽干口渴、有汗或无汗、舌苔薄黄、脉浮数者。

2.香薷既能发汗解表,又能祛暑化湿,故在暑天因乘凉饮冷所致之怕冷发热无汗及呕吐腹泻等症,为常用之品。本品虽能祛暑,但性温辛散,多适用于阴暑病症,前人说:"夏用之用香薷,犹冬月之用麻黄。"故在临床用于祛暑解表时必须具备怕冷及无汗的症候。所以被称作"夏月之麻黄"。

3.两者功效皆能发汗解表,用于风寒感冒。其中麻黄发汗力大、桂枝发汗力缓;麻黄主治风寒表实证,桂枝风寒表实或虚证皆可应用。不同点:麻黄,还可宣肺平喘,利水消肿,用于风寒束肺导致的咳嗽气喘,水肿兼表证;桂枝还可温通经脉,助阳化气,用于寒凝血滞诸痛证;阳虚,不能化水,水湿内停引起的痰饮眩悸,水肿胀满,小便不利等证以及心动悸、脉结代等。

4.疏散退热,用于外感表证发热及少阳证。

疏肝解郁,用于肝气郁滞证。

升举阳气,用于中气下陷所致的脏器下垂。

5.散风清热,用于风热表证,温病初起。

平肝明目,用于肝阳上亢之头痛眩晕,目赤肿痛,眼目昏花。

清热解毒,用于疮疡肿毒。

第7章

一、单选题

1.C 2.A 3.A 4.A 5.A 6.D 7.C 8.B 9.C 10.B 11.B 12.D 13.C 14.D

二、配伍选择

1.D 2.C 3.A 4.D 5.B 6.C 7.A

三、多选题

1.BD 2.AB 3.CDE 4.DE 5.AB 6.BCD 7.ABCDE 8.BC

四、填空题

1.知母;决明子

2.骨蒸劳热、阴虚盗汗

3.疮家圣药

4.凉血除蒸;清肺降火;肺热咳嗽;阴虚发热

5.清热燥湿;湿热泻痢

6.阴虚发热;小儿疳热;外感发热;少阳证

7.肺痈;乳痈;疔疮痈肿;热毒血痢

8.金银花;连翘

五、简答题

1.石膏、知母均具有甘寒性味,均主归肺胃经,同具有清热泻火、除烦止渴等功效,可用于治疗温病气分热盛及肺热咳嗽等证。但石膏味兼辛,泻火之中长于清解,重在清泻肺胃实火,肺热喘咳、胃火头痛、牙痛多用;知母味兼苦而质润,兼入肾经,泻火之中长于清润,善生津润燥,肺热燥咳、内热骨蒸、消渴、肠燥便秘多用。

2.黄芩、黄连、黄柏三药性味苦寒,黄连为苦寒之最,黄柏次之,黄芩较小。三药均能清热燥湿、泻火解毒,但黄芩偏泻上焦肺火;黄连偏泻中焦胃火,并长于泻心火;黄柏偏泻下焦相火,能除骨蒸。

3.苦寒败胃是指药物苦寒性大,一方面燥湿力强,过服易伤胃阴;另一方面清热力大,过服易伤中阳(胃气),故此类药一般用量不宜过大,凡脾胃虚寒、胃阴不足者应慎用。

4.贯众的功效是清热解毒,凉血止血,杀虫。使用本品当注意炮制品的选择。贯众生用偏于清热解毒、杀虫,常用于风热感冒,温毒发斑,痄腮以及多种肠寄生虫病;炒炭则凉血止血力佳,用于治疗血热出血。本品有小毒,用量不宜过大。服用本品时忌油腻。脾胃虚寒者及孕妇慎用。

5.大青叶、板蓝根、青黛同出一物,均能清热解毒,凉血消斑。皆可用于治疗温毒发斑,喉痹痄腮,火毒疮疡,丹毒等证。大青叶长于凉血消斑,血热斑疹、吐衄多用;板蓝根则以解毒利咽散结见长,咽痛痄腮、大头瘟疫等多用;而青黛则长于清肝泻火,定惊,常用于治疗肝火犯肺、咳嗽胸痛、痰中带血以及暑热惊痫,惊风抽搐等证。

第8章

一、单选题

1.B 2.C 3.B 4.A 5.B 6.D 7.A 8.B 9.B 10.D

二、配伍选择

1.C 2.B 3.E 4.A 5.D

三、多选题

1.ABDE 2.ACE 3.BCD 4.ACDE 5.ACE 6.ABD

四、填空题

1.泻下攻积;清热泻火、止血;解毒;活血祛瘀

2.咸苦寒;泻下软坚,清热消肿;实热积滞,大便燥结;痈疮肿痛

3.攻下药;润下药;峻下逐水药;峻下逐水药

4.生;后下;开水泡服;泻下力减弱

5.甘平;润肠通便;肠燥便秘证;滋养补虚

五、简答题

1.凡能引起腹泻或润滑大肠,促进排便为主要作用的药物称为泻下药。分攻下药、润下药、峻下逐水药。攻下药适用于大便秘结,燥屎坚结,实热积滞证;润下药适用于肠燥津枯便秘证;峻下逐水药适用于水肿,臌胀,胸胁停饮等正气未衰之证。

2.共性:均能泻下通便,清热,用于大便秘结,咽痛,口疮,疮痈肿毒。

个性:大黄泻下力强,是治积滞便秘之要药。在清热之中能解热毒,常用于治疗热毒疮疡、烧伤等。还能止血,活血,用于血热妄行之吐血、衄血、咯血,血瘀经闭、跌打瘀痛、产后恶露不尽者。

芒硝:还能软坚润下,善治燥屎坚结。清热消肿之中,用于治疗目赤、咽痛、疮痈肿毒等,以外用为主。

3.3~15 g;用于泻下不宜久煎。外用适量,研末敷于患处。生大黄泻下力较强,泻下通便宜生用,后下,或用开水泡服。酒大黄善清上焦血分热毒,用于目赤咽肿,齿龈肿痛。熟大黄泻下力缓,泻火解毒,用于火毒疮疡。大黄炭凉血化瘀止血,用于血热有瘀出血症。

4.(1)里实兼表邪者,应先解表后攻里,或配解表药同用,表里双解,以免表邪内陷。(2)里实而正虚者,应与补益药同用,攻补兼施,使攻邪而不伤正。(3)对作用峻猛,或具有毒性的药物,年老体虚、脾胃虚弱者应慎用,妇女胎产前后及月经期应忌用。(4)泻下作用较强的药物,应中病即止。(5)作用峻猛而有毒性的药物,一定要严格炮制,控制剂量,避免中毒。

第9章
一、单选题
1.C 2.A 3.B 4.A 5.D 6.D 7.C 8.A 9.C 10.A 11.D

二、配伍选择
1.D 2.C 3.C 4.A 5.B

三、多选题
1.ABCDE 2.AB 3.ADE 4.ADE 5.ACD

四、填空题
1.活血养血药;燥湿、利湿健脾药
2.辛、咸、温;祛风湿;通经络;消骨鲠
3.祛风通络;定惊止痉
4.祛风湿;止痹痛;退虚热;清湿热
5.辛、苦、微温;祛风湿;止痹痛;解表
6.祛风湿;益肝肾;强筋骨;安胎

五、简答题
1.凡以祛风湿为主要功效,常用以治疗风湿痹证的药物,称为祛风湿药。分为3类:①祛风湿散寒药;②祛风湿清热药;③祛风湿强筋骨药。
2.二药性味辛苦温,均能祛风湿,止痹痛,祛风解表,主治风寒湿痹痛,风寒表证挟湿者。羌活气雄而散,发表力强,主散太阳经风邪及寒湿之邪;作用部位偏上,故善治腰以上风寒湿痹,尤以肩背肢节疼痛者佳。独活性善下行,尤以腰膝、腿足关节疼痛属下部寒湿重者为宜。
3.二药均具苦味,均能祛风湿,补肝肾,强筋骨,主治风湿痹痛,腰膝酸痛,筋骨无力等证。五加皮温补通络止痛作用较强,也治小儿行迟;兼能利尿,用于水肿、小便不利之证。桑寄生兼能养血安胎,用于胎漏下血,胎动不安。
4.蕲蛇祛风,通络,定惊止痉,主治风湿顽痹,肢体麻木,筋脉拘挛及中风口眼歪斜、半身不遂等证。祛风力猛,善通经活络,能透骨搜风,本品外彻皮肤,祛风止痒,且有毒,能以毒攻毒,故又可用于麻风、手足麻木、皮肤瘙痒等证。取其能定惊止痉之功,还可用于治疗小儿急慢惊风、破伤风。

5.川乌性味辛、苦,温,有大毒。功能祛风除湿,散寒止痛,用于治疗风寒湿痹及诸寒疼痛、跌打损伤等。本品有大毒,孕妇忌用。不宜与贝母类、半夏、白及、白蔹、天花粉、瓜蒌类同用;内服一般应炮制用,生品内服宜慎,宜先煎0.5~1 h;酒浸、酒煎服易致中毒,应慎用。

第 10 章

一、单选题

1.B 2.A 3.C 4.B 5.D 6.B

二、配伍选择

1.B 2.C 3.A 4.B

三、多选题

1.ACDE 2.ABCE 3.ABCE 4.BE 5.ABCD 6.ABCD

四、填空题

1.后下 2.脾胃 3.厚朴

五、简答题

1.化湿药的配伍应用:湿阻中焦证多伴有中焦气滞,故常配伍行气药。此外应根据证候的不同配伍,若寒湿阻中者,与温里药配伍;属湿热者,须与清热燥湿药配伍;脾虚生湿者,须配健脾药;湿阻中焦兼有食积者,配伍消食药。

化湿药使用注意:本类药多辛温香燥,易伤阴耗气,阴虚血燥、气虚者慎用。气味芳香者,入煎剂宜后下,不宜久煎,以免减低药效。

2.相同点:苍术、厚朴均辛苦温,能燥湿,用于湿阻中焦证,常相须使用。

不同点:苍术药性以辛散温燥为主,有较强的燥湿健脾之功,还可祛风湿,解表,用于风湿痹症及外感风寒夹湿表证。

厚朴药性以苦味为重,能苦降下气,具有较强的行气,消胀,除满之力,既下有形实满,又除无形湿满,是消胀除满之要药,用于多种原因引起的脾胃气滞证,痰饮喘满及梅核气。

3.广藿香与香薷皆可化湿和中,用于暑月外感风寒内伤生冷之阴暑证。但广藿香解表力弱,化湿和中止呕力强,能解暑;香薷以发汗解表散风寒力为主。

4.砂仁、豆蔻同为化湿药,气味芳香,均能化湿行气,温中止呕,常相须为用,治疗湿阻中焦及脾胃气滞证。但砂仁化湿行气力偏中下焦,且力略胜,豆蔻偏中上焦;砂仁温中重在脾而善止泻,豆蔻偏在胃而善止呕;砂仁可安胎用于气滞之胎动不安,豆蔻化湿作用偏上,可用于湿温痞闷。

第 11 章

一、单选题

1.B 2.D 3.B 4.C 5.B 6.C 7.B 8.A 9.B 10.B

二、多选题

1.ABC 2.ADE 3.ABCD 4.ACDE 5.ABE

三、简答题

1.利湿退黄药重在清利水湿,增加尿量,使湿热邪从小便去,以达退黄,多用于湿大于热的黄疸;清热燥湿药侧重在清热与燥湿并重,清除肝胆湿热邪以退黄,多用于热重于湿的黄疸。

2.茯苓与猪苓均能利水渗湿,为治水湿停滞的水肿,小便不利的常用药,但茯苓利水力缓而不伤正,又能健脾补中,安心安神,对脾虚湿胜之滞泻,水肿,痰饮,小便不利及心脾两虚的心悸失眠甚宜,而猪苓攻专利水,作用胜于茯苓,但无补益作用,可作为单纯的利尿药而用治一切水肿,小便不利及泄泻,淋浊,带下等证。

3.略。

四、分析题

1.芳香化湿药,性味芳香,能化湿浊,畅气机,健脾运化以排出水湿,主要用于治疗湿邪困脾胃病证。利水渗湿药,性味甘淡,功在通力小便,增加尿量,将体内过多的水湿从小便排出。主用于小便不利、水肿、淋病,黄疸等病症。

2.①芳香化湿药,气味芳香,性辛温,专入脾胃,能芳香化浊,醒脾祛湿以助脾运化水湿,主要用于治湿困脾证。

②利水渗湿药,性味甘淡平,或兼有苦味,或为寒性。主要能增加尿量,让水湿从小便排出,主用于水肿,淋浊,小便不利,黄疸等。

③清热燥湿药,大多性味寒苦,苦能燥湿,寒能清热,是清热与燥湿并用,主要用于湿热蕴脾,或其他湿热证。

④峻下逐水药,大多苦寒有毒,能使水湿从大、小便同去。由于既增加尿量,又能引起剧烈腹泻,故主用于水肿,胸腹水之实证体壮者。

⑤祛风湿药,性味多苦辛温,能去除肌肉、经络筋骨间的风寒湿邪,主治风寒湿痹。

第12章

一、单选题

1.D 2.C 3.D 4.C 5.A

二、配伍选择

1.B 2.A 3.D 4.C

三、多选题

1.ACD 2.AE 3.ABCDE 4.AD 5.ABCD 6.ABCDE 7.AC 8.BD 9.ABCDE
10.BCD 11.BD 12.BC

四、填空题

1.附子;肉桂;吴茱萸;干姜;吴茱萸

2.肉桂;附子;减毒

五、简答题

1.略。

2.附子大辛大热,能峻补元阳,药力迅猛,为回阳救逆、散寒止痛之要药。干姜辛热,能温中回阳,与附子同用,既能助附子回阳救逆,又能减轻附子的毒副作用。二药同用,可起到协同作用而增强疗效,故有"附子无干姜不热"之说。

3.肉桂为樟科植物肉桂的树干或粗枝的皮。

桂枝为樟科植物肉桂的嫩枝。

相同点:温经、散寒、助阳。

不同点:肉桂——主温里入下焦,偏于温补肾阳;

桂枝——主辛散而上行,偏于散寒解表。

4.附子、乌头二药来源相同,均为毛茛科植物乌头的根入药。其子根为附子,块根为乌头。二者性味、功效相近,均有温里散寒止痛的作用。

附子为大辛、大热之品,能温一身之阳,峻补欲竭之真阳,追复散失之元阳,而为回阳救逆第一品药;临证常用于亡阳证、脾肾阳虚诸证及阳虚外感。

乌头辛苦性温,功用长于祛风湿,散寒止痛,其温阳之力不如附子,而祛风湿止痹痛之力较附子为胜,临证多用于风寒湿痹、诸寒疼痛、跌打损伤疼痛及中风手足不仁。

第 13 章

一、单选题

1.B   2.D   3.B   4.C   5.A   6.C   7.D   8.D

二、配伍选择

1.C   2.D   3.D   4.A   5.C   6.A

三、多选题

1.CD   2.ABCD   3.BCDE   4.ABCD   5.ABCE   6.CE   7.ACD   8.ABCE   9.DE

10.ABCDE

四、填空题

1.辛、苦;温;脾;肺

2.香附

3.疏肝理气;调经止痛;理气健脾;燥湿化痰;破气消积;化痰散痞

五、简答题

1.略。

2.略。

3.略。

4.本章药物多能疏畅气机,而作用部位有所不同,有些长于入脾胃,有些长于入肝,有些两者兼入。长于作用于脾胃的有:陈皮、青皮、枳实、木香、佛手、沉香、大腹皮等;长于作用于肝的有香附、川楝子、青皮、佛手等。

第 14 章

一、单选题

1.A   2.D   3.B   4.D   5.A

二、简答题

1.食积停滞,往往产气,又阻碍气机、导致胃肠充气,故应该用理气药;如因过食生冷而积滞,多兼寒象时,理应配伍温中祛寒药;若食积化热或过食辛热物品见热象时,又当配以清热药同用,而食积阻滞气机、气滞湿阻而见湿证,故当配芳香化湿药同用;若脾胃虚弱兼食积,当配伍健脾药;若食积重证,则应配伍泻下药有利于积滞排除。

2.莱菔子:(1)行气又导滞,常用于治食积气滞证、湿热积滞泻痢证、脾胃气滞腹胀证等;(2)降气又祛痰,常用于治痰壅气逆咳喘者;(3)耗气而不能与人参同用,俗称"人参恶莱菔子"。

第 15 章

一、单选题

1.C   2.A   3.C   4.B   5.B   6.D   7.C   8.C   9.D   10.B   11.D   12.D

二、多选题

1.BCDE   2.ABCDE   3.ABCD   4.ABCD   5.ABC

三、简答题

1.略。

2.收敛止血药多具涩味,都具有不同程度的收敛止血之功,并用于出血而无瘀滞之证,忌用于因瘀血而出血;凉血止血药性多寒凉,常用于血热所致的出血;化瘀止血药性温,既能活血化瘀又能止血,有止血不留瘀的优点,常用于出血兼瘀血之证,对血虚无瘀者不宜用;温经止血药多具温性,具温经助阳、统摄血液之功,主要用于虚寒性出血,血热妄行出血不宜用。

3.略。

第16章

一、单选题

1.B 2.C 3.D 4.B 5.D 6.C 7.A 8.D 9.A 10.C

二、多选题

1.ABCD 2.ABCD 3.ABD 4.ABCD 5.ACD 6.ABCD 7.ABD 8.ABC

三、简答题

1.活血化瘀药具有通利血脉,促进血行,消散瘀血的功效。可用于血行湿畅,瘀血阻滞之证。如血瘀闭经、痛经,产后瘀血腹痛,癥瘕痞块,跌打损伤,骨折及痹疮疡痈肿等有血液瘀滞的病症。

2.牛膝味苦,善泻降,能引血下行,导热下泄,以降上炎之火。临床常用于:

(1)肝阳上亢之眩晕头痛。可与平肝潜阳药配伍同用。

(2)胃火上炎,齿龈肿痛,口舌生疮。多与清热泻火药配伍同用。

(3)火气上逆,迫血妄行之吐血、衄血等。常与凉血止血药配伍。

3.相同点:均有活血化瘀之功,用于治疗瘀血阻滞之经闭、痛经、胸腹刺痛等病证。

不同点:川芎——性温,兼能行气开郁,祛风止痛,用于治疗多种头痛,风湿痹痛等证。

丹参——性微寒,兼能凉血消痈,养血安神,用于治疗疮痈肿毒,热入营血的烦躁不寐及心悸失眠等证。

4.用法:乳香可入煎剂,也可入丸散剂,宜炒去油用。外用可生用或炒用。

使用注意:(1)胃弱者慎用。

(2)孕妇及无瘀滞者慎用。

(3)因气浊味苦,易致恶心呕吐,故内服多制后入丸散剂,且用量不宜过大。

四、分析题

1.略。

2.略。

3.延胡索辛散温通,入气血分,具有活血、行气、止痛之功用于气血瘀滞诸痛,尤以止痛效用卓越。无论气痛、血痛、寒痛、热痛均可配伍使用。故《本草纲目》言其"能行血中气滞,气中血滞,故专治一身上下诸痛"。且醋制后其有效成分溶解度大幅提高,止痛力更强。因此称其为止痛良药。

第17章

一、单选题

1.C 2.B 3.B 4.C 5.D 6.C 7.B 8.D 9.D 10.D 11.D 12.D 13D 14.D

二、配伍选择

1.A 2.C 3.E 4.B 5.D 6.C 7.A 8.D 9.A

三、多选题

1.ABDE 2.ABCE 3.ABCDE 4.ABCD

四、填空题

1.寒痰;湿痰;热痰;燥痰

2.温化寒痰药;清化热痰药

3.化痰或祛痰;制止或减轻咳嗽喘息

五、简答题

1.半夏、天南星均为温化寒痰药。

相同点:能燥湿化痰,为治寒痰、湿痰要药。生品外用消肿止痛,治痈疽肿毒、瘰疬痰核等证。

不同点:半夏长于治湿痰证,又降逆止呕,为止呕要药,可用于多种呕吐,尤宜于痰饮或胃寒所致的呕吐;还可消痞散结,用于胸脘痞闷,梅核气。

天南星祛痰力强,燥烈之性更甚,长于治顽痰证;又祛风止痉,用于中风口眼㖞斜、破伤风等证。

2.麻黄、百部、紫苏子、葶苈子均可止咳喘,因其性味不同,功效主治各异。

麻黄辛、微苦,温,具发汗散寒,宣肺平喘功效,常用于外感风寒咳嗽或哮喘等证。

百部性平质润,功善润肺止咳,无论外感内伤、寒热虚实之新咳久嗽,皆可配伍使用,尤为治肺痨咳嗽、久咳虚嗽之要药。

紫苏子性温,主降,长于降肺气,化痰涎,使气降痰消则咳喘自平,为除喘定嗽之良剂。用于痰壅气逆,咳嗽气喘,痰多胸痞,甚则不能平卧者。

葶苈子辛散苦降,大寒清热,降泄之力较桑白皮强,长于泻肺中水饮,兼泻痰火而平喘咳。多用于痰涎壅盛,肺气上逆之咳喘痰多胸胁胀满,喘息不得卧。

3.略。

第18章

一、单选题

1.D 2.B 3.B 4.D 5.C 6.C 7.D 8.A 9.B 10.B 11.B 12.D

二、配伍选择

1.A 2.D 3.E 4.B 5.B 6.D

三、多选题

1.ABDE 2.ABD 3.ABCDE 4.ABC

四、填空题

1.重镇安神药;养心安神药

2.镇惊;平肝潜阳;镇惊;活血散瘀

3.补肝;宁心安神;益智;祛痰开窍

五、简答题

略。

第19章

一、单选题

1.D 2.B 3.D 4.C 5.C 6.C 7.C 8.C 9.A 10.D

二、配伍选择

1.D 2.C 3.B 4.E 5.C 6.E 7.B 8.A

三、简答题

1.略。

2.略。

四、分析题

回阳即回阳救逆,主要治亡阳厥逆证,如附子,干姜。

助阳即补火助肾,用于治疗肾阳虚证,如鹿茸,淫羊藿。

潜阳即平肝潜阳,用于治疗肝上亢证,如天麻,石决明。

升阳即升阳举陷,升阳止泻,用于治疗气虚下陷症,治疗内脏下垂及脾虚泄泻,如柴胡、葛根。

通阳即通阳化气行水,用于治疗痰饮水肿,如桂枝;即通阳宣痹复脉,用于治疗胸痹、脉结代等病症,如薤白、桂枝。

第20章

一、单选题

1.A 2.A 3.A 4.D 5.B 6.B

二、配伍选择

1.C 2.B

三、填空题

辛;心,开窍醒神;实闭证之神昏

四、简答题

1.略。

2.略。

第21章

一、单选题

1.B 2.C 3.D 4.A 5.C 6.B 7.D 8.D 9.D 10.B 11.C 12.A 13.B 14.C 15.C

二、多选题

1.ABC 2.ABCD 3.ACD 4.ABCD 5.ABCD 6.AB 7.BE 8.DE

三、简答题

1—5 略。

四、分析题

1.略。

2.麻黄宣肺发汗利尿以消肿,主治风水肿。甘遂峻下逐水,通过剧烈腹泻和增加尿量以消肿,用于治疗水肿实证及胸水、腹水等。猪苓利水渗湿,仅增加尿量以消肿,用于治疗一切水肿。黄芪补气又利尿以消肿,主治气虚水肿。

3.温里药与补阳药均可助阳,治阳虚证。但温里药重在温心阳、温脾阳,具回阳救逆、温中散寒治功,用于治疗亡阳厥逆(心阳虚脱)及中焦虚寒证(脾阳虚证),而补阳药侧重在补火助肾阳,用于治疗肾阳不足,命门火衰之阳痿、遗精、遗尿、不孕不育证。

第22章

一、单选题

1.A　2.D　3.D　4.D　5.B　6.C　7.B　8.C　9.A　10.D

二、配伍选择

1.D　2.B　3.A　4.D

三、多选题

1.ABCD　2.ABCD　3.ACD　4.BCD　5.ACD　6.CD　7.ABD　8.BD

四、填空题

1.使君子;槟榔;雷丸;鹤虱;榧子;芜荑(任写4味药)

2.使君子;苦楝皮;槟榔;雷丸;鹤虱;榧子;芜荑(任写4味药)

3.杀虫消积;行气;利水;截疟;佳;缓;陈久

4.槟榔;南瓜子;鹤草芽;雷丸;鹤虱;榧子;芜荑(任写4味药)

5.苦楝皮;槟榔;榧子

五、简答题

1.凡以驱除或杀灭人体内寄生虫,治疗虫证为主要作用的药物称为驱虫药。

2.使用使君子时应注意:①忌大量服用,因大量服用后可引起呃逆、眩晕、呕吐、腹泻等副作用。②忌与热茶同服,因易引起呃逆、腹泻等。使用苦楝皮时,应注意:①不宜过量或持续服用,因本品有毒,对人体正常生理机能有损害。②宜文火久煎,因其有效成分难溶于水。

3.雷丸宜入丸散,每次5~7 g,1日3次,1日总量为15~21 g,饭后用温开水送服,连服3日。

4.鹤虱有小毒,使用时应注意孕妇忌用,因本品有抗生育的作用。另可引起头晕、恶心、耳鸣、腹痛等不良反应,应当注意。

5.略。

第23章

一、单选题

1.C　2.C　3.B　4.C　5.C　6.A　7.B　8.A　9.B　10.B

二、配伍选择

1.B　2.D　3.C　4.A

三、多选题

1.DE　2.ABCDE　3.CD　4.BCE　5.ABCE

四、填空题

1.固表止汗药;敛肺涩肠药;固精缩尿药

2.补气;补阴

3.补益肝肾;收敛固涩

4.敛肺滋肾;生津敛汗;涩精止泻;宁心安神;表邪未解;内有湿热;咳嗽初起;麻疹初起

5.煨;生

五、简答题

1.分类:固表止汗药、敛肺涩肠药、固精缩尿药。

固表止汗药,功效固表止汗,用于:①气虚自汗证。②阴虚盗汗证。

敛肺涩肠药,功效敛肺止咳,涩肠止泻,用于:①肺虚喘咳,久治不愈;肺肾两虚,摄纳无权的虚喘证。②脾虚久泄久痢;脾肾虚寒泄泻。

固精缩尿止带药,功效固精、缩尿、固崩止带,用于:①肾虚导致遗精、滑精。②膀胱失约导致的遗尿、尿频。③肾虚冲任不固导致的崩漏、带下。

2.山茱萸与吴茱萸。

来源:山茱萸为山茱萸科山茱萸的成熟果肉。吴茱萸为芸香科吴茱萸、石虎或疏毛吴茱萸的近成熟果实。

功效主治:两者截然不同。吴茱萸为温里药,功效为散寒止痛、疏肝降逆、助阳止泻,用于寒滞肝脉诸痛证、呕吐吞酸、虚寒泄泻等。山茱萸为收涩药,功效补益肝肾、涩精固脱,用于肝肾阴虚引起的腰膝酸软、头晕耳鸣、阳痿遗精遗尿、崩漏等。

第24章

一、单选题

1.B 2.D 3.C 4.A 5.B

二、配伍选择

1.A 2.C 3.B 4.E 5.D

三、多选题

1.BD 2.ACDE 3.ABCDE 4.ACDE 5.ACDE 6.ABCD

四、填空题

雄黄;硫黄;炉甘石

五、简答题

朱砂的主要成分为HgS,经火煅后,析出游离汞,毒性增强;雄黄的主要成分为二硫化二砷,经火煅后产生三氧化二砷,即砒石的主要成分,有剧毒。

综合练习试题

综合练习试题(一)

一、单选题

1—5 DADDC   6—10 DADDA   11—15 CBBBA   16—20 ADBCB

21—25 CBDCA   26—30 BAAAD   31—35 CDCDA   36—40 ABCDD

41—45 BBDAC   46—50 CDCCA

二、配伍选择

1—5 DCEAD   6—10 EAEDC

三、多选题

1.ACDE 2.ACE 3.ABCD 4.ABC 5.ABD

四、填空题

1.辛;甘;酸;苦;咸

2.补火助阳;散寒止痛;温经通脉

3.清热息风;通络;平喘;利尿

4.清热;泻火;凉血;解毒

5.泻下攻积;清热泻火;凉血;解毒;逐瘀通经;利湿退黄

五、简答题

1.同:清热燥湿,泻火解毒,用于湿热证。

异:黄芩:作用较和缓,偏走上焦,主清上焦湿热泻肺火;兼止血,安胎。黄连:偏走中焦,主清中焦湿热,泻胃、心火。主要用于肠胃湿热的泄泻、痢疾、呕吐。黄柏:偏走下焦,主清下焦湿热(淋证、带下、黄疸等),另有泻肾火退虚热的作用。

2.同:均具有发散风寒、止痛和祛风湿的作用。

异:羌活发散力强,作用偏上偏表,善治外感风寒表证,以及上半身的风寒湿痹、肩背疼痛者。独活解表之力不及羌活,而祛风湿之力较强,作用偏下偏里,善治下半身的风寒湿痹、腰膝腿足关节疼痛。

3.止血药分为4类,分别为:

(1)凉血止血药,适用于各种血热妄行出血证,代表药物有大蓟、小蓟、地榆、白茅根等。

(2)化瘀止血药,适用于夹瘀之出血证,代表药物有三七、茜草、蒲黄等。

(3)收敛止血药,适用于无明显邪气和血瘀的出血证,代表药物有白及、仙鹤草等。

(4)温经止血药,适用于虚寒出血证,代表药物有艾叶、炮姜等。

综合练习试题(二)

一、单选题

1—5　BDABC　6—10　CBDDB　11—15　ADCDD

16—20　BADBC　21—25　DDACD

二、多选题

1.ABCE　2.AC　3.ABCD　4.ABCE　5.BC　6.ACDE　7.ABCD　8.ABCD　9.BDE

10.ABCDE　11.CE　12.ABCE　13.ABDE　14.ABCD　15.CD　16.ABCDE　17.ABCD

18.CDE　19.ABDE　20.ABCDE

三、填空题

1.性能功效相近

2.收敛;生津

3.疏风散热;平肝明目;清肺润燥;凉血止血;清热解毒

4.发汗;止汗

5.朴硝;玄明粉

6.后下;先煎

7.生;盐炙

8.清热利湿;利胆退黄;黄疸

9.生姜;干姜;炮姜

10.蒲公英;鱼腥草;连翘

11.利尿通淋;收湿敛疮

12.肉食;活血散瘀;消食化积;面食;食积兼有表证

13.阿胶;当归

14.白及

15.炒用;生用;包煎

16.降气止咳平喘;润肠通便,治疗咳喘

17.制何首乌;生何首乌

18.养阴润肺;清心安神

19.龟甲;鳖甲

20.补脾止泻;养心安神

21.能补;能缓;能和

22.相使;相须

23.巅顶;前额

24.清热泻火;除烦止咳;先煎

25.疏风散热;清热解毒;清虚热除骨蒸

26.生姜;干姜;炮姜

27.生用;酒炙

28.焦麦芽、焦山楂、焦神曲,焦麦芽

29.芳香化湿;和中止呕

30.气滞;气逆;木香

31.散瘀;尿

32.化瘀止血;消肿止痛

33.热极

34.益卫固表

35.温里;收敛固涩

四、问答题

1.本草明言十八反,

半蒌贝蔹及攻乌,

藻戟遂芫俱战草,

诸参辛芍叛藜芦。

2.凡以疏理气机,治疗气滞或气逆证为主要作用的药物,称为理气药。

相同点:都具有理气之功,用于气滞证。

不同点:陈皮为芸香科橘的干燥成熟果皮,青皮为幼果果皮。

陈皮主要作用于中上焦,具有理气健脾,燥湿化痰之功,青皮主要作用于下焦,具有疏肝破气,消积化滞之功;陈皮作用和缓,青皮作用峻烈。

3.活血止痛药——活血行气止痛——用于血瘀气滞所致的各种疼痛;

活血调经药——活血调经——用于血瘀所致的妇女月经不调等;

活血疗伤药——活血疗伤——用于跌打损伤;

破血消癥药——破血消癥——用于癥瘕积聚。

4.以清解里热为主要作用,治疗里热证的药物。

清热泻火药——主治:①温病气分热盛证;②脏腑实热证——石膏、知母

清热解毒药——主治:热毒证——金银花、连翘

清热凉血药——主治:①温病热入营血证;②内科血热证——小蓟、地榆

清热燥湿药——主治:湿热证——黄连、黄芩

清虚热药——主治:①温病后期,邪伏阴分证;②阴虚发热证——青蒿、银柴胡

5.疏风散热——用于风热感冒和温病初起;

平肝明目——用于肝阳上亢或肝火上炎所致之头晕目眩等;

清肺润燥——用于肺热咳嗽和肺燥久咳;

凉血止血——用于血热妄行证。

6.大补元气——用于:①元气虚脱证;②亡阳证。

补脾益肺——用于:①肺气虚证;②脾气虚证;③兼治心气虚证;④肾气虚咳喘。

益气生津——用于热病之气津两伤证、消渴证。

安神益智——用于气血不足所致心神不安证。

补气祛邪——用于气虚外感表证。

7.补肾阳——用于肾阳虚诸证。性味归经:甘、咸、温;归肾、肝经。

益精血——用于肾阳虚、精血不足证。

强筋骨——用于肾虚骨弱。

托毒生肌——用于疮疡久溃不敛。

8.泻下攻积——用于胃肠实热积滞,大便燥结不通;

清热泻火——用于火邪上炎所致目赤、咽喉肿痛;

清热凉血止血——用于血热妄行之吐血、咯血;

清热解毒——用于热毒疮痈肿痛;

活血祛瘀——用于瘀血阻滞证;

清热利湿——用于湿热黄疸、湿热淋证。

9.先煎——用于矿石类、动物贝壳类药材——石膏;

后下——用于含挥发油类药材——薄荷;

另煎——用于贵重类药材——人参;

包煎——用于花粉类、表面带毛类或易糊锅类药材——蒲黄。

10.(1)都可清热化痰止咳,用于风热或痰热咳嗽。其中浙贝清热力强,川贝偏甘润,还可用于肺虚久咳或燥咳。

(2)都可散结消痈,用于痰火郁结之瘰疬、痰核或乳痈、肺痈,其中浙贝力强。

11.泻火除烦——用于热病心烦等;

清热利尿——用于黄疸尿赤、血淋涩痛;

凉血解毒——用于血热吐衄、火毒疮疡;

消肿止痛——用于外伤扭挫等。

12.(1)功效主治:利水渗湿——用于水肿、小便不利;

健脾——用于脾虚证;

宁心安神——用于心脾两虚之心悸、失眠。

（2）因为：①茯苓作用明显，且药性平和，病证可不分寒热。②病证虚实皆可，虚证用茯苓还可健脾以补虚，实证用茯苓，健脾之功还可助运化水湿。

13.二药相同点：都可发汗解表、祛风湿止痹痛。

不同点：①羌活发汗解表力大，独活祛风湿止痹痛力优；②在治疗风湿痹证中，羌活善治上半身、独活善治下半身。

14.具有补虚的作用，用于虚证的药物称为补虚药。

补气药——适用于气虚证，如人参、党参。

补血药——适用于血虚证，如当归、熟地。

补阴药——适用于阴虚证，如沙参、麦冬。

补阳药——适用于阳虚证，如鹿茸、肉苁蓉。

15.疏风散热——用于风热感冒和温病初起；

平肝明目——用于肝阳上亢之头晕目眩、肝经风热之目赤肿痛；

清热解毒——用于疮疡肿毒。

16.发汗解表——用于风寒感冒表实证；

宣肺平喘——用于风寒犯肺之喘咳、痰饮壅肺之喘咳等；

利水消肿——用于水肿兼有表证者。

17.理气健脾——用于脾胃气滞证；

燥湿化痰——用于痰湿壅肺证。

18.（1）都可清热化痰止咳。用于风热或痰热咳嗽。其中浙贝清热力较强，川贝偏甘润，还可用于肺虚久咳或燥咳。（2）都可散结消痈。用于痰火郁结之瘰疬、痰核或乳痈、肺痈。其中浙贝力强。

参考文献

［1］国家药典委员会.中华人民共和国药典［M］.北京:中国医药科技出版社,2015.

［2］严振,谢光远.实用中药［M］.北京:人民卫生出版社,2009.

［3］侯志英,张金莲.中医药学概论［M］.西安:第四军医大学出版社,2011.

［4］陈安凤.中药学［M］.重庆:重庆大学出版社,2002.

［5］张冰,吴庆光,钱三旗.应用中药学［M］.北京:科学出版社,2005.

［6］黄兆胜.中药学［M］.北京:人民卫生出版社,2007.

［7］高学敏.中药学［M］.北京:中国中医药出版社,2007.

［8］杨丽.中药学［M］.北京:人民卫生出版社,2012.

［9］杨德全.中药学［M］.北京:人民卫生出版社,2014.

［10］高学敏.临床中药学［M］.石家庄:河北科学技术出版社,2006.

［11］陈信云.中药学［M］.北京:中国医药科技出版社,2013.

［12］赵珍东.实用中医药基础［M］.重庆:重庆大学出版社,2014.